U0230218

新安歙北程氏内科
学术思想与临证经验

主　　编　程晓昱

副 主 编　程悦耕　李　净　葛　岚　李忠志

主　　审　张玉才

编　　委（按姓氏笔画排序）

　　　　　王　颖　方雲雲　付伟娜　吕亚芬　朱成昱
　　　　　朱秀芳　朱振鹏　刘　超　刘祥彪　杜卫甫
　　　　　李允深　何　佳　张蓓蓓　徐远航　盛　晟
　　　　　商娟娟　蒋文君　程　丹

学术秘书　蔡珊珊　戴金枝　许文君　刘大伟　于东东

人民卫生出版社
·北京·

图书在版编目（CIP）数据

新安歙北程氏内科学术思想与临证经验／程晓昱主编．—北京：人民卫生出版社，2023.1

ISBN 978-7-117-34358-9

Ⅰ.①新…　Ⅱ.①程…　Ⅲ.①中医临床 – 经验 – 中国 – 现代　Ⅳ.①R249.7

中国版本图书馆 CIP 数据核字（2022）第 258112 号

人卫智网　**www.ipmph.com**	医学教育、学术、考试、健康， 购书智慧智能综合服务平台
人卫官网　**www.pmph.com**	人卫官方资讯发布平台

新安歙北程氏内科学术思想与临证经验

Xin'an Shebei Chengshi Neike Xueshu Sixiang yu Linzheng Jingyan

---

主　　编：程晓昱
出版发行：人民卫生出版社（中继线 010-59780011）
地　　址：北京市朝阳区潘家园南里 19 号
邮　　编：100021
E - mail：pmph @ pmph.com
购书热线：010-59787592　010-59787584　010-65264830
印　　刷：北京汇林印务有限公司
经　　销：新华书店
开　　本：710×1000　1/16　印张：15　插页：4
字　　数：246 千字
版　　次：2023 年 1 月第 1 版
印　　次：2023 年 1 月第 1 次印刷
标准书号：ISBN 978-7-117-34358-9
定　　价：78.00 元

打击盗版举报电话：**010-59787491**　**E-mail：WQ @ pmph.com**
质量问题联系电话：**010-59787234**　**E-mail：zhiliang @ pmph.com**
数字融合服务电话：**4001118166**　　**E-mail：zengzhi @ pmph.com**

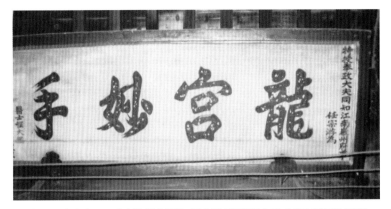

雍正甲寅年(1734年)徽州府同知任宗游题赠程大鉴"龙宫妙手"匾额

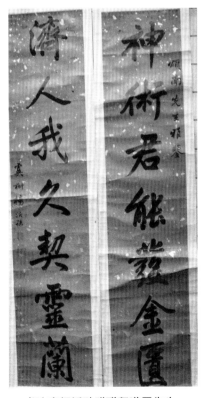

书法家杨沂孙赠联程道周先生

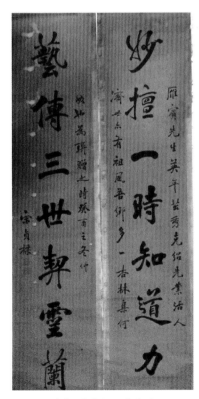

宋贞标赠联程雁宾先生

3

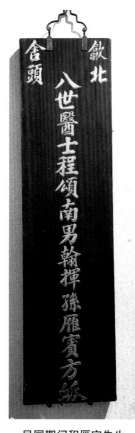

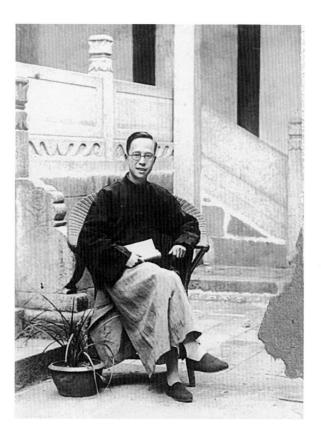

民国期间程雁宾先生
悬挂医室内的招牌

新安歙北程氏内科第八代传人
程雁宾先生青年时照片

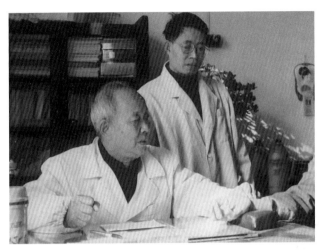

新安歙北程氏内科第九代传人程亦成先生为患者诊病

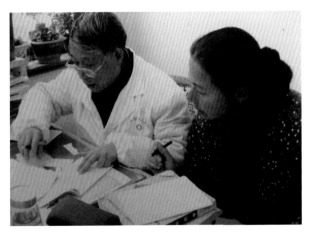

新安歙北程氏内科第十代传人
程悦耕教授临床带教

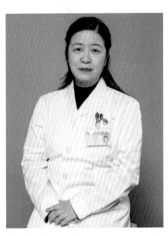

新安歙北程氏内科第十代传人
程晓昱教授

序 一

　　"踔厉奋发，笃行不怠"是习近平总书记在二〇二二年新年贺词中指出的，要求举国上下，万众一心，在新征程中奋发有为，尽职尽责，为祖国伟大复兴贡献力量。值此之际，我们中医药界有志者都在按"传承精华，守正创新"的方针，积极谋划自己的工作。由见我院有识的中医学者程晓昱主任将传承家学的书稿送来要我为其作序，吾唯感用笔少力，但却由衷为其高兴，乐以应之。

　　程晓昱主任从事中医内科医、教、研工作三十余年，在临床上积累了丰富的经验，在学术研究方面亦颇有建树。她身为博士研究生导师、安徽省名中医，曾荣获"全国首届杰出女中医师"称号，同时她又是新安医学程氏内科的第十代传人，从其工作中可以看出，她是一位真正的新安医学传承者，她的业医成就可谓吾辈中医的榜样。希望她继续努力，带好中医团队，为新安医学传承发力。

　　新安医学是安徽的一张亮丽名片，从历史发展来看，新安医学肇启于晋唐，历经宋元，鼎盛于明清，绵延至今，是中国传统医学中既古老又现代的综合性学术流派。涌现出众多有影响的中医名家，他们医德高尚，治学严谨，创下许多中医药之最，为中医药的发展做出了极其重要的贡献。真诚期盼今天的新安传人要好好地继承发扬。程晓昱主任是新安程氏内科的传人，她现在正以自己的业绩发出程氏门第的声音，真正做到代代相传，更好地传播新安医学。

　　今天程晓昱主任用心整理家学，以临床验案作为理论的印证，这正是理论与临床衔接的需要。她整理的《新安歙北程氏内科学术思想与临证经验》一书付梓问世，必将成为推动新安医学发展的新书目。是为序。

国医大师　徐经世

辛丑季冬

序 二

　　2022年10月16日，举世瞩目的中国共产党第二十次全国代表大会在北京隆重召开。党的二十大报告指出："促进中医药传承创新发展。"新安医学作为一个非常有特色、有影响力的地方医学流派，在我国中医药发展史上具有重要地位。

　　传承文明，需要有一种既能满足自身生存，又能服务于人类的技艺载体来承载和实现。百艺之中，有益于世者莫大于医，医学无疑是符合这一要求的最佳载体。新安医学的家族传承就是一个强有力的论证。新安医学之所以源远流长，繁荣昌盛，与名医世家有极大关系。父子相袭、兄弟相授、祖孙相承、世代业医，新安医学"家族链"传承现象十分明显。而新安歙北（歙县上丰舍头）程氏是新安医学颇具影响的中医世家，业医有据可查者始于程茂超（明末清初），传至程悦耕、程晓昱，已历十世。

　　程晓昱教授精研内科，今其主编的《新安歙北程氏内科学术思想与临证经验》一书即将付梓，该书主要是新安歙北程氏内科多年来形成的学术思想以及对于内科杂病的认识与临证经验。本书记载了自清代以来程氏内科的传承，当时程氏以治疗脾胃病为主，"虚则补之"，常选择药食同源、价格低廉的中药。随着时代发展，疾病的治疗原则也发生变化，之前以调补为主，现多"实则泻之"，常用活血化瘀、清热化湿、化痰通络等法。考虑到现代疾病谱的复杂性和多样性，程晓昱教授常选择药效较强的破血药及血肉有情之品，并且结合现代人精神压力大、心理疾病日渐增多的特点，临床重视"心理"治疗。

　　本书编者在传承新安医学学术经验的过程中彰显"新安歙北程氏内科"特色，达到了传承、创新和发展新安医学的目的。特为之序！

国医大师　韩明向

壬寅年秋于庐阳

　　新安医学是中国传统医学的重要组成部分，是根植于徽文化沃土上的一朵中医奇葩，其以新安江上游（歙县、休宁、婺源、祁门、黟县、绩溪）为核心区域。始于宋，鼎盛于明清而流传至今。名医名著，名派名说，名药名方，博大精深，异彩纷呈，灿烂夺目，具有鲜明的新安特色。"天下名医出新安"，新安医学从古至今，名医辈出，新安医家高尚的医德医风，严谨的治学态度，丰富的临床经验，精辟的学术观点，为中医学的发展做出了重要贡献，值得我们继承发扬。新安医学文化和优良传统更是我们弥足珍贵的精神财富，其独特优势必将在健康中国建设中发挥重要作用。

　　新安医学专科齐全，世代相传，形成很多的"家族链"，至今不息。其中新安歙北程氏内科历史悠久，独树一帜。新安歙北（歙县上丰舍头）程氏是新安医学颇具影响的名医世家，业医有据可查者始于程茂超（明末清初），茂超公传子大鉴，大鉴术精，雍正甲寅年（1734年）徽州府同知任宗游赠匾额"龙宫妙手"。大鉴公传子学汉，再传第四代光樽公、五代正美公，至第六世仁寿公（又名程颂南、程道周）医名尤噪一时（见许承尧《歙县志》），清人杨沂孙为其书联一对曰："神术君能发金匮，济人我久契灵兰。"仁寿公再传子义林，孙礼焜（程雁宾），曾孙智达（程亦成）。程雁宾、程亦成父子为徽州专署医院（现黄山市人民医院）中医科创始人，医德高尚，术业精湛。再传至仁寿公玄孙辈程悦耕、程晓昱，斯为十世。其服务对象多为乡村农民，故用药力求价廉易得有效。加之待人平易，不重赀财，在当地及绩溪、旌德、太平一带享有盛誉，殊为病家拥戴。其一系列内科诊疗技术及秘法、秘方，蕴含着丰富的新安医学治疗思想及文化理念，且有相关论文发表，"新安上丰内科诊疗法"已通过黄山市非物质文化遗产代表性项目初审，得以保护和弘扬。新安歙北程氏内科流派工作室已获安徽省卫生健康委员会、安徽省中医药管理局批准成立，成为安徽省第一批中医药学术流派传承工作室建设项目。

　　新安歙北程氏擅长内科杂病，尤长于脾胃、心血管病治疗。临床重视调整脾胃功能，以通为补、以和为贵，重视祛邪，于化湿、祛痰、活血化瘀诸法应用尤具心得。处方遣药，多选价廉易得之品，以轻灵见长。心血管诸病多合并郁证，治疗时还要兼顾心理疾病，即"双心治疗"。另外，内科疾病病种多，病情复杂，病程长，需辨证与辨病相结合，衷中参西，以证为主，以病为辅，侧重于整体而兼顾局部。

本书为新安歙北程氏内科医家学术思想和内科杂病临证经验的总结，共分三部分。第一部分为学术思想篇，主要介绍新安歙北程氏内科的概况和特点，包括历代医家的主要事迹，源远流长的家族链、师承链；列举程氏"顾护脾胃""用药轻灵""以通为补""从肝论治""从瘀论治"等学术思想及其在临床中的应用；介绍了程氏对内科杂病病因病机的独到认识，对治则、治法的深刻见解，以及临床辨证用药特色。第二部分为临证治验篇，分为九章，系统论述 40 余种内科及其他病证，并分别从病证认识、论治特色及验案举隅进行阐述。第三部分为衷中参西篇，介绍程氏内科治疗现代常见病、多发病经验，对临床用药具有一定指导意义。本书的编写特点是：内容精选，文字精练，评析精辟，取材具有广、真、精、实的特点，融科学性与实用性为一炉。书中附有大量的真实医案，力争做到重点突出、源流清晰、特色鲜明。因书中所列多非今时医案，为原汁原味保留程氏用药特色，剂量均保持原状；凡入药成分涉及国家禁猎和保护动物（如犀角、虎骨等）者，不便改动，如需应用须代以他药。

本书承蒙国医大师徐经世教授、韩明向教授赐序，安徽省新安医学研究会理事张玉才教授主审。另外，诸多专家学者在本书编写过程中提供了不少有价值的意见，对本书质量的提高有很大帮助，在此谨表衷心感谢！

我们虽然在编写过程中做了大量工作，但才疏学浅，书中若有疏漏之处，恳请各位读者、专家见教指正。

程晓昱

2022 年 4 月 18 日

目 录

第一部分 学术思想篇

新安(徽州)位于安徽最南端,以新安江上游的歙县、绩溪、休宁、祁门、黟县、婺源为核心区域。这一地带,在西晋时称为新安郡,以祁门县西有新安山而得名,地广山多人稀,除唐末黄巢、元末、清时太平天国间有战事外,少有战乱,偏安一隅,宗族制度严密。中原大乱之时,大量的富户旺族迁至新安,带来了中原文化;南宋建都杭州,吴越经济、文化长足发展,源于徽州的新安江顺流而下达杭州,交流频繁,故此地又受到吴越文化的影响。新安又称"程朱阙里",对程朱理学敬奉有加,于是重文兴教,书院林立,孩童自幼即诵读经典。宋元以来,徽州的商业繁荣,雕刻印刷业发达,大量精美图书、文书被刻印出来,故素有"东南邹鲁""文献之都""礼仪之邦"的美誉。在这种环境下,一些读书不能出仕的儒生,受程朱理学、宗族制度"不为良相,则为良医""为人子者不可不知医"观念的影响,选择"学而仁则医",或亦儒亦医、医而好儒。儒医们苦读,慎思,勤临证,爱书、藏书、读书、著书,继承发扬家传、师授医业,成为一方、一代名医。

新安医学根植于徽文化沃土,始于宋,鼎盛于明清,流传于近现代。上下数百年间,涌现出近千位医家、撰著800多部医学著作。

新安医家医德医风高尚,治学态度严谨,名派名说纷呈,名药名方闪烁,创下了许多中医之最,对中医药学的发展做出了极其重要的贡献。新安医学的优良传统和文化更是我们弥足珍贵的精神财富,值得我们继承发扬。

第一章　新安医学内科概要

第一节　概　述

新安医学是伴随着徽学的兴盛而兴盛的，它的兴起得益于天时、地利与人和，是历史、文化、经济、地理诸多因素催化的结果。中原文化的南迁为新安医学的形成和发展提供了良好的社会条件，得天独厚的地理环境为新安医学的形成和发展提供了良好的自然条件，繁荣发达的徽商经济为新安医学的形成和发展奠定了经济基础，而深厚博大的徽学底蕴更为新安医学的形成和发展做好了充分的精神准备。

一、医家众多、医著宏富

新安医学以医家众多、医著宏富而著称。早在清道光年间，就有"天下名医出新安"的文献记载。新安儒医注重著述和传承，留下了大量的医学著作。

1. 临床医家众多，内科功底深厚　新安医家众多，除部分术业有专攻之外，大多有深厚的内科功底。新安内科在中医学发展史上占有相当重要的地位，很多医家在内科领域都有较大贡献，他们或家传世袭，或广拜名师，或发奋自学，有建树者，数以百计。他们的学术思想和临床经验对后世医家有着重要影响。如汪机，祁门人，临证 40 余年，治病多奇中，活人数万计。孙一奎，休宁人，学医于黄古潭，善温补培元，行医于江浙，"迹淹三吴"数十年。又如清代之程钟龄，歙县人，23 岁悬壶乡里，闻名遐迩，求诊日众，诊务极忙。程履新，休宁人，自幼学医，从医 60 年，遍游十余省，"宗其法以疗人，辄应手而愈"。吴谦，歙县人，行医于北京，清初京城三大名医之一，被召为宫廷御医，任太医院判，乾隆皇帝称其"非同凡医"。吴澄，歙县人，长于虚劳证治，行医乡里，沉疴经手，往往立愈。汪文绮，休宁人，居广东海阳，精于内科，重视脾肾，善于温补。程杏轩，歙县人，24岁悬壶乡里，屡起重证。程大鉴，歙县人，精于医道，行医乡里，用药轻灵而功效卓著，清雍正年间徽州府同知任宗游赠匾称为"龙宫妙手"。又如民国王仲奇，歙县人，22岁悬壶乡里，因善治温病而医名甚著，42岁后行医上海，又善治内科杂病而驰名沪上，为丁甘仁、施今墨所敬服。新安内科医家中，亦多有兼精于伤寒、温病，兼通妇、儿诸科者，他们或一生忙于诊务而无暇著述，而更多的则是学验俱丰，留有传世佳作，嘉惠后人。

2. 大型综合医籍，内科系统全面　新安医家编撰了大批在内科领域中具有重要指导价值的学术著作，其中有的是大型综合性医籍，有的是流传极广的专著，有的则是含有大量内科诊疗经验的医案，还有更为多见、数以百计的方论类书，均讨论了大量的内科问题。如徐春甫《古今医统大全》中内科诸病皆从分析病机、审查脉候、确定治则、选用方药四步着手，全面系统，条理井然。吴谦《医宗金鉴》也是"中国十大医学全书"之一，其中《杂病心法要诀》详论内科40余种疾病，七言成诀，言简意赅，全面系统，易记易诵。本书集诸家精华，无门户之见，内容丰富，议论精确，为清朝太医院教授内科的主要教材。

3. 学术创新，影响深远　新安医家在医学理论、临床医学和药物学等方面多有建树，在全国具有相当大的影响。明清时期，新安医家的理论创新及用药轻灵、圆机活法的临床风格，对整个中医学的发展产生了深刻影响，一些学说已成为当代中医理论的重要组成部分。如明代汪机所开创的新安医学"固本培元派"，对浙江的赵献可和张景岳、江苏的缪希雍和李中梓等医家的学术思想形成均起到了一定的促进作用；对后来歙县的吴正伦、吴天士、吴澄、程杏轩，休宁的汪副护、孙一奎、汪文绮，黟县的黄古潭，祁门的徐春甫等新安医家学术思想的形成和发展均有直接影响。汪机首倡的"新感温病"学说，使温病成因有了"伏气"和"新感"两说，为明清时期温病学术争鸣、提高温病的治疗水平奠定了理论基础。

清代喉科医家郑梅涧著《重楼玉钥》，其子郑枢扶著《重楼玉钥续篇》，立"养阴清润"法，创"养阴清肺汤"治疗白喉病，在喉科学上形成了郑氏父子倡导的养阴清润派。后世喉科著作每多宗郑氏之说，并将其视为圭臬。至今，歙县郑村的"南园""西园"喉科，一源双流，闻名全国。清代吴澄所著的《不居集》为论治虚损专著。他首创"外损"一说，是李东垣内伤外感辨的补充；首倡"理脾阴"学说，可与叶天士养胃阴说相媲美；其创设的"解托""衬托"诸法对治疗"外损"发挥了积极作用，为临床开辟了一条新的治疗途径。

清代程国彭著《医学心悟》，倡导"八纲辨证"，首创"医门八法"，对中医学辨证论治体系的补充完善作出了积极贡献。他所创制的"止嗽散""消瘰丸"诸方备受世人推崇。

4. 众多名家医案，经验弥足丰富　汪机《石山医案》载有大量内科验案，流传较为广泛，对内伤久病主张调补气血，善用人参、黄芪。申明"宁可用药柔和，不可过用刚烈"，强调用药时"罪疑唯轻，功疑唯重"，"与其毒也宁善，与其多也宁少"。孙一奎《孙文垣医案》涉及病种众多，方药极为灵活，极为重视脉诊，分析病机，判断证候，无不以六部脉象为依据。另外，新安医家在内科杂病方面治验甚多，如暑热之证善用益元散，肝经实热善用当归芦荟丸，咳嗽痰血之证，多以紫菀合桃仁共用，黄疸瘀血、吐血、下血，常以茜草合桃仁共用，威灵仙治痛风，杜牛膝、韭菜汁治血淋，瓜蒌治胸胁痛等，均有极好的借鉴价值。

5. 学术交流，引领时尚　明清两代讲学盛行，士人结社成为人们平常进行学术交流的一种方式。医家也受此风尚影响，而有医学团体问世。明代新安医家余傅山、汪宦、吴篁池、汪烈采、黄刚诸人于嘉靖二十二年（1543年）在徽州府城给门人余渥及汪、吴三子进行了一次讲学，其讲学记录《论医汇粹》被称为中国医学史上第一部讲学实录。仅仅时隔25年，寓居京师的徐春甫即于隆庆二年（1568年），在北京发起组织了"一体堂宅仁医会"（简称"宅仁医会""仁医会"），开展讲学活动，交流学术，钻研医理，切磋技艺，是我国最早的医学学术团体。参加该会的有苏、浙、皖、闽、湖、广等地在京的太医和名医共46人，其中新安医家最多，达21人。徐氏的老师汪宦与学生徐良佐、李应节、汪腾蛟等均是会友。一在本土，一在京师，这样的医学学术交流可谓引领一时之风尚。

6. 海外传播，广受关注　新安医学在中国医学史上写下了灿烂的篇章，在对中国医学的发展产生深远影响的同时，对国外医学的发展也产生了重要影响。在日本医家丹波元胤所著的《中国医籍考》中，共收载新安医家63人，医籍139部。据考证，新安医籍的外传以明清两代为主。尤其朝鲜、日本两国，不仅通过各种途径吸收了大量的新安医学知识，而且整本翻印刊刻新安医家的许多重要著述，有些版本流传至今，是研究新安医学对外交流史的宝贵资料。这一时期东传的新安医籍主要有南宋医家张杲的《医说》，明代医家吴崑的《医方考》、江瓘的《名医类案》、汪机的《石山医案》与《生生子医案》、徐春甫的《古今医统大全》、孙一奎的《赤水玄珠》，以及清代医家汪昂的《本草备要》。明清以来，新安医学的历史地位和学术价值，一直受到海内外有识之士的广泛认可，影响深远。

7. 普及启蒙读物，影响尤为深广　新安医著中既有见解独到的"阳春白雪"，亦有深得习医入门之人喜爱的"下里巴人"。清代休宁汪昂的《汤头歌诀》《本草备要》《医方集解》等书在近三百年来中医界影响尤为深广。其内容由博返约，通俗易懂，便于背诵记忆，风行全国，影响颇大，至今仍是中医药院校重要的入门读物。程国彭《医学心悟》亦是一部指导医学入门的启蒙论著。其文字由浅入深，内容由粗到精，深入浅出，提纲挈领，流传广泛，对后世学者颇有教益，影响深远，至今仍是临证习医者的必备参考书。

二、家族链、师承链源远流长

新安医学主要是通过家族链、师承链进行传承的。根据新安医家著作的序跋、艺文志、地方志等资料统计，从宋至清末，记载名医 300 多名，多以擅长内科为主，家传名医家族链的有 139 家，其中不乏 3 代以上，乃至 15 代、30 代者。比较著名的有歙县的"新安歙北程氏内科""歙县张氏医学""新安王氏医学""澄塘吴氏医学"，休宁的"舟山唐氏内科"，黟县的"碧山李氏内科"，绩溪的"龙川胡氏医学"，等等。师徒授受也是新安医学教育的主流方式，新安内科医家师承链也颇具规模。家族传承与师徒授受相互补充、交汇，推动新安医学的学术发展。

1. 家族链传承不断　新安内科硕儒名医迭出，其学术父子相传延续发展者比比皆是。家族医学链是新安医学传承的常见形式，并且一支一脉传承时间跨度长达数百年，为中国医学史上所少见，部分家族医学链至今仍在传承。如明代歙县余午亭（1516—1601）开创新安余氏内科，医术高明，名噪寰内，穷乡僻壤，靡不周知，著《诸证析疑》（又名《苍生司命》）等传世。其后余时雨、余仰亭，再其后余幼白、余士冕、余之隽、余林发、余卫苍、余昭令，传世八代，世称"新安余氏医学世家"。清雍正年间，歙县舍头程氏内科（歙北舍头程氏），始于程茂超，子程大鉴，孙程学汉，玄孙程光樽，再后程正美，程道周，程义林，程雁宾，程亦成，程悦耕、程晓昱，传承至今，十世不衰。

2. 师承链名医辈出　师徒授受是与封建社会生产力水平相适应的中医教育主流方式，新安内科医家师承链也颇具规模。如明代大医家祁门汪机，"集古今诸名家之所长而为大成"。直接或间接受汪机影响的医家很多，诸如他的门生陈桷、汪副护、程廷彝、许忠、周臣、黄古潭等皆有声名。如程廷彝在汪机健在之时，即根据汪机善用参、芪的经验，撰写"病用参芪论"，并作为其师汪机的学术经验刊于《石山医案》中。汪副护行医四十载，救治患者甚众，并著有《试效集成》传世。

第二节　学术思想

新安内科重视固本培元、调理脾胃，论治疾病多从脾肾入手，认为二脏安和，百病皆治。

一、重视"营气"，培元益气应用广泛

内伤杂病原因复杂，但其发生发展无不与正气强弱密切相关。正气充足，气血调和，则诸病易愈，久病迁延不愈，则总有正气不足。及时应用甘温之药培补元气显得十分重要。汪机是新安"培元"的最早倡导者，其父汪渭，字公望，为当地名医。认为治病不应有南北之分，应当采百家之长，病当升阳，法从东垣；病当滋阴，法从丹溪。这对于汪机的学术成就产生了重要影响。汪机私淑朱丹溪，认为七情、劳倦所伤，皆易耗伤阴气，故阴常不足，应该时时注意补养；并深受东垣学说影响，认为脾胃不足，百病易生，培补元气可以扶正祛邪。但汪机主张补阴不可拘泥于朱丹溪滋阴苦寒，而应注重补营；重视脾胃元气，又不可拘于东垣升阳辛散，而是宜用甘温。他通过辨证论治的实践，提出了"营兼血气，培元益气"的学术观点，开创了新安医学"培元益气"的先河。培元益气治法对久治不愈的内伤杂病尤有价值，后世医家应用广泛。自汪机以后，他的亲传弟子黄古潭、周臣、陈桷、汪副护、陈廷桦及远房侄辈汪宦等，均宗其说。而其后孙一奎、徐春甫、吴洋、吴正伦、吴楚、罗周彦等对"培元"又有所发展。

二、重视"脾阴"，调理脾胃更加全面

脾胃为后天之本，内伤杂病发病多缓，病程多长，最多虚实夹杂，时时顾及脾胃功能，对疾病的痊愈至关重要。"理脾阴"之说可谓新安内科医家的创新，首倡者为清代著名医家吴澄，其代表著作《不居集》首创"理脾阴"之法，创立了"中和理阴汤""补脾阴正方"等9个方剂，大大丰富了中医虚损理论的内容。吴澄重视李东垣的脾胃学说，并在此基础上倡言"理脾阴"，与其后叶天士的"养胃阴"之说相得益彰，而补东垣脾胃学说之不逮。吴澄的"理脾阴"之说，对于虚损性疾病尤其具有指导意义。

三、重视"命门"，温补培元影响深远

命门学说在内伤杂病方面意义尤为重大，《黄帝内经》(简称《内经》)

7

谓"生之本，本于阴阳"，而阴阳之本在于命门，关于命门水火的认识，涉及"治病必求于本"的问题。孙一奎阐述命门学说，强调温补下元，将汪机的"培元"学说进一步发展成"温补培元"理论，对后世影响深远。孙一奎在"培元"的同时又强调"温补"，使"温补培元"在理论和实践上达到了统一，堪称是"温补培元"学说的功臣，影响极为深远。如其后程杏轩，歙县人，行医于歙县、扬州，其《杏轩医案》中常用人参、白术，或配附子，或配熟地，或附子与地黄同配。程茂先，歙县人，行医于江、浙、徐、扬数十年，在其《程茂先医案》中善用参、芪、姜、附，70%的医案是用温补取效。吴楚在《医验录初集·兰丛十戒》中指出"甘温之药如行春夏之令，生长万物者也……故常服甘温之味，则气血充盈"。郑重光，歙县人，行医于扬州，其《素圃医案》指出："人身阳不尽不死，阴不胜不病。"治病多取效于参、芪、桂、附。汪文绮临证用药扶阳抑阴，善用参、芪、桂、附甘温培补。众多医家在处理内科杂病日久不愈和重证、伤寒误治阳衰之时，都十分重视温补培元的应用。新安医家的内科温补培元思想对赵献可、张景岳、缪希雍、李中梓等江、浙医家的学术思想也有直接和间接的影响。张景岳在《景岳全书·传忠录·论治篇》中说："甘温有益寒无补，堪笑庸医错用功，此一言蔽之也，不可不察。"

第三节　临证特色

新安内科临床经验丰富，病证认识独到，重视辨证论治，治则治法自成体系，特色鲜明。

一、病因病机多有独到认识

新安医家对许多内科疾病的病因病机均有深刻认识。如对于噎膈，新安医家已经认识到饮食不节、七情内伤等，以致气、痰、瘀交阻，热毒互结，食管狭窄、干涩是噎膈的主要病因和病机，如《古今医统大全·噎嗝门》中记载："噎嗝始因酒色过度，继以七情所伤，气血日亏，相火渐炽，几何不至于噎嗝？"《丹台玉案·噎膈门》中亦记载："求其所以致病之由。要皆忧郁不开，思虑太过。"此外，《临证指南医案·噎膈反胃》中明确指出噎膈的病机为"脘管窄隘"，其病理特点为食管阻塞不通。可见，新安医家对于许多内科疾病病因病机的认识，在今天看来仍然是符合临床实际的。

二、治则治法常有具体补充

新安医家对内科疾病治则治法同样有着深刻的认识。如清代程钟龄在《医学心悟》中论噎膈，指出古人治噎膈"多以止吐之剂通用"，而程钟龄认为，"噎膈，燥证也，宜润"。又指出，"予尝用启膈散开关，更佐以四君子汤调理脾胃。挟郁者，则用逍遥散主之"。对于郁证的治疗，新安医家已认识到疏肝理气、调畅情志的重要作用，如清代医家叶天士在《临证指南医案·郁》中所载的病例，均属情志之郁，治则涉及疏肝理气、苦辛通降、平肝息风、清心泻火、健脾和胃、活血通络、化痰涤饮、益气养阴等法，用药清新灵活，颇多启发，并且充分注意到精神治疗对郁证具有重要意义，认为"郁证全在病者能移情易性"。《医学心悟·杂症主治四字论》中描述："郁用越鞠，而兼以逍遥，所谓以一方治木郁而诸郁皆解也。用药之妙，愈见精微。"新安医家对许多内科疾病治则治法的认识，对于今天指导临床实践仍具有十分重要的意义。

三、辨证论治尤重寒热虚实、气血痰郁

新安医家在治疗内科杂病中，强调辨证论治，尤其是对寒热虚实的辨别。如《医学心悟·杂症主治四字论》曰："杂症主治四字者，气、血、痰、郁也……辨明虚实寒热，轻重缓急，一毫不爽，则临证灼然，而于治疗杂症之法，思过半矣。"如喘证一病，有外感、内伤与寒、热、虚、实之别，治疗也不一样；又如腹痛，新安医家认为应根据辨证的虚实寒热、在气在血，确立相应"通"的治法。正如孙一奎在《赤水玄珠·腹痛》中说："寒痛者……以姜、桂、附子之属温之；热痛者……轻者以山栀、黄连、白芍、香附之类，重者调胃承气汤下之；虚痛者……宜参、术、白芍，加温暖药；实痛者……或消或下，详症施治；饮食所伤作痛者，宜温脾行气以消导之……痰痛者……治当导痰开郁。"

总之，新安医家的诸多见解至今仍对临床具有指导意义。

第二章 新安歙北程氏内科概要

第一节 概　述

　　新安医学源远流长,传承有序,其中一个显著特征是家族传承,父子相袭,兄弟相授,祖孙相承,世代业医。新安医学注重师承、家传,崇尚医德,追求德艺双馨,逐渐形成了一些学有所长、业有所精的医学世家。新安医学世家的每一支都有其独特的看病本领,且秘不外传,在一代代的传承中,形成各自的学术特色和临床经验,积累了人气,赢得了声誉,成为吸引群众看病的金字招牌。新安歙北程氏内科,世代居住歙县城北二十公里上丰乡舍头村,是新安医学颇具影响的名医世家,至今已传十世,历经三百年。程氏所居地上丰舍头村位于歙县北乡,与太平、绩溪、旌德诸县接壤,属于偏僻山区中的小乡村,只有一百余人口,历史上因交通闭塞给民众生活带来诸多不便,故对医疗的需求更显突出,歙北程氏内科的服务对象多为乡村农民,故此用药力求价廉易得有效。加之待人平易,不重赀财,在当地及周边县区享有盛誉,殊为病家拥戴。新安歙北程氏内科是新安众多家族链传承繁花中的一束,自明末清初至今已十世,一脉相承,代有发展。其一系列内科诊疗技术及秘法、秘方,蕴含着丰富的新安医学治疗思想及文化理念,值得后世学者研讨。

一、家族链与师承链

　　1. 家族链　新安歙北程氏内科,世代相传。自新安程氏55世程茂超起,至64世程悦耕、程晓昱,连续十世业医,历时三百余年,形成了一条完整的家世传承链。

　　歙北(舍头)程氏内科业医有实据可考者当在明末清初。从程雁宾"八世医士程颂南男翰挥孙雁宾方脉"的诊寓招牌和其故居中所悬之"九世医家"匾额,可知程氏业医当始于新安程氏55世程茂超(明末清初),茂超公传子程大鉴。大鉴公传子学汉,再传第四代光樽公、五代正美公,至第六世仁寿公(又名程颂南、程道周),医名尤著,至今民间仍有各种传说(见许承尧《歙县志》)。仁寿公再传子义林,孙礼焜(程雁宾),曾孙智达(程亦成)。程雁宾、程亦成父子为徽州专署医院(现黄山市人民医院)中医科创始人,医德高尚,术业精湛。再传至仁寿公玄孙辈程悦耕、程晓昱,斯为十世。程雁宾孙(程晓昱兄长)之外孙李允深自幼得前辈口传心授,立志成良医,现就读于上海中医药大学。

新安歙北程氏内科家族链传承谱系:①程茂超(新安程氏55世)→②程大鉴(新安程氏56世)→③程学汉(新安程氏57世)→④程光樽(新安程氏58世)→⑤程正美(新安程氏59世)→⑥程仁寿(道周、颂南)(新安程氏60世)→⑦程义林(新安程氏61世)→⑧程礼焜(雁宾)(新安程氏62世)→⑨程智超、程智达(亦成)(新安程氏63世)→⑩程悦耕、吴珍和、程晓昱(新安程氏64世)。

2. **师承链**　中医药事业的蓬勃发展,需要培养更多的专业人才。除了家族传承外,新安歙北程氏内科尚有师承教育。20世纪60年代初,程雁宾收弟子高道煌;程亦成收金立平为徒,其后,父子俩又临床带教医学院校学生多人。80年代族侄程富资亦跟随程亦成学习。至90年代程晓昱积极招收培养研究生,传承人众多。师承教育使新安歙北程氏内科的学术思想、临床经验、医德医风得以延续和流传。

二、历代医家简介

1. **新安程氏先祖**　茂超公传子程大鉴,大鉴公因医术精湛,于雍正甲寅年(1734年),被徽州府同知任宗游誉为"龙宫妙手",亲题匾额仍悬挂于村内祠中。

先祖仁寿公,又名道周,字颂南,医术尤精。清人杨沂孙曾为其书联一对曰:"神术君能发金匮,济人我久契灵兰。"民国《歙县志》谓:"程道周,字颂南,治病有奇术,名噪一时……"民间亦云:女子病亡,若持有舍头先生之处方,娘家再无他言。关于程颂南治病奇术,民间有多种传说。其一,有某妇人与夫争吵,右手高举欲打人时被喝止,手遂高举不能放下。其夫带她来到舍头求治。颂南待诊室里人多时,令其站于一凳上,再令人捉住其左手,乃于众目睽睽下作欲解其上衣纽扣之状,妇人大急,右手乃不由自主放下护之。其二,一孩童突遇高兴之事后举止失常,傻笑不止,其母带其求治。颂南不动声色,待孩子靠近诊桌,欲动其砚旁水盂中雨花石时,猛拍桌子佯作发怒状,并追逐出户外,其母随之,颂南追至村口始止,回诊室拟一方调理之,恙遂愈。其三,一背痛胸闷病人,颂南诊后处方,并令其回去后每天平卧一木板上,他人以绳牵木板在石板路上拖行数里,据云复诊时病已愈大半。从程颂南诊病的传说中可见,程氏内科已十分重视疾病的心理疗法和物理治疗。

2. **程雁宾(1900—1984)**　程雁宾,字鸿,辈分名礼焜。8 岁入蒙馆,14 岁从富堨儒医王坎初父子学习古文,两年后学医,持内、难、伤寒、金匮及汤头本草研读摸索,间或亦为村民诊疾,1920 年悬壶济世。20 世纪 30 年代,歙县医药会成立(即后之中医公会),任监察委员。中华人民共和国成立后,先生参加歙县医师联合会(后改为卫生工作者协会),任执行委员。1954 年率先成立上丰联合诊所。1956 年与其子亦成同被聘至屯溪徽州专署医院(后改名为徽州地区医院,今为黄山市人民医院)组建中医科,任职直至终年。1950 年至 1966 年,先生先后被推选为歙县、休宁县、屯溪区人大代表,政协委员及省政协委员。1954 年,先生将家中珍藏的清代名医程杏轩《医述》最早道光原版十六卷捐赠省卫生厅,省厅据此重印三百套精美装帧,作为新中国成立 10 周年献礼。晚年,先生被推选为省中医药学会理事及徽州地区中医药学会名誉理事长。先生终身忙于业务,未暇著述。民国年间,先生传长子程智超、三子程亦成。长子程智超学甫成而病殁,子程亦成继其学。

先生幼时,其母经常教诲他,"医者要有割股之心,汝长成若能继承祖业,当以活人为先"。先生一生牢记此训,不以钱财为念。中年虽家道渐丰裕,终不置田产。自奉甚简而为人慷慨。民国年间族中人某涉讼,其妇被掠,雁宾慨然以银圆一千赎回。时安庆来徽州做佣工者甚多,凡操安庆口音者概免收诊金。尝说"彼异乡人,本因家境窘迫,始来我徽,吾何忍再取其赀"。邻里贫者有病,先生也悯然怜恤,从不计诊酬,且时有周济。先生德行,邻近数十里至今称颂不绝。徽歙一带,山高林密,1949 年前多有共产党领导的游击队活动。先生同情革命,屡为其伤者秘密治病。一迨中华人民共和国成立,先生即倡议并带头为烈属、军属、贫雇农免费治病;并建议对旧法接生者进行集训及培养新法接生员,以保障妇幼健康。

先生居偏僻之乡,为求学术之长进,不仅穷研典籍,且重与邑内同道切磋交流,虚心向前辈学习。昔歙县居沪名医王仲奇偶尔返里,有自己治不效而转诊王仲奇者,他知道后,辄亲自造病者之门,视其方药,推究揣摩,以增一己之智。

先生临证,认为首先要辨证准确,而八纲中又以辨寒热虚实为要。尝治一痿证,湿温病后,两足麻木,光亮而浮,痿软不利于行。前医悉以虚治之，叠用虎潜补益之剂，罔效而求治于他。先生参合脉证，谓病虽久，然非虚证，实为湿渍隧络之故，以野苓、薏仁、蚕沙、防己、萆薢之属祛湿宣隧而愈。辨证固要准确，药物及用量尚须精当。用药轻灵是先生最为突出之处。如治胃病，先生尝说："胃病有重调养、慎饮食而自愈者，足见已伤之胃有自行复原之机。药物治疗，仅是调和气血，助其复原而已。治胃以降为顺，以和为贵。投药当顺其下行之性，药量宜轻不宜重，过重则伤胃气。"雁宾对于辛香走窜之品，用量尤轻，常不超过一钱，多在三五分之间。胃虚者，先生亦不主张骤投大量补益，更不可滥用滋腻，否则有滞气碍胃之弊。雁宾处方，貌似轻描淡写，却屡有效验，起着"四两拨千斤"的作用。

先生治疗急性热病，很慎重地使用大苦大寒之药。他认为，过于苦寒，不仅斫伤阳气，且易使热邪冰伏不解。因此，必须在苦寒清热的基础上伍以引邪外出之品。如风热须选用宣透之品，湿热得佐以淡渗，俾邪有出路，方可收事半功倍之效。曾治一周岁小儿，高热、无汗，喉间痰声辘辘，面色白而眉间微青，舌尖红，脉数。他医治之数日而热未退。先生以此为痰热内盛，宣透不利之故。乃以清热化痰加细辛五厘。一剂热减，再剂热平。

先生立方遣药，味少量轻。他曾譬此为汽灯之汽嘴阻塞，物何须多，通针一根足矣，力不必重，轻轻一点即可。气一通畅，火焰自炽。故治病不仅要找出症结所在，用药更要精当。反之，味多庞杂无章，重量蛮攻蛮补，不中机揆，徒伤人体而已。

先生认为，信心和耐心是临床取效的另一重要因素。特别是慢性病的治疗，"王道无近功"，欲速则不达。故此，临床上很重视胃气的调护。所谓脾胃为后天之本，饮食不进，病焉望愈！若饮食一增，不仅给病体康复提供了物质基础，且从精神上也加强了患者病可望愈的信心，从而耐心治疗以收全功方有可能。

先生行医，前后近60年。前30年，居于乡里，求治者多为山村之贫苦农民。先生为之处方，每殚精竭虑，屡起重危，用药力求廉价易得。加之待人平易，不重赀财，在当地及绩溪、旌德、太平一带享有盛誉，殊为病家拥戴。而其用药轻灵之风格，亦未尝不与之有关。

1968年4月，先生中风偏瘫，虽卧床不起，尚借微弱之目力，孜孜以求索。返里休养时，有求治者，仍口授方药，勉力为之。1984年元月，先生因肺部感染溘然逝世于屯溪。归葬之日，邻近村民数百扫雪清道迎之。

3. 程智达（程亦成）（1926—1992）　1946年高中毕业即随父雁宾习

医，1949 年学成独自应诊。1950—1956 年，程氏父子响应走集体化道路的号召，先后加入歙县上丰、许村联合诊所工作。1954 年，程亦成被选举为歙县卫生工作者协会第一届执行委员会委员。1956 年与其父同被聘任至徽州专署医院，建立中医科。1953 年至安徽省中医进修学校学习，1960 年至南京中医学院温病进修班学习。曾任黄山市中医学会理事长、名誉理事长，安徽省中医学会理事、安徽省新安医学研究会副会长等职。1987 年程亦成晋升为主任中医师，1991 年被确定为首批全国继承老中医药专家学术经验指导老师，其子程悦耕师承程亦成学习。先后发表论文 20 余篇，点校新安古籍《医验录二集》《黄帝内经素问校义》。从事临床工作 40 余载，擅长内科杂证之治疗，尤其是治疗慢性疾病颇具经验。往往从扶正与祛邪、调理脾胃以健后天、不求速效及患者自身调养等几个方面治疗慢性疾病。

（1）祛邪与扶正：慢性疾病治疗中，祛邪与扶正是必须处理好的一对矛盾。亦成认为尽管慢性疾病多虚实夹杂，但祛邪仍是治疗的一个主要手段。《内经》有"邪之所凑，其气必虚"之训，亦成认为此处的"虚"不可看作其人体质素虚，而应认识到是指因劳作过度，或七情过激，或猝然逢风寒雨湿之袭等原因致使人体一时性藩篱松疏，外邪乘虚而入，使人致病。邪中于人，祛邪自当为治病之本，此急性病治疗应着重祛邪之理。至于慢性病，宿疾旧恙，乍好乍坏，时轻时重，迁延日久，脏腑气血之伤在所难免，因此虚象多有之，但患者求诊时则大多在复发或加重之际，有因感受外邪而诱发，有因脏腑功能减弱而致痰湿内生、气血瘀滞，故多虚实兼见。许叔微《普济本事方》说："邪之所凑，其气必虚。留而不去，其病则实。"指出在治疗上祛邪是主要方面。亦成认为邪（包括痰湿瘀血等病理产物）不去则脏腑功能不能复原，气血运行不能通畅，因此，祛邪应作为治疗的主要方法。如慢性肾炎患者，面黄无华、体倦乏力，虚家无疑；面浮跗肿，纳谷不香，舌质紫或暗红或有瘀点，此脾肾已伤，水液气血运行障碍之表现，水、瘀即是病邪，邪不逐而专补脾肾，徒劳而无功。故亦成临证多以茯苓、车前草、石韦、冬瓜皮、陈赤豆、陈皮等利水，以丹参、益母草、丹皮等活血化瘀。如患者肾功能不全而出现恶心呕吐、不能饮食等症状，则以枳实、川朴、半夏、广皮、茯苓等和胃降逆、疏滞泄浊，药虽不关乎肾而常可见功，致若益肾及阴柔之药则非病情平稳、胃纳尚可时极少应用。亦成体会，慢性病治疗虽然有邪必祛，祛邪即可扶正，但在选用药物时应力求平和，不可用霸道之药，药量亦不可过重，否则会犯虚虚之戒。

（2）调理脾胃，重视后天：脾胃为后天之本，亦成在临床中对脾胃十分重视，特别是慢性病治疗上调理脾胃尤为重要。此乃受其父雁宾先生影响。雁宾先生擅治杂证，用药轻灵，时时顾护脾胃，尝谓五脏六腑皆赖水谷养之，饮食不进，焉望病愈？亦成调理脾胃，非用补益之法，而是顺应脾胃之性，即顺应胃之和降与脾喜燥恶湿之性，以通为补，以和为贵。用药多以健脾燥湿行气之品，如半夏、陈皮、苡仁、佛手、枳壳、木香之类，慎用参术补益之药。调理脾胃还须注意肝对脾胃的影响。临床常见肝气不舒而横逆犯胃者，治疗又当以疏肝和胃为主。亦成认为调理脾胃药量宜轻不宜重，药味不可过多过杂，尝举东垣补中益气汤例，全方总药量不过三钱左右。亦成与雁宾先生治疗脾胃病均提倡药轻量少，尤其芳香、行气之药，常仅用三五克，貌似轻描淡写而屡屡有效。

（3）不求速效，循序渐进：慢性病治疗过程中，应先树立患者之信心。欲使患者有信心，除晓之以病不能速愈之理外，医者亦应认识到既然非朝夕可使病愈，则当使患者有较长时期服药之耐心。且用药亦选价廉易得之品，贵重价昂或难觅之物，久服则病家多不堪承受，且疗效也往往与常品难分伯仲。其次，每服药后，不得使病者有不适之感，若有亦应先行告之。对某些病情复杂、体质欠佳的患者，投药更应小心，不求速效、显效，但求于症状稍有好转，循序渐进以收功。如治疗胃恙，亦成遵腑以通降为顺之旨，常用二陈（中满去甘草）加佛手、木香等以达调气通降之目的，再据症之寒热虚实佐以他药调整之。又治疗老年性慢性气管炎喘咳者，虽有肺肾两虚之表现，但治疗多以化痰顺气、健脾和胃为主，常用杏仁、紫菀、冬花、白前、广皮、法夏、炒莱菔子等。病者药后稍舒，即愿再服。

总之，亦成认为慢性病治疗，不可急于求成，医患都应戒急戒躁，尤其一些慢性重病，更须小心护持。王道无近功，往往不求速效而能见效。若蛮攻蛮补，则欲速而不达，或生他变。

（4）重视病者自身调养：亦成认为慢性病治疗，药物只是一个方面，自身调摄在疾病康复中往往起着重要作用。所谓三分治七分养也。病者自身调养主要从怡情志、适寒温、避免劳累、慎饮食几方面加以注意。首先，病者应尽量保持心境之平静，摒弃各种思想包袱。悲观、恐惧、疑虑、愤怒、抑郁对疾病的痊愈无疑是一大障碍。亦成认为精神因素多影响心肝两脏，而肝气失于疏泄又多影响脾胃，故除情志疾病外，肝胆脾胃受情绪影响较大。临床常见由于恚怒而胃脘痛作，由于过度思虑、抑郁而饮食不进，等等。其次，劳累及寒暖不调亦常导致疾病发作或久久不愈。如肝胆脾胃病因劳累而诱发，痰饮喘咳因受寒而加剧，慢性肾炎也每于受寒感受外邪后加重。忌口是饮食调摄的一个重要方面，除诸如脾胃病忌生冷，肝胆疾患忌重油荤腥，肾病宜少盐饮食外，亦成特别强调咳喘病忌酱油及盐渍腌制食物。尤其是外感表证解后，咽痒、咳嗽少痰者，此类食物食后多致气闭、咳嗽加剧，常见因此而咳嗽缠绵数月不愈者。又肾病忌冷食，曾治一肾炎患儿，诸症悉平，唯小便化验每次总有蛋白少许。时当盛夏，询其食冷物否？方知每日食一冰棒，嘱其戒之。不久，小便化验完全正常。

综上所述，亦成认为慢性病治疗必须医患配合，通过逐邪、调脾胃、注意调摄等手段，排除各种妨碍疾病痊愈的因素，使机体始终处于一种有利于脏腑功能恢复正常的状态下，病者方有康复之可能。

4. **程悦耕、吴珍和**　程悦耕，辈分名信守，程亦成之子，副主任中医师，曾任黄山市人民医院中医科主任。程悦耕生于 1949 年 12 月，为屯溪中学 1968 届高中毕业生。"上山下乡"运动中，插队于故乡歙县上丰公社禹坑大队舍头生产队，其时祖父程雁宾亦因中风偏瘫休息返乡。程悦耕服侍祖父之余随之开始初次接触中医。1970 年全国农村大兴合作医疗运动。程悦耕被禹坑大队推为大队"赤脚医生"，经上丰公社和许村区医院短暂培训后，在当时芜湖弋矶山医院下放医生王练带教下开始正式从事医疗活动。1973 年夏，各地高、中等专业学校开始公开招收"工农兵学员"，9 月程悦耕接到安徽劳动大学数理系数学专业录取通知。入校后，要求转学医，经省革委会领导同意，同年 11 月转入安徽医学院中医系学习，1976 年毕业分配至歙县岩寺区卫生院（现黄山市第三人民医院）从事中医临床工作。1982 年调至徽州专署医院中医科工作。1991 年被确定为首批全国名老中医专家学术经验继承人，随父程亦成学习；1995 年晋升为副主任中医师。2004 年中共黄山市委保健办聘任为干部医疗保健专家。2010 年退休后，先后在黄山市前进中西医结合医院等处继续中医门诊工作。先后担任黄山市中医学会暨新安医学研究会常务理事、副秘书长等职。从事中医临床 50 年，于脾胃病及部分内科杂症治疗尤有心得，处方遣药多为价廉易得之品而卓然有效，有先祖之风。参与点校出版新安古医籍《医验录二集》《黄帝内经素问校义》；撰有《程亦成杂症治验举隅》《程亦成逐湿通络法治疗痿证经验》《程亦成治疗慢性疾病经验》等论文。

四诊之中程悦耕尤重望诊及问诊。临证时每细细询问其起病前后及诊治情况。诊病中，有的患者自己也说不清究竟是何不适，总觉周身皆有病。程悦耕每每通过细细观察、详加询问，找出其主要矛盾所在，而不被某一二项化验或检查结果所引导、束缚。尝有一病咳者，因有在石灰山工作经历，检查有轻度之硅沉着病（矽肺），在当地县及邻省多家医院辗转三个月诊治无效，建议洗肺治疗，患者拒绝，遂来要求中医药治疗。程氏详询病史，始知是患者口服降压药卡托普利之故，改服其他降压药的同时，服了数天宣肺宁咳之剂后咳平。

在诊治脾胃病中，程悦耕临证遵"腑以通为补"之旨，看胃病时，程悦耕力求准确掌握病者的自我感觉，程悦耕将其归纳为是胀满感还是饥饿空虚感，是食后稍适还是空腹时舒服，以此作为辨证的重要依据，而不受胃镜、B超等检查结果所围。

吴珍和，程悦耕之妻。黄山市人民医院中医科副主任医师。安徽省芜湖市人，1952年出生于山东省莱阳县（现莱阳市），1968年自山东插队回故乡芜湖，担任鸠江公社新塘大队赤脚医生。1976年安徽医学院医疗系毕业后分配至芜湖市郊区医院，后调至歙县岩寺区卫生院，1983年调至徽州专署医院，一直从事中医临床工作。1982年，吴珍和师从程亦成学习1年，其后和程悦耕又与程亦成同科室工作至程亦成退休。得程氏内科之要旨，在内科脾胃、呼吸及杂病治疗方面积累了丰富经验，深受病家信赖。吴珍和整理程亦成临床经验，撰有《程亦成治疗慢性疾病经验》等论文。

5. **程晓昱**　程雁宾次子之女，1982年考入安徽中医学院学习，实习期间随师程亦成侍诊。医学硕士，主任医师，博士研究生导师，国家中医药管理局第二批全国优秀中医临床人才，安徽省名中医，安徽省中医药领军人才培养对象，曾获"全国首届杰出女中医师"称号，现任安徽中医药大学第一附属医院老年病中心心内科主任。兼任安徽省老年医学专科联盟理事会副理事长、世界中医药学会联合会老年医学专业委员会常务理事、安徽省中医药学会心血管病专业委员会副主任委员等职。

从事内科医、教、研工作30余年，在中医、中西医结合诊治心血管系统疾病方面积累了丰富经验，尤其擅长高血压、冠心病、血脂异常、心律失常及心功能不全等疾病的治疗，对内科常见病、多发病、疑难杂症及养生保健亦有独到之处。发表学术论文100余篇，主编《新安医学内科精华》、副主编《新安医学研究集成》，参编专著3部。取得多项科研成果。2021年获批安徽省中医药学术流派传承工作室建设项目，成立新安歙北程氏内科流派工作室。

程晓昱出身于新安医学世家，幼承家学，治学思辨，也形成了具有浓厚新安医学特色的学术思想，主要体现在以下七个方面：

（1）固本培元，重视后天之本：固本培元是新安医家特有的学术思想之一，首倡者乃汪机。其在《石山医案·营卫论》中提出阴不足则血不足、阳不足则气不足，将气血和阴阳联系起来，并且开创采用人参、黄芪治病保健的先河，认为人参、黄芪味甘生血，气温补阳，是调补中焦脾胃之圣药，脾胃健则营卫和，元气自能健旺有资，邪可尽除，病可自愈，以人参、黄芪为主药的调补脾胃元气之说，占据主导地位。汪机的却病养生思想在于扶助中焦脾胃以补益元气，其将调摄人体生机之阴阳、培护生命之元气的"固本培元"思想提到了较高的地位。程晓昱尊崇新安名医汪机"营卫一气"学说，对于胸痹心痛主张活血化瘀时顾护脾胃、温补中焦。在经典方麻黄附子细辛汤基础上进行化裁，增加参、芪等温补药物，制成院内协定方"心复康"，对病态窦房结综合征本虚瘀阻证患者有显著疗效。

（2）身心同治，双心和谐：当心血管疾病与焦虑、抑郁等精神类疾病共存于同一个体时，现代医学称之为"双心疾病"。其中，最常见的是心血管疾病合并焦虑症或抑郁症。程晓昱认为"双心疾病"在临床治疗中要达到"身心同治、双心和谐"的目标。认为双心疾病的主要病机为气机失调，气血失和。治疗当以疏肝解郁、调畅气机、调理气血为主，在此基础上，根据正虚邪实的轻重和兼夹病邪的不同属性，施以不同的扶正祛邪、调和气血方药。临床在辨证论治基础上喜加川楝、佛手、绿梅花等疏肝理气，不伤阴之品，可事半功倍；并善用逍遥丸、柴胡疏肝散化裁。曾治一患者，由于家庭原因，生活不如意，常常有胸闷、憋气、濒死感，还有自杀倾向，经检查，该患者患有心脏神经症和中度焦虑抑郁。程晓昱在西医治疗基础上加用中医疏肝解郁之法，每次门诊后单独留下这位患者，拉着手，微笑劝解，药物治疗加上话语安慰使患者身体、心理均恢复健康状态。痊愈后，患者送来锦旗"医德高尚暖人心，医术精湛传四方"。

（3）衷中参西，重视异病同治：程晓昱自幼师从叔父程亦成，始终牢记辨证论治思想，认为中医"异病同治"理论大体可从三方面阐述：一是不同疾病，病因相同，治法相同；二是不同疾病，病机相同，治法相同；三是不同疾病，患者体质相同，治法相同。处方用药总离不开辨证论治，临床上从不拘泥于某一方只能治某种病，而是着眼于"证"的异同，遵循"证同治亦同，证异治亦异"。浅表性胃炎、慢性胆囊炎两病虽表现各不相同，但其总的病机不外胃失和降、气机不畅。可按"异病同治"原则治疗，取得良好效果。近年来中医"异病同治"理论在女性甲状腺结节、乳腺结节、子宫肌瘤三病合并的治疗过程中有重要的指导作用。从中医角度讲，三者在疾病过程中部分病因病机相同，情志因素是三种疾病共同发病的病因，其病理基础同为气滞、痰凝、血瘀。程晓昱认为，患者多属"结节体质"，中医治疗应以疏肝散结为治疗总则，以调畅气机为主，兼以活血、化痰、软坚散结。三者可采用相同的方法治疗，体现了"异病同治"思想。但三者终究是不同疾病，其具体治法也应各有侧重。三者都存在气滞痰瘀互结，但甲状腺结节以痰浊为主，乳腺结节以冲任失调为主，子宫肌瘤以瘀血为重；甲状腺结节的治疗重在化痰散结，乳腺结节的治疗重在疏肝理气、调补冲任，子宫肌瘤的治疗重在活血通络。程晓昱治疗此类结节病，善用三棱、莪术，从小剂量3g开始，逐渐加量。对于经济条件好的患者可用乌梢蛇等血肉有情之品，既能软坚散结，又能滋补身体。如曾治疗一位女性患者，同时有子宫肌瘤合并乳腺结节、甲状腺结节，西医认为子宫肌瘤过大，必须手术治疗，因患者重度贫血，时有心慌，体质太差，暂时不予手术，建议患者调理身体半年后再予手术，程晓昱结合患者情况，予以疏肝理气，化痰活血，同时予以阿胶滋补阴血，半年后患者复查彩超，竟发现子宫肌瘤缩小一半，不需要手术治疗，同时甲状腺结节和乳腺结节也有所缩小，连西医专家都啧啧称奇。

（4）研习古今，善用经方，继承与创新并重：中医认为心肾阳虚乃心衰之本，痰饮、瘀血是心衰之标，古方新用，程晓昱在经典方"真武汤"基础上研制"复方真武冲剂"，治疗"心肾阳虚"型心衰，屡起沉疴，卓有成效，广泛应用于临床。自拟"芍灵通脉茶"补气活血，化痰通络治疗动脉粥样硬化；自拟"胸痹汤"益气活血、行气止痛，治疗冠心病之不稳定型心绞痛。对于难治性眩晕、耳鸣、脑鸣，根据中医"病久入络"思想，善用虫类药（蝉蜕、僵蚕、蜈蚣等）治疗。

（5）内治和外治结合，重视治法创新：中医外治法疗效独特、历史悠久，具有简、便、廉、验之特点，程晓昱临床上除以内服汤药为主要治疗手段外，还常配合或单独使用中医外治法如穴位贴敷、足浴等来防治心血管疾病，疗效显著。穴位贴敷疗法基于中医整体观念，通过经络腧穴与药物相结合，利用中医时间医学使二者达到最大效用。贴敷局部选穴为膻中、内外关、少海、通里、心俞、肾俞、肝俞、足三里、曲泽、至阳等。就个体差异而言，在具体治疗时又需从症辨治。若患者兼有胸闷、气喘，可酌加肺俞、定喘等穴；若患者兼有水肿，可酌加三阴交、阴陵泉、水分等穴；若患者平素大便不通，可酌加天枢、大肠俞、列缺等穴；若患者局部有结节、疼痛等症，可取阿是穴或局部予以消瘀接骨散贴敷。具体贴敷药物，临床气虚血瘀、阳虚水泛型心血管疾病多用茯苓温肾胶囊；夏治咳喘宁与冬治咳喘宁在组成上虽稍有不同，但均有较好的止咳平喘之功，可广泛应用于心源性疾病引起的气喘或合并呼吸道疾病的患者；消瘀接骨散有活血化瘀、消肿止痛之功，而心血管疾病患者大多血脉瘀滞不通，合并疼痛、结节等，消瘀接骨散切中病机，标本兼治。

（6）强调给药的时效性：程晓昱认为由于机体对药物的感受性存在着时间差异，因此需调整给药时间以顺应人体阴阳消长规律、脏腑功能节奏、病理演变趋势。择时给药一般以年、季、月、日、时辰作为时间标准，依据辨治要求选取。给药的时间效应性主要体现在以下四点：一是权衡给药周期。程晓昱在临床诊治高血压患者时，常用动态血压监测来评测血压水平及其稳定性。正常情况下夜间人们的活动减少，在神经、内分泌系统的共同调节下，其血压水平低于白天。这种现象反映在动态血压 - 时间折线图上，形似一只勺子，故在医学上也称为"勺形高血压"。而在另外一些患者甚至正常人中，这种节律减弱甚至消失，被称为"非勺形高血压"。血压昼夜节律是影响患者预后的重要因素之一，非勺形高血压可能会带来更多的心脑血管事件。对于此类患者，程晓昱将降压药物改为晚上服用，使血药峰值出现在夜间，就可以更好地控制夜间血压。这样充分利用周期特点择时给药可收事半功倍之效。二是调节给药频率。一般而言，下病、危重病宜量大而顿服（大承气汤、独参汤）；上病、表浅之疾宜量小而代茶频服（桑菊饮、普济消毒饮）。病急不拘时服；病愈停后服。三是特定时间给药。如治疗失眠患者，常嘱患者中午服用 1/3 剂汤药，睡前 1 小时服用 2/3 剂汤药。又如治疗中气下陷伴肾阳不足，辰时服补中益气丸，酉时服肾气丸，既治疗了不同或相同脏腑的不同病证，又可发挥最佳药效。四是顺应趋势给药。依据疾病的病理节律，主动利用疾病随季节而变化的特点，避开疾病易发生或加重的季节，而选其不发病或病势趋于和缓的季节进行治疗，即通常所说的"冬病夏治""夏病冬治"。

（7）重视"治未病"：程晓昱根据"不治已病治未病"的中医防病养生思想，认为人到老年，机体的器官组织形态和功能都发生了退行性变化，脏腑气血生理功能自然衰退，阴阳失衡；同时社会角色和地位的改变，带来心理上的变化，易产生孤独寂寞、忧郁多疑、烦躁易怒、失落等心理状态。因此对于老年人的养生保健应从心理调摄、饮食调养、起居调摄、运动保健等多方面进行。在运动保健方面，程晓昱强调中医传统功法在强身健体中的作用，在老年人中积极推广太极拳、八段锦、五禽戏等传统功法。

6. 程氏内科后学　程鹏，程悦耕之长子，1998 年毕业于安徽医科大学，现为黄山市人民医院副主任医师。程悦耕之次子程又鹏 2003 年毕业于安徽医科大学，现在解放军某医院工作。他们也继承家学，将中医的理论与经验运用于临床治疗中。李允深，程晓昱大哥之外孙，2019 年考入上海中医药大学学习中医，家学后继有人。

第二节　学　术　思　想

程氏临证擅治脾胃、呼吸系统疾病，于慢性病治疗尤有心得，用药轻灵，在省内中医界有轻灵派之称。其学术思想主要体现在"固本培元，顾护脾胃""药食同源，用药轻灵""以通为补，以和为贵""开郁定悸，从肝论治""久病入络，从瘀论治"等方面。

一、固本培元，顾护脾胃

新安医家固本培元学术思想的产生，是由于金元之后的一些医家偏执于朱丹溪"阳常有余，阴常不足"之说，临床用药过于苦寒而耗伤元气。为了纠正时弊，新安名医汪机认为七情、劳倦所伤，皆易耗伤阴气，故阴常不足，应该时时注意补养。并深受东垣学说影响，认为脾胃不足，百病易生，培补元气可以扶正祛邪。但汪机主张补阴不可拘泥于朱丹溪滋阴苦寒，而是注重补营；重视脾胃元气，又不可拘于东垣升阳辛散，而是宜用甘温。他通过辨证论治的实践，创立了"营卫一气""参芪双补"学说，其在《石山医案·病用参芪论》中说"丹溪治火，亦未尝废人参而不用"，倡导培补中焦元气，善用参芪之药，奠定了"固本培元"学说的基础。孙一奎，为汪机再传弟子。他在继承汪机培补中焦元气学术思想的基础上，创立"动气命门"学说，认为许多疾病的发生，都是因为命门火衰、元气不足，临床上主张既要温补中焦，又要温补下焦，善用人参、黄芪、桂枝、附子，对新安医学固本培元理论体系的形成做出了重要贡献。

脾胃为后天之本，气血生化之源，《医宗粹言·直指病机赋》中云："胃气弱则百病生，脾阴足则万邪息，调和脾胃为医中之王道。"新安歙北程氏内科，尤其推崇汪机。认为脾胃病多由寒湿、气郁、食湿引起，导致脾脏之阴阳受损，脾胃不足，百病易生，培补元气可以扶正祛邪。程氏内科认为，脾脏的功能有阴阳之分，但主要是通过脾阳的"运化、升清"来实现的。肾阳为五脏阴阳之本，当各种原因导致的元气不足，脾阳受损，当重视温肾健脾，不拘于升阳辛散，而用甘温。但调理脾胃也不是一味运用升阳之剂，需辨明寒热虚实，脾阴不足时需要注重"理脾阴"。吴澄《不居集》认为"古方理脾健胃，多偏补胃中之阳，而不及脾中之阴。然虚损之人，多为阴火所灼，津液不足，筋脉皮骨皆无所养，而精神亦渐羸弱，百症丛生矣"。程氏多用平和多效、刚柔相宜、燥湿相济的方药，燥润和宜、芳香轻灵，补不宜峻、当缓图之，培补中宫、不燥津液的理脾阴法，选用山药、薏仁、扁豆、白芍、茯苓等。

二、药食同源，用药轻灵

中医治疗疾病，许多中药来源于食物，即所谓药食同源。这些药物具有双重属性，既可以当作食物日常食用，又可作为药物用于治疗疾病。新安地区存在丰富的药食同源资源。食疗则是以中医学辨证论治和整体观念为基础，将食物作为药物，运用中医学原理施治。《黄帝内经》说"五谷为养，五果为助，五畜为益"。新安医家吴澄倡导"外损说""脾阴虚论"，以濡润滋补之品创立了 22 首有效验方，其益气健脾不用白术等相对燥烈之品，而用山药、扁豆、莲子肉、薏仁、太子参等亦食亦药之品平补健脾益胃；滋阴不用当归、川芎等甘温辛窜之品，而用石斛、玉竹、制首乌、黑料豆等亦食亦药之品甘润养脾、补阴扶阳；芳香醒脾喜用味轻气淡的莲子肉、莲须、荷叶、荷蒂、藕节，而不用气浓味烈的芳香辛燥之品；补精益阴常用燕窝、紫河车、海参、猪肚、猪腰、淡火腿肉、鲤鱼等血肉有情之品。"唯选忠厚和平之品，补土生金，燥润和宜，两不相碍"，刚柔相济，补而不燥，滋而不腻，行而不滞。新安"固本培元"的思想，对徽菜特色也产生了一定影响，徽州人习以食为用，"亦药亦食""以食养身"，常用黄芪、人参炖鸡，枸杞、五加皮泡酒。其他如山药、百合、山楂、菊花、萱草、蕨菜、竹笋、香菇、马兰头、马齿苋、苜蓿菜，还有枇杷、雪梨、荸荠、桑葚、柿子等水果，山核桃、香榧、板栗等坚果，也是徽州人亦食亦药之品。程氏内科认为，脾胃病宜调养，以食为药更宜调养脾胃，程氏善用谷芽、麦芽、杏仁、陈皮等食物作为药方，"亦药亦食"。食疗既便于服食，又利于药物的吸收与药效的发挥。然程氏在临证处方时，多数药物或是以食为药，或是生活中随处可见，常与餐同食，具有地方特色和简便廉效特点，对于疾病的治疗更为一大特色。

用药轻灵是指立方和平，用药精简，用量轻巧，这一风格与"固本培元""调理脾胃"治法密切相关。明代固本培元派开创者汪机就说过："宁可药用柔和，不可过于刚烈也。"强调"与其毒也宁善，与其多也宁少"，体现了对生命的重视。徐春甫也反对"不察其虚,顿加攻击之药"的伤命殒生行为,推崇药味少而能取奇效的小方,认为"药味简而取效愈速,药品多则气味不纯,鲜有效验"。清中期汪文誉也注重保元气,"用药甚平淡,而奏效如神",认为用药过峻或分量过重,或发散太过,则伤人元气,治小儿病更专轻剂。清中期程国彭著《医学心悟》,认为"药不贵险峻,唯期中病而已",强调"寻常治法,取其平善",轻浅之病必须用轻简之方,切莫滥施攻伐,以免药过病所,损伤正气。新安歙北程氏内科一方面受其他新安医家的影响,一方面是给贫苦农民看病,形成了一脉相承的用药轻灵的家族风格。如雁宾先生治湿热,芳香轻清宣化,淡渗运脾分解、清热解肌,处方用药轻灵达变。程氏对于喘病的治疗,唯求平和,始不伤胃气,审慎求精,力求精简,法取轻灵,不尚厚重,用药质轻灵动,药物的作用是导引,是调整,是流通,即所谓"四两拨千斤"之意,对于每一味药都精挑细选,注重一药多用。例如,荆芥有发汗解表及祛风功效,可与牛蒡子配伍,也可与防风、连翘配伍退寒热,消痈肿。程晓昱擅治心脑血管疾病,该病以老年人多见,治疗用药以慎、轻、巧为特点,却屡起沉疴。所谓慎就是攻补兼施、忌峻攻峻补,基本不用猛药,但一定有效。所谓轻,就是法取轻灵,不用厚重,用药轻清流动,如滋补肝肾用白芍、干地黄、夜交藤、枸杞等,滋而不腻,补而不滞,很少用鳖甲、龟板、阿胶、熟地等质重味厚之品,且稍佐少量行气药以防其壅滞,并以用量轻取胜。所谓巧就是处方用药用思至巧,选用药物尽量两擅其用,如认为桂枝既温心又通络,乌梢蛇既滋阴又通络,等等。程氏用药轻灵奇妙,但绝不是简单地越少越好,而是要精通医理药性,使其治疗适应证,药效能尽力发挥出来。用药轻灵的前提就是辨证施治,用药严谨,理、法、方、药丝丝入扣,始终坚持灵活性与原则性相统一。治疗脾胃病处方用药需"轻灵平和",指药性缓和,药物用量轻,既能发挥治疗作用,又不会留邪伤正,顺应脾胃升降之性,勿使中焦壅滞,勿滥施攻伐而伤中焦运化,用药宜以轻灵小剂调理气机,始能醒脾悦胃,使胃纳渐增,生化之源渐充,同时也增强了脾胃接受药物的能力。调畅气机,鼓舞胃气,清淡养阴,皆以轻灵为旨,用药以轻灵为贵,忌妄投滋腻之品。总之,程氏内科无论是时方还是经方的运用,都药性平和,药力缓和,用量较轻,平淡之中见奇效,这也是临床诊疗水平较高的具体体现。

三、以通为补,以和为贵

胃为水谷之海,多气多血之腑。胃主受纳、腐熟水谷,其气以和降为顺,不宜郁滞。程氏认为饮食、寒邪、湿浊、肝气、脾胃虚弱等均可引起胃失和降,"气机失调"在胃痛的发生、发展中起着重要作用,故在辨证治疗基础上,程氏以"以通为顺,以降为和"为治疗大法,常用理气药、祛湿药、消食药及活血化瘀药为主。理气药的应用,对于脾失健运而腹胀者,以行气消胀为主;对于肝气犯胃,而兼有情绪抑郁、月经不调者,以疏肝理气为要;对于胃气上逆兼有嗳气、恶心者,以降逆顺气为先。对于证候相兼、病机复杂的胃痛,更应该顺从胃腑通降的生理特性,恢复其正常的生理功能。治疗上应该分清寒热虚实主次,随证加减。对于湿邪所困气滞者,配伍化湿药、利水渗湿药;兼有食积者,配伍消食导滞药;兼肝郁化热者,配伍行气清热药;兼脾胃虚弱者,配伍温里药;对于胃病日久而入络者,酌情配伍活血化瘀药。总之,治疗胃痛以辨证和辨病相结合,不盲目进补,而以畅气机、调气血为主,以胃气通顺为第一要务,以通为补。

程氏还认为,纵观古今,活血祛瘀、化湿祛痰实乃下中有补,即"以通为补"也。疾病迁延日久,常因气血津液代谢过程失常而产生痰湿、瘀血等病理产物,停留体内而表现为虚实夹杂之证,治疗亦当祛邪而达到扶正目的,否则,痰瘀不去,正亦难复。所以程氏在临床上非常重视祛邪,对其应用尤具心得,对疑难病、慢性病常以活血祛瘀、化湿祛痰获效。自制"启闭汤""顺气消痰汤"等就是这一学术思想的体现。

清代名医吴鞠通曾说过:"治中焦如衡,非平不安。"中焦就是脾胃,治疗必须要以平为期,以和为贵,常用的方法有和解少阳、疏肝和胃、调和脾胃等。整体就是突出一个"和"字。调和脾胃不能一味使用通阳、刚燥之品,而需辨清虚实寒热,注重理"脾阴"。程氏认为治疗脾阴虚,既不能甘温益气,又不能甘寒养阴,更不能给予辛香苦燥之品,而应多用甘凉滋润之品,取其甘以补脾,润以益阴,滋而不腻,凉而不寒,如山药、薏仁、扁豆、茯苓、白芍、百合、谷芽等。

程氏对诸多疾病的治疗都重视调和脾胃功能。如痿证患者多兼有脾胃虚弱之象,但此虚是标而非本,是病致虚而非虚致病,故此对"治痿独取阳明"的理解是健脾胃而利水湿,逐湿邪、通筋络而治痿,并非直接补益阳明胃土。程氏在治疗一些有脾胃虚弱表现的疾病时很少使用滋补药,认为所谓补益脾胃实则调整脾胃之功能,当以和为贵。在精神调养方面,应做到心平气和,保持轻松愉快的乐观情绪,从而安养神气。程氏擅长杂症及肝胆病的治疗,但也重视调整脾胃功能,认为五脏六腑皆赖水谷之养,脾胃强健是疾病易愈的关键之一,对慢性病的治疗更是如此。调整脾胃,即顺应胃之和降、脾喜燥而恶湿之性。强调以和为贵，以通为补，而非单纯以参术类补之。用药剂量宜轻不宜重，尤其是一些芳香行气药3~5g即可，多则恐耗气伤阴。

四、开郁定悸，从肝论治

郁证发病总属情志失调，肝失疏泄，脾失健运，心失濡养，运化无力，气机不畅而造成。朱丹溪在《丹溪心法·六郁》中记载"气血冲和，万病不生，一有怫郁，诸病生焉。"徐春甫曰："郁为七情不舒，遂成郁结，既郁之久，变病多端。"《医述·杂证汇参》中认为"盖因郁致疾，不特外感六淫，而于情志为更多，治当求其所因，则郁自解"。程氏认为郁证主要在于情志失调，其病位主要在肝，病变涉及五脏乃至气血津液，如《医述》中对于病变脏腑论述道："情志不遂，则郁而成病，其症心脾肝胆为多"。程钟龄在《医学心悟》中对于郁证的病因论述为"肝经气结，五郁相因"，认为肝气郁滞可导致郁证发生。故程氏认为治当开郁、调理枢机开阖，即《黄帝内经》"木郁达之"的思想。并且注重调补兼施，在疏肝理气基础上，又重益气健脾，因脾乃后天之本，气血生化之源，疏肝补脾，以扶正气。正如叶氏所言"肝为起病之源，胃为传病之所"。

心血管诸病多合并郁证，由情志抑郁而致心病，《黄帝内经》有云："思则气结""悲哀愁忧则心动，心动则五脏六腑皆摇"。所以忧思、郁怒最能伤肝，肝伤则肝气郁结不畅，人体气血运行发生紊乱，损及心脉致心中悸动不宁，治疗当开郁定悸。程晓昱教授多年临床发现，现代人生活节奏快，精神压力大，容易造成肝气郁结，肝为心之母，肝失疏泄，气机失调，肝无法帮助心行血而导致血行不畅成瘀，心气郁滞，加之饮食不节制，肥甘厚味摄入过多，肝胆经气不利，痰瘀内扰，继而发为心悸，治疗心脏病同时要治疗心理病，即现代医学"双心治疗"。肝之性主于疏泄，辨证论治基础上加川楝、佛手、绿梅花等疏肝解郁之品可事半功倍。

五、久病入络，从瘀论治

瘀血，又称蓄血、恶血、败血。瘀乃血液停积，不能活动之意。所谓瘀血，是指因血行失度，使机体某一局部的血液凝聚而形成的一种病理产物，这种病理产物一经形成，就成为某些疾病的致病因素而存在于体内。故瘀血又是一种继发性的致病因素。瘀血证则是由瘀血而引起的各种病理变化，临床上表现出一系列的症状和体征。程氏认为瘀血致病相当广泛，其临床表现因瘀阻的部位和形成瘀血的原因不同而异。瘀阻于心，可见心悸、胸闷心痛、口唇指甲青紫；瘀阻于肺，可见胸痛、咳血；瘀阻胃肠，可见呕血，大便色黑如漆；瘀阻于肝，可见胁痛痞块；瘀血攻心，可致发狂；瘀阻胞宫，可见少腹疼痛、月经不调、痛经、闭经、经色紫色成块，或见崩漏；瘀阻肢末，可成脱骨疽；瘀阻肢体肌肤局部，可见局部肿痛青紫。程氏认为瘀血作为病理产物，可因瘀致虚、因瘀成痰、因瘀发热，导致疾病迁延难愈。综合以上，程氏结合"久病入络"观点，在临床上尤其注重活血之法，遵从《素问·调经论》"血气者，喜温而恶寒，寒则泣不能流，温则消而去之"以及《灵枢·百病始生》"若内伤于忧怒，则气上逆，气上逆则六输不通，温气不行，凝血蕴里而不散"，治疗血瘀证常与理气药合用，并时时顾护胃气，理气活血之余稍加健脾和胃药物，遇到久病成瘀或久瘀致虚的患者，多以健中养胃为主，佐以养血活血之类，以通为补。

第三节　临证特色

新安歙北程氏内科医家对于诸多内科疾病的病因病机均有独到认识，在治则治法方面积累了丰富的经验，对现代临床具有一定的指导意义。

一、病因病机的独到认识

历代医家对于中风病因病机的认识多以"内虚邪中"立论，中风一病，有中经络、中脏腑之分，程氏则认为中风之昏迷原因虽异，然中风（脑出血）重证，常并见胃肠道出血，审其病机，无非上部瘀热太甚，移于阳明而从下解。

程氏认为脾胃病证的产生因于胃气郁滞不通，失于和降，《伤寒论》曰："阳明之为病，胃家实是也。"临证应时时顾及脾胃，《医宗粹言·直指病机赋》中亦云："胃气弱则百病生，脾阴足则万邪息，调和脾胃为医中之王道。"

程氏对于痿证的认识也有独到之处。时医多遵《黄帝内经》"治痿独取阳明"之旨，认为其病因病机为脾胃虚弱，精血生化不足，肌肉筋脉失于濡养而致四肢痿软，故从阳明脾胃入手，补益后天以治痿。程氏则认为痿证病因虽不外虚实两端，但实证或虚实夹杂者居多，纯虚者少。虚者，气血不足，肝肾亏虚，筋脉失于濡养；实者，常由湿邪犯人所致。世居之皖南山区，气候温湿，是以因湿邪中人，气血凝滞，络脉壅塞，故四肢痿软，即

《黄帝内经》所谓"有渐于湿，以水为事，若有所留，居处相湿，肌肉濡渍，痹而不仁，发为肉痿"者。常见症状有四肢痿软无力，两脚沉重或麻木，跗肿等。

新安程氏认为湿温病在发病过程中，常会有白痦出现，根据其病变机制来看，如果是热重于湿，则气分之湿易于燥化而成热结，或湿为热蒸易于透尽而伤津液。这两种情况汗都不多。另外，湿热遏于气分，不能外达而发黄多无汗。因此，热重于湿者，一般是没有白痦出现。湿重于热者，其热熏蒸力弱，则湿遏于气机无外透之势，亦少有白痦出现。唯湿热俱盛，自汗较多而不散，则白痦累累出矣。此外，如热重于湿者误予滋阴以增湿，湿重于热者用芳化太过或误用辛温以助热，皆可发生白痦，此湿热相互转化故也。换言之，湿热俱盛而能及时清化，则白痦亦可不发，此治疗得当也。一般说来，湿温病汗出溱溱，连续二三日不止者多发白痦。如未见白痦，可宣气分之湿，使气畅湿开，定能透见。又湿为氤氲黏腻之邪，不易骤解，白痦常分批而出，亦常事也。

程氏认为所谓瘀阻，是指周流全身的血液有不畅或局部停滞的现象。其病机当从气血两方面来说：气为血帅，气行血行。气滞可导致瘀阻；气虚不足以带动血之运行，亦可成为瘀阻；血寒则不能流，血热则血液受熬。此外，跌打损伤，各种出血皆因气血受伤，均可成为瘀阻。不同疾病产生的瘀阻，在临床上，都有一些相同的证候反映出来。疼痛多为刺痛，且部位多固定，痛势以夜间为甚。还有紫斑、肿块，唇舌青紫，面色黧黑，肌肤甲错，等等。凡见上述症状有一种或数种即提示有瘀阻的存在。然而肿块有痰浊之区别（如痰核），痰为津液的病理产物，瘀是血的病理产物。两者同源，故有相似之处。

二、治则治法的深刻见解

中风多有半身不遂、口眼㖞斜、舌强言謇等症，重者神志昏愦。程氏认为此证多有上部瘀热太甚，移于阳明，中医既有上病下取、釜底抽薪之法，何不因势利导，以导法（灌肠法）泄其瘀热？治疗中风（脑出血）重证，神志昏迷有面赤唇焦、声齄痰鸣、溲赤便结、舌红苔黄者，程氏每以导法治之。乃用参三七20g煎汁，化西牛黄1g，无牛黄以安宫牛黄丸代之，分两次保留灌肠，取其清心开窍、化瘀止血之功。患者若能随大便出而逐渐清醒，再随证以汤药口服。20世纪中叶程雁宾、程亦成父子以导法治疗中风重症，于治疗暑温（乙脑）高热昏迷时，每于清暑开窍药中加用大黄泄热，意在釜底抽薪。中风与乙脑从西医看，病因虽异，但其昏迷不醒从中医辨证之角度看皆为清窍蒙闭，部分中风重证亦上有瘀热之象，故以泄热之法釜底抽薪自是适合，但考虑中风重症胃有应激性溃疡之虞，乃改口服汤剂为保留灌肠，颇有效验。

程氏以逐湿通络法治疗痿证，临床屡屡效验。"治痿独取阳明"应理解为健脾胃以运水湿，逐湿以治痿。此与清代何梦瑶所云不谋而合。何氏于《医碥》中云："湿属土。胃为水谷之海，主润筋脉，胃病则不能运化水谷，湿停筋脉中，不为润而为涝，与热相合，故治痿独取阳明也。"程氏临床上重视脾胃之功能，痿证患者多兼有脾胃虚弱之象，但此虚是标而非本，是病致虚而非虚致病，用药清新灵活，临证时时顾护脾胃，以食为药。程氏逐湿通络法治疗痿证之基本方药以茯苓、蚕沙、苡仁逐湿，当归、茜草根、川牛膝、络石藤等疏通脉络。

程氏认为瘀阻的治法，主要是活血化瘀。由于瘀阻的原因不同，部位有异，故常辅佐其他方法以增强其疗效。如补阳还五汤中有益气之黄芪；血府逐瘀汤中有升降气机之桔梗、枳壳；鳖甲煎丸、抵当汤、下瘀血汤等中均有虫类之通络；少腹逐瘀汤有温经散寒之桂心、茴香。还有近年来治疗急性心肌梗死或心绞痛，用活血化瘀法加宣痹通络、芳香开窍法，等等。

程氏认为正常白㾦晶莹光亮，颗粒饱满，浆液充足，密而不过多，此湿热外达，气血充盛，随着白㾦的透发，病者症状如发热，胸脘满闷，胸中胀满，周身酸楚乏力，皆有减轻之势，预后好，治以清化湿热，分利三焦，淡渗祛湿。若㾦出空瘪，内少浆液，光亮程度不够者为枯㾦。这种以湿热为病的患者，多为素体虚弱，气阴大伤，㾦虽出现而症状不减，身热、胸闷、乏力、脘痞不轻，烦躁心烦不去，此为正不胜邪之征，预后不良，医者特当注意。治疗时仍需以清化湿热为主，但用药要轻，因体质过弱，湿热蕴郁不解，如脉象力弱，面色淡白，气短乏力加重时，当考虑中气不足，湿郁不解，酌情略加益气之品，但不是甘温益气，更不是桂附温阳。是在清化湿热的基础上，酌加一些益气之味。临床上曾见风温病邪在气分，有波及营血之势时，汗出淋漓之后，苔落舌赤，口干引饮，呼吸微促，绝无夹湿之征，然亦见患者头项胸部白㾦出现，色多光莹。程氏认为此乃邪热亢盛，迫津外出，色虽泽而不可以为吉也，亦不可与湿热蕴蒸之出白㾦同日而语，如认为是有湿热，而投以化湿之品，则津液枯涸殆矣。亟须以甘寒救津为主，甚则须先服独参汤（西洋参为宜）。

程亦成治疗多例幼儿因蛔虫引起的肢体痛不能站立，主因蛔虫内扰影响脾胃功能,致筋失所养。临床症状之轻重与蛔虫多少不成正比。其病之主要特征为两膝喜弯不肯站立而外观无异常之肢体痛。伴有喜吃油炒饭,抠鼻孔,舌上有星状点或下唇内有针尖样丘疹等症状,不做粪检亦不难与其他疾患引起的膝痛相鉴别。当以驱虫为主,和中柔筋为佐。

肝从木,"木之性主于疏泄",故新安医家注重理气不伤阴,在辨证论治基础上加川楝、佛手、绿梅花等疏肝解郁之品,常可事半功倍。程晓昱发现心血管诸病多合并郁证,认识到疏肝理气、调畅情志对心血管疾病的重要作用,在治疗心脏病的同时还要治疗心理疾病,即"双心治疗"。

三、辨证论治的临床特色

程氏重视对疾病病因的辨析。导致人体产生疾病的原因不外乎外感六淫、疠气,内伤七情、饮食失宜、劳逸失当,病理产物痰饮、瘀血、结石,以及医过药毒等。程氏医家在诊治疾病中都要详细询问发病过程,找寻发病原因,注重对病因进行分析,以免引起误诊或漏诊,及时消除病因对人体的损害。如对于持续奔波3月有余的硅沉着病患者之咳嗽,通过详细询问,发现是由降压药引起的副作用,通过改服药物,稍加调理即痊愈,免除了患者疾病之苦和沉重的经济负担。对于情志致病患者,不是单纯地利用药物治疗,而是根据实际情况,通过促膝谈心消除患者思想顾虑,或根据五行学说采用情志相胜法,每每取得意外疗效,再用药物治疗以获全功。对于慢性病和疑难杂症,特别注意对水湿痰饮和瘀血的辨析,认为消除水湿痰饮和瘀血对人体的不利影响,亦属于"以通为补"的治法理念,往往能取得较为理想的效果,而被程氏历代医家所推崇。

程氏治疗内科杂病,强调辨证要准确,而八纲中又以辨寒热虚实为要。如雁宾先生治一湿温病后痿证,前医悉以虚治之无效而求治于他。先生参合脉证,谓病虽久,然非虚证而为实证,由湿渍隧络引起,予祛湿宣隧而愈。先生又治一痿证患者兼有脾胃虚弱、气血不足之象,但认为此虚是标而非本,是病致虚而非虚致病,属于实中夹虚,采用健脾胃而利水湿,逐湿邪、通筋络而愈。又如治疗喘证,程氏医家认为,一定要详细辨明外感、内伤与寒热虚实。对于感受风寒之寒喘,采用温散之法;暑热伤气之热喘,采用清补之法;湿痰壅遏之喘,采用利湿消痰之法;脾虚不能生肺之虚喘,采用补土生金之法。治疗心肾阳虚型心衰,程晓昱认为,心肾阳虚是其本虚,痰饮、瘀血是其标实,采用复方真武冲剂,温补心肾治其本,活血利水治其标,屡屡能起沉疴。

第四节 学术贡献

一、家传师授,传承悠久

新安歙北程氏内科"家族链"历经十世而流传至今,名医辈出。从清雍正年间的匾额,咸丰、同治年间的名人楹联,以及民国县志的记载来看,对照程氏族谱,参照近半个世纪以来文字、实物和民间口碑,歙北程氏内科构成了脉络清晰、证据确凿的家族传承链,为新安医学的繁荣留下了浓墨重彩的一笔。目前歙北程氏内科传人中仍从事中医临床工作者有程亦成之子程悦耕、儿媳吴珍和(均在黄山市人民医院中医科退休)及侄女程晓昱。随着时代的发展,程氏内科不再局限于家族相传,而呈现出家族相传和师承相授并存的方式。如程晓昱已建立起程氏内科教学团队,培养硕、博士研究生24名,分布在全国各地重要的医疗岗位上。目前,省级中医药学术流派传承项目"新安歙北程氏内科流派工作室"已经成立,搭建起了更好的师承教育平台。

二、仁风济世,医德高尚

新安歙北程氏内科医家们深受儒家"仁者爱人"的影响,不仅追求医术精湛,还特别讲求医德医风,为后世之楷模。继承祖业的医者要遵循"医者要有割股之心""当以活人为先"的家训,以医术为重,有求必应,医不取利。对于贫困就医者可以不计报酬,甚者慷慨解囊相救。程氏内科在长期诊治疾病过程中,服务对象大多为乡间农民,立法处方时处处为广大民众着想,选用价格便宜、疗效显著的药品,深得广大乡民称颂。

三、博采众家,学术流传

新安歙北程氏内科医家在继承家学的基础上,必须研读《黄帝内经》《难经》《伤寒论》《金匮要略》以及汤头本草,博采历代医家学术之长,撷取汪机、孙一奎、吴崐、程杏轩、吴澄等新安医家学术精华,并加以发扬光大。新安程氏认为脾胃功能失常是包括心血管疾病在内的许多慢性疾病的根源,强调"调和脾胃为医中之王道",临证注重"以通为补、以和为贵",用药轻灵,疗效卓著,被省内中医界誉为"轻灵派"。程氏认为,内科疾病病种多,病情复杂,病程长,需辨证与辨病相结合,衷中参西,以证为主,以病为辅,侧重于整体而兼顾局部。强调研习古今,善用经方,继承与创新并重。

第二部分

临证治验篇

第一章 肺系病证

第一节 感　冒

感冒是因感受触冒风邪，邪犯卫表导致的常见外感疾病。症状轻者多因感受时令之气而发，亦常称为伤风、冒风、冒寒；病重者多因感受非时之邪而致，称重伤风。若因感受时行疫气，具有较强传染性、广泛流行且病患症状多类似者，则称时行感冒。感冒临床多见鼻塞、流涕、喷嚏、咳嗽、头痛，亦见发热、恶寒、全身不适等表现，脉象多浮。

一、病证认识

感冒病位在肺，系卫外功能减弱，六淫、时行之邪侵袭致卫表不和、肺失宣肃而为病，其是否发病的关键在于卫气强弱与感邪轻重。

历代医家对本病病因病机有着深刻认识，早在《黄帝内经》中已有外感风邪引起感冒的论述，如《素问·骨空论》说："风者百病之始也……风从外入，令人振寒，汗出头痛，身重恶寒。"《素问·风论》也说："风之伤人也，或为寒热。"可知风邪是本病的重要致病因素。风为六淫之首，流动于四时之中，常为外感疾病先导，其性轻扬趋上，常夹寒、热、湿邪犯表，为病易犯上焦，或从口鼻而入，或从皮毛内侵。亦有生活起居不当，寒温失调以及过度疲劳，以致腠理不密，营卫失和，外邪乘袭为病；若体质虚弱，卫表不固，稍有不慎，即易见虚体感邪。

感冒四季皆发，因四时六气不同及体质差异，临床常见风寒、风热、暑湿等证，风寒感冒以春冬两季最为常见，风热、暑湿多见于夏季及长夏。风邪每与四季时令之气相合伤人，表现证候各异：《临证指南医案·风》中指出："盖六气之中，唯风能全兼五气。如兼寒则曰风寒，兼暑则曰暑风，兼湿曰风湿，兼燥曰风燥，兼火曰风火。盖因风能鼓荡此五气而伤人，故曰百病之长也。"若气候突变，冷热失常，六淫时邪猖獗，卫外之气失于调节应变，感冒发病亦增加。四时六气失常，非其时而有其气，伤人致病一般较感受当令之气为重。非时之气若夹时行疫毒伤人，则病情重而多变，相互传染,造成疫气广泛流行。正如《诸病源候论·时气病诸候》所言:"夫时气病者,此皆因岁时不和,温凉失节,人感乖戾之气而生,病者多相染易。"徐灵胎《医学源流论·伤风难治论》亦指出感冒乃属触冒时气所致。

感冒病程中可见寒热转化或错杂,当辨明标本虚实。《古今医统大全·胎产须知》中指出:"余如因虚感冒风寒,祛风之药加之补剂可也。"一般而言,六淫致病者病程较短而易愈。若感受时行疫毒而发病,病情或重,或变生他病,再有因感冒诱发其他宿疾使病情恶化者,其预后又当别论。《医宗金鉴·感冒门》又指出,"小儿气血未充,肌肤柔脆,风寒所触,邪气入于腠理,荣卫受病,轻者为感冒,易痊,重者为伤寒,难治,又有夹食、夹热、夹惊等证,或宜疏散,或宜和解,临证时细为体察焉。"由此可见,虽然感冒多属轻浅之表证,但是对于婴幼儿及体弱患者应高度重视,以免贻误治疗时机,尤防时行感冒传变入里或并发他病,使病情恶化。

二、论治特色

1. 三因制宜,重视整体观念 歙县地处皖南,地势以山区为主,气候属亚热带季风气候,气候温和、雨量充沛。新安程氏内科根植于皖南的水土与文化基础之上,临证处方时很好地顾护到地方时令气候与个人体质差异,做到因时、因地、因人制宜,具有皖南地方特色,是中医学整体观念即人与自然、人与社会相统一的体现。感冒虽有风寒风热之分,但在很多情况下,并非感受病邪之寒热,而只是病情发展的阶段不同,感冒初期表现以风寒感冒居多,但往往在1~2日内很快转化为风热感冒,徽州气候多温暖湿热,更易出现寒热转化,故临床中治疗感冒多以辛凉解表之桑叶、菊花、金银花、连翘等为主,而少用麻黄、桂枝辛温之品。

在三因制宜理论中,"时"系指时令、季节,不同时令有着不同的气候特点,如夏秋之交,暑多夹湿,每又表现为风暑夹湿证候。夏令暑湿之邪亦常杂感为病,梅雨季节兼湿,秋季兼燥等,亦常可见之。新安医家徐春甫论治暑月感冒时常以冲和散、藿香正气散为用。《古今医统大全·伤风门》中有云:"冲和散治感冒风湿,头目不清,鼻塞声重,倦怠欠伸,出泪。苍术(四两)、荆芥(两半)、甘草(八钱)、姜汤调服二钱。"《医述·杂证汇参》亦提出:"时行感冒,伏暑未解……杀人最急。""地"乃地域环境,一方水土养一方人,皖南山区独特的地理环境影响着世代当地人的体质,同时也孕育出歙县独有的饮食文化、民俗民风等地域特质,医家治疗时应充分将其纳入考量范畴。"人"乃人群,病患分男女老少,其病程新久、禀赋强弱各不相同,有无兼证亦不同,具有个体特殊性。如吴谦治疗体虚外感者常以败毒散主之:"凡患感冒,辄以伤寒二字混称。不知伤者,正气伤于中,寒者,寒气客于外,未有外感而内不伤者也……是败毒散之人参,与冲和汤之生地,人谓其补益之法,我知其托里之法。盖补中兼发,邪气不致于流连;发中带补,真元不致于耗散……"而"制宜"则指制定治疗方案时,须在三者基础上进行综合考量,治法虽总体分辛温、辛凉两大法则,但治疗时应结合时、地、人之特点,选择最适宜的个性化方案。

程氏在遣方用药时将病患作为独立个体,不仅综合皖南地域、气候及常见药物特点,更结合病患的个人体质、有无兼病兼证等,灵活用药,一人一方,各不相同。将"三因制宜"理论运用在内科辨证论治过程中,倡整体观念,善用道地药材,体现了医家用药的整体性与灵活性,收效甚佳。

2. 用药轻灵,倡简便效廉 程氏世代居住歙北山村,其服务对象多为乡村农民,组方审慎求精,倡简便效廉,易于在当地居民中推广以防治疾患。治疗感冒时多选用当地易于取得的草药入方,如光杏仁、象贝母、枇杷叶、桑叶、丝瓜络等,少用动物类及名贵稀有药材,力求价廉易得有效,便于病患取药的同时也减轻经济负担,在当地及绩溪、旌德、太平一带享有盛誉。

"上焦如羽,非轻不举",吴鞠通在《温病条辨》"治病法论"节中指出上焦位高,若病上焦,用药需取轻清升浮之品,如羽毛之轻扬以上达患处。且外感疾病初期,用药不宜苦降,以轻清发散为善。新安医家组方药味精简,药量轻灵,强调"宜轻不宜重",常用平和多效、刚柔相宜、燥润相济的方药。

三、验案举隅

验案一（程亦成医案,1968年）

徐某某,男,22岁,1968年10月14日首诊。鼻塞于间,右鼻尤甚,或浓涕外溢,良由风热上侵故也。处方以:苍耳子3钱,白芷2分,辛夷3钱,蝉蜕8分,薄荷1钱,忍冬花4钱,菊花2钱,桑叶2钱。

按: 本案感冒系风热上袭头目而致,以鼻塞涕浓为主要症状,李时珍:"鼻气通于天,天者头也,肺也。"肺开窍于鼻,而阳明胃脉环鼻而上行。白芷、苍耳子、辛夷味辛性温,芳香发散。辛夷,《本草新编》:"通窍而上走于脑舍,(治)鼻塞鼻渊之症。"辛夷善散肺经风邪而通鼻窍,与苍耳子共为宣通鼻窍的常用药对,善治感冒鼻渊窍闭不通者。《本草纲目》云蝉"主疗皆一切风热之证，古人用身，后人用蜕。"蝉蜕疏散风热，利咽开音，息风止痉。忍冬花即金银花，菊花、桑叶为风热轻证常用药对，三者共奏疏散肺卫之热、清肺润燥解毒之功。《药品化义》言薄荷"味辛能散，性凉而清，通利六阳之会首，祛除诸热之风邪"。薄荷亦是安徽地区常见食用植物，少取薄荷入药，透郁热之气，同时亦体现因地制宜、药食同源之思想。本案系外感风热而致，治疗宜宣不宜降，以轻清发散为善。全方用药仅八味，组方精简，药量轻灵，患者服药数剂即愈。体现了程氏组方审慎求精，倡简便效廉之特点。

验案二（程雁宾医案，1954年）

鲍某某，男，31岁，1954年5月22日初诊。劳倦夹湿，身热肢楚，食欲不振，目珠略有红筋，脉数，以宣气分为治。处方以：杭甘菊1钱2分，光杏仁1钱5分去皮尖，野茯苓3钱，生苡仁3钱，瓜蒌皮1钱5分，通草4分，丝瓜络1钱5分，谷芽3钱，荷叶边1钱2分，制夏曲1钱5分，无花果2钱。

5月24日复诊。患者热已减退，尚觉面颊略有灼热，胸宇痞闷，不思纳食，目尚带赤，再以宣清气分为主。原方去杭甘菊、瓜蒌皮、荷叶边，加米炒枇杷叶1张。

按：本案系劳倦体虚复感湿邪所致，病机为湿邪伤表，治当宣发气分之湿热。吴澄在《不居集》中提出"外感致虚"理论，强调外感致病应及时医治以防传里伤正。对素体虚弱者或重症、兼病患者须更为重视，谨防传变。方中杭甘菊、荷叶边清热化湿，患者目珠见赤色，以杭菊清肝明目，《本草纲目》有载："风热，目疼欲脱，泪出，养目去盲，作枕明目"；谷芽、杏仁、制夏曲、无花果健脾消食兼以行气；茯苓、苡仁甘淡健脾、渗利水湿，瓜蒌皮开宣肺气，宽胸散结；通草、丝瓜络行气通络。患者复诊时热已减退，胸宇痞闷，纳食欠振，故治宜宣清气分为主，加用枇杷叶清肺胃之热，宽胸降逆，余药继服共奏健脾消食，化湿行气之功。

验案三（程雁宾医案，1954年）

潘某某，男，27岁，1954年5月23日初诊。风温晚发，侵遏于肺而为肺炎，发热颇甚，咳嗽气急，痰多带黄，胸筑胁痛，汗出，苔中微黄边微赤，脉数大，唇燥裂，症重宜慎，拟方希酌之。处方以：苦杏仁3钱，大贝母2钱，连翘1钱，瓜蒌皮1钱5分，冬桑叶1钱2分，杭甘菊1钱5分，生苡仁3钱，炒大力子1钱，丝瓜络2钱，枇杷叶1张，冬瓜子2钱，海蛤壳2钱。

5月25日复诊。咳闭喘俱减，热见轻而未退，舌亦尚赤，守原方，酌之。原方去冬桑叶、杭甘菊，瓜蒌皮加量至2钱。

按：本案患者系感受风温而致感冒，病位在肺，病机为风温犯表，痰热郁肺。观其痰多带黄，胸筑胁痛（筑：古代用夹板夹住泥土，捣土使坚实谓筑；胸筑，安徽歙县民间俗语，形容肺气不畅，如土捣实之窒塞感），舌脉皆有热象，唇燥裂，可知邪热内炽，治以清解里热，润肺化痰为主。方中杏仁、贝母、瓜蒌皮、枇杷叶共奏宣肺化痰，降气止咳之功；连翘、炒大力子解表清热；生苡仁、丝瓜络、冬瓜子利水渗湿兼以行气；海蛤壳清肺热的同时可利水、化痰软坚，"主咳逆上气，喘息，烦满，胸痛寒热"。患者复诊时内湿减退而余热未清，去桑叶、杭菊，瓜蒌皮增量，同余药继服，共奏清肺热、降气逆之功。

第二节 咳 嗽

咳嗽是指肺失宣降，肺气上逆作声，咳吐痰液而言，为肺系疾病的主要证候之一。分别言之，有声无痰为咳，有痰无声为嗽，一般多为痰声并见，难以截然分开，故以咳嗽并称。孙文胤在《丹台玉案·咳嗽门》中说："有声无痰之谓咳；有痰无声之谓嗽；有声有痰者名曰咳嗽。"

一、病证认识

《素问·咳论》曰："皮毛者，肺之合也，皮毛先受邪气，邪气以从其合也。"《黄帝内经》其他篇章还详细论述了风、寒、暑、湿、燥、火六气胜复变化对咳嗽产生的影响。《素问·阴阳应象大论》曰："秋伤于湿，冬生咳嗽。"《素问·气交变大论》曰："岁火太过，炎暑流行，肺金受邪，民病疟，少气咳喘。"《素问·至真要大论》曰："少阳司天，火淫所胜，则温气流行，金政不平，民病头痛……疮疡咳唾血""阳明司天，燥淫所胜……民病……咳"。这些论述说明《黄帝内经》十分重视咳嗽与气候变化的关系。

咳嗽的病因有外感、内伤两大类。外感咳嗽为六淫外邪侵袭肺系；内伤咳嗽为脏腑功能失调，内邪干肺。不论邪从外入，或自内而发，均可引起肺失宣肃，肺气上逆作咳。孙文胤在《丹台玉案·咳嗽门》中对咳嗽一症做了若干分型，对于指导临床有一定意义，具体如下："而咳嗽之名非一言之所能尽悉，而数之有火痰嗽、湿痰嗽、郁痰嗽、顽痰嗽、清痰嗽、风寒痰嗽、酒食痰嗽、干咳嗽、时行嗽、瘀血嗽与夫肺胀嗽之异焉。而诸嗽之形症，又何以别之？盖火痰嗽者，嗽必面赤，声多痰少，用力久而后出，脉数喘急是也；湿痰嗽者，喉中辘辘有声，嗽而易出者是也；郁痰嗽者，胸臆胀满，连嗽不出，喉中有喘声，夜不得眠，上饱下饿者是也；顽痰嗽者，胶住咽喉，咯不能出，必努力大嗽，而后出少许，如脂膏之状者是也；清痰嗽者，必待嗽而后出，其痰不稠黏者是也；风痰嗽者，肺气壅盛，必顿嗽而后出，其痰浮而有沫，状如津唾，而略稠黏者是也；寒痰嗽者，得于秋冬之交，或为冷雨所淋，或为冷风所侵，或露卧星月，或寒天入水所致。其嗽必哮喘，而或肩背觉寒，得热汤饮之则缓者是也；酒痰嗽者，醉后感冒风热，腹中有酒积，饮浊酒即发者是也；食积痰嗽者，每食后则嗽，胸膈不宽，其痰稠黏，觉有甜意，面上蟹爪路，一黄一白者是也；干咳嗽者，平素阴血不足，虚火有余，喉中常痒，痒即频嗽，有声而无痰是也；时行嗽，发寒热，鼻塞气急；瘀血嗽，喉间常有腥气；肺胀嗽，动则喘满气急，或左或右，眠不得者，此痰与瘀血碍气而病也。”

程钟龄等在继承前人的基础上，对咳嗽有新的创见和心得。如《医学心悟·咳嗽》指出：“肺体属金，譬若钟然，钟非叩不鸣，风、寒、暑、湿、燥、火六淫之邪，自外击之则鸣；劳欲情志，饮食炙煿之火，自内攻之则亦鸣。”指出咳嗽发病的外因和内因。孙文胤在《丹台玉案·咳嗽门》中说：“咳为在肺，嗽为在脾。合而言之，肺与脾迭相为用，而又互相为害者也。使肺不受热，则化气自清，亦可以利脾，而何至于生痰。脾不受热，则游溢精气，自足以滋肺，而何以至于成嗽。此肺与脾之互相为害也。”《杂病源流犀烛·咳嗽哮喘源流》在论述咳嗽的病机时说：“盖肺不伤不咳，脾不伤不久咳，肾不伤火不炽、咳不甚，其大较也。”指出咳嗽的病位确实在肺，外感六淫之邪，只要从皮毛而入，定会影响肺气的宣肃而为咳嗽。根据四时季节的不同，机体阴阳正气的偏盛不同，继而表现为风寒、风热、燥热等多种类型。同时强调，肺脾肾三脏是咳嗽的主要病变所在，咳嗽累及的脏腑是随着病情的加重而由肺及脾，由脾及肾的。

二、论治特色

1. **用药精简、用量轻巧** 程氏临床治肺系病以“轻宣”为特点，强调用药“宜轻不宜重”。治病不仅要找出症结所在，用药更要精当。若味多庞杂无章，重量蛮攻蛮补，不中机揆，则徒伤人体而已。

2. **病证结合，标本同治，注重脏腑辨证** 肺五行属金，其母为脾，其子为肾，肺失宣发肃降，日久会波及脾肾。咳嗽不但病程较长，而且病位不局限于肺，所谓“五脏六腑皆可令人咳”也，追根寻源，才能从根本上进行治疗。不但要治肺,更要治脾肾,不仅要祛邪,更要扶正。盖脾胃为后天之本,气血生化之源。脾胃健运,则正气充沛,不致滋生痰湿。肾为后天之本,蒸化水液,肾气强盛,则肾气不能上泛为痰。程氏治疗咳嗽善于辨证,并用茯苓淡渗痰饮、利脾胃,麦芽健脾和胃,海蛤温肾化痰。

3. **强调气机的调节** 咳嗽一病,无论外感或内伤因素,最终都是导致肺的宣发肃降功能失调。肺为娇脏,开窍于鼻,主皮毛,直接与外界相通,因而六淫瘟疫等外邪侵袭,首先犯肺,肺气失调,不能宣发肃降,则气机壅滞不畅,故发咳嗽。肺主气,以降为顺,肝主疏泄,以升为用,升降得宜,则气机舒畅;肝气旺,升发太过,木火刑金,咳嗽反复不愈。所以程氏在治疗上善用理气降逆之品,如橘络、旋覆花等。

4. **重视饮食忌口** 程氏治疗咳嗽尤重视饮食忌口,认为很多咳嗽久治不愈者往往与饮食未能严格忌口有关,故在诊治咳嗽患者时,程氏处方后必谆谆嘱之不可饮食辛辣,尤其须远离酱油、腌制食物,此点对于干咳少痰、咽痒气闭之咳喘患者尤为重要。

三、验案举隅

验案一(程亦成医案,1968 年)

汪某,男,45 岁,1968 年 1 月 2 日初诊,寒洒而热,咳嗽,痰不爽利,呼吸微感困难,胁痛,头痛身楚,苔薄黄、质紫,此流感也。拟方:南北杏仁各 1 钱 5 分,大贝母 2 钱,海蛤壳 2 钱,炒大力子 1 钱 2 分,桔梗 8 分,蒸百部 8 分,瓜蒌皮 1 钱 5 分,旋覆花 1 钱 5 分,蜜炙橘络 1 钱 5 分,枇杷叶 1 片。

按:本案咳嗽系感受外邪,肺失宣肃所致。患者感受时行邪气,卫表不和,故见恶寒、发热、头痛、身痛、全身不适等症;肺失宣肃,故见咳痰不利等症。病在肺,病机为肺失宣肃。治当宣清降浊,化痰行气。方中杏仁味苦下气,止咳平喘,旋覆花降气逆、消痰行水,枇杷叶清肺止咳、降逆止呕,三药共治咳嗽咳痰;橘络可通经络,条畅气机;海蛤壳清热利水,化痰软坚;桔梗、炒大力子(即牛蒡子)宣肺利咽;瓜蒌皮能宽中理气;贝母、百部共奏止咳化痰之功。

验案二(程亦成医案,1968 年)

邵某,男,25 岁,1968 年 9 月 1 日初诊,症见咳嗽,痰白不爽而稠,恶心,予宣肺和胃之法,拟桑叶 3 钱,甘草 8 分,枇杷叶 3 钱,炒大力子 2 钱,海蛤壳 3 钱,炙白前 1 钱,法半夏 1 钱,连翘 1 钱 5 分,杏仁 3 钱,瓜蒌皮 2

钱,桔梗1钱5分,薄橘红1钱5分。

按: 本案咳嗽系邪气干肺,肺气不清,肺失宣肃,迫于气道引起。"咳证虽多,无非肺病"。患者感受外邪,卫表不和,肺失宣肃,故见咳嗽咳痰等症,胃亦失其和降,治当肺胃同治,拟宣肺和胃之法。方中杏仁味苦下气,止咳平喘,桔梗开宣肺气、祛痰,枇杷叶清肺止咳、降逆止呕,法半夏燥湿化痰、降逆止呕,白前、橘红清热化痰,共治咳嗽咳痰伴恶心;桑叶、连翘、牛蒡子化痰利咽、疏散风热;海蛤壳清热利水,化痰软坚;瓜蒌皮能宽中理气,甘草止咳化痰并调和诸药。

第三节　哮　病

哮病是一种发作性的痰鸣气喘疾患,可突然发作。发作时呼吸喘促、喉间哮鸣有声,呼吸气促困难,甚则喘息不能平卧。由于哮必兼喘,所以哮病又称作哮喘、哮吼、喘鸣。喘,指气喘;鸣,即指喉间作声。本病相当于西医学的支气管哮喘、哮喘型支气管炎,以及嗜酸性粒细胞增多症或其他急性肺部过敏性疾患引起的哮喘。

一、病证认识

历代医家对哮病有着深刻的认识,《黄帝内经》虽无"哮病"之名记载,但在《素问·阴阳别论》中提到"阴争于内,阳扰于外,魄汗未藏,四逆而起,起则熏肺,使人喘鸣",这是最早与哮病发作较类似的描述;又如《素问·太阴阳明论》说"阳者,天气也……故犯贼风虚邪者,阳受之……阳受之则入六腑……入六腑则身热,不时卧,上为喘呼……故喉主天气……故阳受风气",这里提到"喉"属阳,而主管接受上天之气,是说其乃呼吸之要道。到了汉代,张仲景所著《伤寒杂病论》又将哮病的诊疗推进一个新的阶段。其中,《伤寒论·辨太阳病脉证并治》提到"太阳病,下之微喘者,表未解故也,桂枝加厚朴杏子汤主之""喘家作桂枝汤,加厚朴、杏子佳",其中"喘家",是指素有哮喘史的人,"作"即发作。《金匮要略·痰饮咳嗽病脉证并治》记载:"膈上病痰,满喘咳吐,发则寒热,背痛腰疼,目泣自出,其人振振身瞤剧,必有伏饮。""膈上病痰"即平时不显,感受外邪则满喘咳吐,发为痰喘。《金匮要略·肺痿肺痈咳嗽上气病脉证治》曰:"咳而上气,喉中水鸡声,射干麻黄汤主之。""咳而上气"即外邪内饮,存在表证,表气不通则气流上逆,勾动内饮,气只上而不下,呼易吸难;"喉中水鸡声"即喉中嘶鸣、痰鸣，该段精确地描述了哮病发作时的特点，并给出相应治疗，射干麻黄汤目前仍在临床广泛使用。隋代巢元方在《诸病源候论》中描述本病为"上气鸣息""呷嗽"。宋代张杲《医说》提及"齁"，即喘急而喉中痰鸣。金元时期，朱丹溪《丹溪心法》将"哮喘"作为独立病名成篇，首创"哮喘"病名，专篇论述"哮喘必用薄滋味，专主于痰，宜大吐"，久病者则"未发以扶正气为主，既发以攻邪气为急"，此诊疗思路对后世医家影响颇深。明代虞抟《医学正传》对哮与喘做了进一步阐述："哮以声响名，喘以气息言""喘促喉中如水鸡声者，谓之哮；气促而连属不能以息者，谓之喘"。首次鉴别"哮"与"喘"。明代龚廷贤《万病回春》中将本病称作"哮吼"。

新安医家认为痰伏于肺，每因外邪侵袭、饮食不节、情志不畅、久病劳伤等诱因引动而触发，以致痰壅气道，肺失宣肃。清代吴谦《医宗金鉴》记载："盐味咸，过食伤肺，发嗽哮喘。"清代叶天士《临证指南医案·哮》曰："若夫哮证，亦由初感外邪，失于表散，邪伏于里，留于肺俞，故频发频止，淹缠岁月。更有痰哮、咸哮、醋哮，过食生冷，及幼稚天哮诸症……"指出哮病的发作与外感、饮食及体质因素等相关，并且阐述哮与喘各有特点，即哮多兼喘，而喘有不兼哮者。其治法为：温通肺脏，下摄肾元；久发中虚，必补中益气；宿痰内伏，辛散苦寒，豁痰破气；此症若得明理针灸之医，按穴灸治，尤易除根。清代程杏轩《医述·杂证汇参》描述："哮有夙根，遇寒则发，或遇劳而发者，亦名哮喘。"指出哮即痰喘之久而常发者。内存壅塞之气，外遇非时之感，膈有胶固之痰，三者相合，闭拒气道，搏击有声，哮病乃发。现代新安医学流派结合本地特点，逐步完善自身学术体系。认为哮病乃慢病急发，可因外邪侵犯，亦可因内饮加重，可控可治难去根，又有年龄、体质、天气、地理等因素存在，处方皆可不同。而慢性病的治疗，"王道无近功"，欲速则不达。故重视胃气的调护，脾胃为后天之本，纳食正常，气血生化有源，可为病体提供有效营养，患者亦增强可愈信心，从而耐心地接受系统治疗，以收全功。

二、论治特色

1. 补虚泻实，阴阳顺时　哮病病机不外乎邪实、正虚。发作时邪实，不论寒邪、热邪、风邪、湿邪，有表证即可攻之；然哮病多为久病或本虚，有阴虚、阳虚之分，涉及脏腑阴阳不足，均可酌情补之。尤需注意者，乃虚实夹杂兼有危急重症，须分清攻补之比例，定正邪之强弱，量个体之差异，度天时地利之机。正如《景岳全书》所说："攻邪气者，须分微甚……然发久者,气无不虚……此等证候,当惓惓以元气为念,必使元气渐充……若攻之太过,未有不致日甚而危者。"此乃哮病辨治要领,临证应用准则。

2. 根据病因治疗,不局限于肺 哮病病位虽在肺,但涉及肝脾肾。病理以痰为主,凡与痰饮代谢相关均可致该病诱发或加重。

(1)肺肾两虚:明代孙一奎《医旨绪余·哮》描述:"有房劳太过,肾水衰少,不能制火下降,火寡于畏,而侮所胜,肺金受伤,金伤则生化之源绝矣。病则下午潮热,哮声如雷,头疼面赤,盗汗烦躁,昼轻夜重,脉数无力。治当补肾制火,清金润燥,庶或得安。"此乃痰热耗灼肺肾之阴,肺肾摄纳失常,肾精亏乏,不能充养,若久病频发,可阴损及阳,出现阳虚之证。

(2)肺脾两虚:《医旨绪余·哮》中指出:"亦有自童幼时,被酸咸之味,或伤脾,或抢肺,以致痰积气道,积久生热,妨碍升降,而成哮症。一遇风寒即发,缘肺合皮毛,风寒外束,弗得发越,内热壅郁,新痰复生,因新痰而致旧痰并作也。是以气高而哮,抬肩撷项,不得仰卧,面赤头疼,恶寒发热,治宜散表,表散热解,气道流通,庶亦暂可。有饮食浓味伤脾,不能运化而发者,脾伤则津液不得布散而生痰涎,壅塞经隧,肺气为之不利,则胸满腹痛,盗汗潮热,昼夜发哮,声如拽锯,治宜消食健脾,清痰利气,斯亦定矣。"指出通过解表散热,解除哮病急性发作;健脾和胃清痰,治疗哮病痰邪之源。日常生活中因外感寒热之邪及患者体质阴阳不同,内引痰邪可寒化或热化,临床依据四诊区分施药。

(3)肝郁肾虚:情志失调一直都是哮病发作一大诱因,《医学入门》言:"惊扰气郁,惕惕闷闷,引息鼻张气喘,呼吸急促……"肝气不舒,上逆侮肺,肺气不降,内动伏痰,上扰喉间。肝肾同源,若哮病反复发作,久病及肾,可出现肝肾两伤之象,故临床治宜疏肝降气,酌情补肾以达标本同治之效。

三、验案举隅

验案一(程雁宾医案,1954 年)

患者汪某某,霞峰人,52 岁,于 5 月 6 日就诊,早年失血,继为哮喘多年于兹,近来因感风邪,肺气失宣,痰热阻络,热发不退,呼吸喘息,脉数大,舌质紫呈缺氧现象,两胁痛,痰出或黄或白,肺本损伤,兼之外邪缠绕延已多日,殊防滋蔓,拟方希酌之:苦杏仁 3 钱,炒冬瓜子 3 钱,炒枇杷叶(有毛布包)1 钱 5 分,象贝 2 钱,野茯神 3 钱,丝瓜络 1 钱 5 分,清炙款冬花 1 钱 2 分,海蛤壳 2 钱,生苡仁 3 钱。

按：李中梓《医宗必读》有云："脾为生痰之源，肺为贮痰之器。"该患者早年失血，气虚双亏，正气较弱，易感外邪，咳逆咳痰，喘息并作。其本脾虚，脾失健运，湿无以化，湿聚成痰，郁积而成。湿痰为病，犯肺致肺失宣降，则咳嗽痰多；湿痰停胸胁，故隐隐作痛，故从脾肺肝三经入手治疗。方中杏仁宣肺疏风、止咳化痰平喘，温润平和，温而不燥，润而不腻，散寒不助热，解表不伤正为君；枇杷叶、款冬花、象贝、海蛤壳止咳化痰收敛肺气，助君平喘为臣；茯神、生薏仁清热化痰，健脾安神，治病求本为佐药；冬瓜子、丝瓜络止咳利水通络，使痰湿之邪得去，共为佐药。燥湿理气祛已生之痰，健脾渗湿杜生痰之源，共奏燥湿化痰，理气和中之功。

验案二（程雁宾医案，1954 年）

患者吴某某，男，44 岁，于 5 月 24 日就诊，素有哮喘痰血病史，近因感冒风邪，发热洒寒，肢节酸楚，咳嗽痰黄夹红，右胁痛，呼吸不利。腹鼓间亦作呕，肺有发炎之象而胃又呈不降之征。会诊议用宣肺祛痰佐以和胃。病重勿忽。初诊：苦杏仁（去皮尖）3 钱，象贝母 2 钱，丝瓜络 2 钱，瓜蒌皮 2 钱，旋覆花（布包）1 钱 5 分，海蛤壳 2 钱，冬桑叶 8 分，炒冬瓜子 3 钱，炒枇杷叶（有毛布包）1 钱 5 分，蜜炙川橘络 1 钱，清炙款冬花 1 钱。

5 月 26 日复诊：热退八九，咳亦见稀，痰黄转清，唯有尚微带紫血，右胁痛减而未止，肺未清肃，会诊守加。原方去冬桑叶，枇杷叶改 2 钱。（注：程老在联合诊所时，一生十分谨慎、负责，要求大家遇到危重疑难病例要相互参详，即"会诊"也）

按：该患者内有宿痰，体质本虚，又感风寒之邪，故有身热洒寒、肢节酸楚之表证。风寒之邪内束于肺，肺气郁闭不宣，可有一侧或两侧胁痛；肺气上逆，则哮喘再发，咳嗽气急，呼吸不畅；寒邪入里化热，肺有郁热，咳喘痰黄，甚则夹血。此乃久病反复，肺肾两虚，复感风寒，引动宿痰发作哮病，治宜清肺肃降，止咳化痰，补肾纳气。方中杏仁宣肺疏风、止咳化痰平喘，温润和平，温而不燥，润而不腻，散寒不助热，解表不伤正为君。枇杷叶、款冬花、象贝止咳化痰降肺气，瓜蒌皮宽胸理气除郁痹，冬桑叶清热除烦治标，共为臣药；旋覆花降逆肺胃之气，与海蛤壳补肾纳气化痰，助君平喘共为佐药；冬瓜子、丝瓜络、川橘络止咳利水通络，使痰湿之邪得去，川橘络用蜜炙可和胃，共为使药。复诊时热退八九，咳亦见稀，痰黄转清，故原方去冬桑叶，以免寒凉伤及脾胃；右胁痛减而未止，肺未清肃，故枇杷叶改 2 钱加量继用。纵观全方，宣肺泄热解表，祛湿降气化痰，补肾纳气平喘，兼顾脾胃后天之本，调理气机，升降有序，故药到效起，渐平复如故。

第四节　喘　证

喘证是指由于外感或内伤，导致肺失宣降，肺气上逆或气无所主，肾失摄纳，以致呼吸困难，甚则张口抬肩，鼻翼煽动，不能平卧为临床特征的一种病证。喘证的症状轻重不一，轻者仅表现为呼吸困难，不能平卧；重者稍动则喘息不已，甚则张口抬肩，鼻翼煽动；严重者，喘促持续不解，烦躁不安，面青唇紫，肢冷，汗出如珠，脉浮大无根，甚则发为喘脱。《医宗金鉴·喘证门》中描述了喘证的表现："喘则呼吸气急促，抬肩欠肚哮有声。"

一、病证认识

历代医家对喘证有着深刻的认识，《黄帝内经》一书最早记载了喘的名称、症状表现和病因病机。如《灵枢·五阅五使》："肺病者，喘息鼻胀。"《灵枢·本脏》："肺高则上气，肩息，咳。"提示喘证以肺为主病之脏。《素问·脏气法时论》："肾病者，腹大胫肿，喘咳身重。"《灵枢·经脉》亦谓："肾足少阴之脉……是动则病饥不欲食……咳唾则有血，喝喝而喘。"认为喘证的病位除肺之外，还与肾有关。至于其病因，则与"风热""水气""虚邪贼风"（泛指六淫之邪）"岁火太过""岁水太过""气有余"等有关。《幼科医学指南》："喘证者，则呼吸气出急促，外候抬肩欠肚也……如实热者，则有气粗胸满，痰稠便硬而喘，如虚寒者，则有气乏息微，不能续息而喘。其中有风寒壅闭而喘，又有痰饮壅逆而喘，更有马脾风一证，最为急候，医者须分别详明而治之。"

外邪侵袭，饮食不当，情志所伤，劳欲久病以致肺失宣降，肺气上逆，气无所主，肾失摄纳等是喘证的主要病因和病机。《临证指南医案·喘》则提出"劳烦哮喘"，并进一步阐释："是为气虚，盖肺主气，为出气之脏，气出太过，但泄不收，则散越多喘，是喘症之属虚。"指出"古人以先喘后胀治肺，先胀后喘治脾"，而且提出了具体方药："更有中气虚馁，土不生金，则用人参建中……"叶天士在前人基础上进一步把哮喘的证治纲领扼要总结为"在肺为实，在肾为虚"。

喘证常由多种原因导致，病因复杂，大体可分为外感、内伤两大类。外感为六淫外邪侵袭；内伤为饮食不当、情志失调、劳欲久病等导致肺气上逆，宣降失职，或气无所主，肾失摄纳而成。但喘证病因病机复杂，又夹杂咳嗽、咳痰、情志不舒之证，不能止于虚实之分。辨证应全面分析，虚实标本兼顾。程国彭《医学心悟·喘》："问曰：喘何以是太阳证？答曰：肺主皮毛，司气之升降，寒邪侵于皮毛，肺气不得升降故喘。"指出外邪导致肺失宣降之实喘；亦提出"然而外感寒邪，以及脾肾虚寒，皆能令喘"，指出内伤引起肺肾不足之虚喘；还提出导致喘证的情志因素："若夫七情气结，郁火上冲者，疏而达之……"《类证治裁·哮症论治》云："症由痰热内郁，风寒外束，初失表散，邪留肺络，宿根积久，随感辄发。"

二、论治特色

1. 药简量巧，四两拨千斤 徐春甫："药味简而取效愈速，药品多则气味不纯，鲜有效验。"程氏在临证时，力求精简，法取轻灵，用药质轻灵动，药物的作用是导引、调整、流通，即所谓"四两拨千斤"之意，对于每一味药都精挑细选，非常注重一药多用。例如荆芥有发汗解表及祛风功效，可与牛蒡子配伍，也可与防风、连翘配伍，退寒热，消痈肿。

2. 肺脾同治，消解生痰之源 痰积脾胃，溢于膈上，浸入肺中，而作喘证。脾胃为后天之本，气血生化之源，亦为生痰之源，"治痰不治脾胃，非其治也"，临证应时时顾及脾胃，不能一味使用升阳、刚燥之剂，需辨清阴阳虚实，注重"理脾阴，调气机"。程氏常用平和多效、刚柔相宜、燥润相济之方药，芳香轻灵，固护脾胃，调理气机，如白术、陈皮等。

三、验案举隅

验案一（程亦成医案，1968 年）

王某，女，1968 年 9 月 2 日初诊，因喘咳多年时或夹血，夜间咳甚，舌质微紫，痰白而稀，拟以宣肺化痰为治：南北杏仁各 2 钱，茯苓 3 钱，炒莱菔子 3 钱，南沙参 2 钱，远志 1 钱 5 分，川贝母 1 钱 5 分，紫菀 1 钱 5 分，款冬花 1 钱 5 分，丝瓜络 2 钱，白前 1 钱，瓜蒌皮 1 钱 5 分。

按： 本案系因风邪犯肺所致，病位在肺，病机主要为肺失宣肃，肺气上逆，治当宣肺化痰、降气平喘，方中用杏仁祛痰止咳、平喘，茯苓利水渗湿，化解痰饮，炒莱菔子降气化痰，远志、南沙参养阴清肺、益气化痰，川贝母清热润肺、化痰止咳，紫菀、款冬花、白前润肺下气、止咳化痰，瓜蒌皮清化热痰，利气宽胸。

验案二（程亦成医案，1968 年）

高某，男，6 岁，1968 年 8 月 29 日初诊，哮喘时作，呼吸微促，痰声辘辘，苔白，腹痛呕吐，予以宣肺化痰消食为治。拟方：紫菀 1 钱，桔梗 8 分，海蛤壳2钱，丝瓜络1钱半，炒夏曲1钱，橘红1钱，杏仁1钱半，炒莱菔子1钱半，炒大力子8分，谷芽2钱。

按：本案病位在肺，夹有食滞，拟以宣肺化痰消食之法，方中杏仁祛痰止咳、平喘，炒莱菔子、半夏曲降气化痰、消食化积，牛蒡子、桔梗宣肺利咽，紫菀、橘红、丝瓜络润肺下气、止咳化痰，海蛤壳补肺益气。本案消补兼施，固护脾胃，充分体现出新安程氏内科论治喘证的用药特色。

第五节 肺 痈

肺痈是肺叶生疮，形成脓疡的一种病证，临床以咳嗽、发热、胸痛、咳吐腥臭浊痰，甚则脓血相兼为主要特征，属内痈之一。肺痈成痈化脓的病理基础，主要在于血瘀。血瘀则热聚，血败肉腐酿脓。正如《灵枢·痈疽》所说："营卫稽留于经脉之中，则血泣而不行，不行则卫气从之而不通，壅遏而不得行，故热。大热不止，热胜则肉腐，肉腐则为脓。"程杏轩在《医述·杂证汇参》中认为"肺痈咳嗽，风寒外袭，积热内伤，蓄有脓血也"。

一、病证认识

肺痈病名首见于汉代张仲景《金匮要略·肺痿肺痈咳嗽上气病脉证治》："咳而胸满振寒，脉数，咽干不渴，时出浊唾腥臭，久久吐脓如米粥者，为肺痈。"认为其发病原因是"风中于卫，呼气不入，热过于营，吸而不出；风伤皮毛，热伤血脉……热之所过，血为之凝滞，蓄结痈脓"。未成脓时，治以泻肺去壅，用葶苈大枣泻肺汤。已成脓者，治以排脓解毒，用桔梗汤。并提出"始萌可救，脓成则死"的预后判断，以强调早期治疗的重要性。《医门法律·肺痈肺痿门》："肺痈属在有形之血。"《类证治裁·肺痿肺痈论治》："肺痈毒结有形之血，血结者排其毒""肺痈由热蒸肺窍，致咳吐臭痰，胸胁刺痛，呼吸不利，治在利气疏痰，降火排脓"。《柳选四家医案·环溪草堂医案》："肺痈之病，皆因邪瘀阻于肺络，久蕴生热，蒸化成脓。"明确指出肺痈的致病性质。如宿有痰热蕴肺，复加外感风热，内外合邪，则更易引发本病。尤其是劳累过度，正气虚弱，则卫外不固，外邪容易侵袭，导致原有内伏之痰热郁蒸，成为致病的重要内因。如《寿世保元·肺痈》说："盖因调理失宜，劳伤血气，风寒得以乘之。寒生热，风亦生热，壅积不散，遂成肺痈。"

感受外邪,内犯于肺,或痰热素盛,以致邪热郁肺,阻滞肺络,痰热瘀血互结,酝酿成痈,血败肉腐化脓,是肺痈的主要病因和病机。如《医宗金鉴·外科心法要诀》指出:"此症系肺脏蓄热,复伤风邪,郁久成痈。"《诸病源候论·肺痈候》指出"肺痈者,由风寒伤于肺,其气结聚所成也。肺主气,候皮毛。劳伤血气,腠理则开,而受风寒,其气虚者,寒乘虚伤肺,塞搏于血,蕴结成痈,热又加之,积热不散,血败为脓。"

二、论治特色

1. 强调肺痈成脓前的及时治疗　肺痈一病为热毒痰瘀蕴肺,成痈酿脓,要力争在未成脓之前予大剂清肺散结消痈之品以求消散。正如《古今名医汇粹·肺痈》指出:"如先即能辨其脉症,属表属里,极力开提、攻下,无不愈者。若至脓血吐出,始识其症,嗟无及矣,间有痈小气壮,胃强善食,仍可得生。然不过十中一二,此症治法,用力全在成痈之先。"

2. 辨清证候,扶正勿留邪　根据患者体质及病理演变过程灵活辨证,初期宜清肺解表散邪,溃脓期排脓解毒,注重脓液是否能顺利排出,加强对病情顺逆的判断。治则上除清热排脓外,后期依据其邪正盛衰的程度决定辨证用药中扶正的强度,扶正不可一味以益气养阴之药物纯补,以免闭门留寇,邪气死灰复燃。

三、验案举隅

验案(程亦成医案,1973 年)

曹某,男,42 岁,阳湖朱村农民。1973 年 5 月 14 日初诊,上午测体温 38.2℃(口腔)。宿有肺结核病,已治愈多年,未再复发。今头痛身楚,恶寒发热,面色晦暗,咳嗽痰稠,胸次不舒,右胁牵痛,口干喜热欲,苔白,脉数。已经 4 日。证属风邪上受,卫分之邪未罢,肺壅阻已现,兼有湿热互蒸于里,防成内痈。亟以解表清肺,化痰祛湿。处方:银花 12g,连翘 6g,黄芩 5g,桑叶 9g,杭菊 9g,薄荷 3g,杏仁 9g,瓜蒌皮 5g,冬瓜子 12g,炒大力子 5g,藿香梗 9g。2 剂。

5 月 16 日二诊:上午体温 37.8℃(口腔)。昨夜小汗出,身热略见减退,周身尚感违和。咳嗽,痰腥臭,色灰白而稠浓,右胁仍痛。表邪未尽,内痈已成,再拟清热排脓为主。处方:银花 15g,连翘 9g,黄芩 9g,鱼腥草 15g,瓜蒌皮 9g,甘草 3g,桔梗 5g,杏仁 9g,桑叶 9g,菊花 9g。2 剂(日夜各 1 剂)。附血象检查:白细胞 12×10^9/L,中性粒细胞百分比 80%,淋巴细胞百分比 16％，嗜酸性粒细胞百分比 4％，血沉（红细胞沉降率）70mm/h。X 线摄片（右胸部）报告：右肺上叶除尖部外几乎满布絮状大片密度增高阴影，中心溶解，多腔，且有液平，最高液面 6cm。上、中肺叶间胸膜呈一长条边缘模糊阴影。临床诊断为急性肺脓疡。

5 月 17 日三诊：上午体温 37℃（口腔）。热已退，脉转缓，痰臭量多，大便两日未解。处方：上方去桑叶、菊花；加干苇茎 9g，桃仁 6g，冬瓜子 30g，生苡仁 15g。2 剂。

5 月 19 日四诊：上午体温 36.8℃（口腔）。略思进食，痰臭减轻，量亦减少。处方：黄芩 9g，连翘 9g，银花 18g，甘草 3g，鱼腥草 18g，桔梗 5g，生苡仁 18g，冬瓜子 30g，桃仁 6g，干苇茎 9g，瓜蒌皮 9g，海浮石 9g。2 剂。附血象检查：白细胞 $14×10^9$/L，中性粒细胞百分比 79％，淋巴细胞百分比 21％。

5 月 21 日五诊：思食，痰尚稠浓，已无臭气。处方：上方去海浮石，加丹参 9g。3 剂。

5 月 24 日六诊：数日来体温正常，咳嗽未平，痰渐减少，纳谷增加，面黄头晕，盗汗，舌苔黄白相兼，虽见虚象，不宜过早补益，以防复燃。处方：杏仁 9g，瓜蒌皮 6g，海蛤壳 9g，冬瓜子 12g，丝瓜络 6g，桃仁 3g，丹参 9g，法夏 3g，百部 5g，紫菀 5g，冬花 5g。3 剂。

5 月 28 日七诊：咳减痰清，纳谷日增，苔白、舌质淡红，头晕乏力，夜寐仍有汗出。处方：丹参 12g，当归 6g，黄芩 12g，杏仁 9g，海蛤壳 9g，冬瓜子 12g，生苡仁 12g，党参 6g，茯苓 9g，红花 2.5g，蒸百部 5g。4 剂。

6 月 1 日八诊：昨日痰中夹有少量血丝，余症日渐好转，脉静。气血已见来复，毋庸更张。处方：上方去红花。加白及 9g、旱莲草 9g、生谷芽 9g。4 剂。

6 月 5 日九诊：痰血已止，微咳。纳谷增加，尚未恢复正常。处方：丹参 12g，当归 9g，黄芩 12g，炒白术 6g，茯苓 9g，甘草 3g，杏仁 9g，丝瓜络 6g，南沙参 6g，白及 9g，桔梗 5g，冬瓜子 12g，生谷芽 9g。4 剂。

6 月 9 日十诊：证平。上方去丝瓜络，加川贝 6g。4 剂。

6 月 13 日十一诊：右胁偶有刺痛，咳平，苔白，瘀未净也。处方：丹参 12g，当归 9g，黄芪 15g，炒白术 5g，白及 9g，茯苓 9g，桃仁 2.5g，南沙参 9g，冬瓜子 12g，怀山药 15g，甘草 2.5g。4 剂。

6 月 16 日十二诊：饮食已恢复七八，面色渐有红润，日来稍有咳嗽。处方：当归 9g，黄芪 15g，茯苓 9g，丹参 12g，南沙参 9g，炒白术 9g，甘草 3g，白及 9g，红花 3g，杏仁 9g，紫菀 5g。5 剂。

6月26日X线摄片复查：原右肺上叶密度增高阴影绝大部分已经消失，仅有散在索条状可见，残腔直径仅2cm，未见液平面，横裂呈细线状。至此，患者自觉症状完全消失，共服中药43剂，未用过任何西药。后改用丸剂缓缓调理。于7月25日第三次X线摄片检查：右肺上叶仅见索条状密度增高边缘清晰影，原残腔直径缩小至约1cm，周边锐利。自觉无不适感，饮食、精神、面色都日益好转，再服丸剂1料。翌年4月17日来院胸透复查，右肺上叶索条状阴影边缘清晰。1978年4月18日再来院X线胸片复查：右肺门外上方少量条索样阴影。

按： 患者初诊时已是肺痈成痈（未破溃）期而表证尚未全解，故胸次不舒，胁痛，发热伴恶寒。时逢初夏，田间操作，不免兼感温邪，口干喜热欲，苔白是其征也。方中加力薄之藿香梗，取其宽胸化湿。大凡急性热病，见面色晦暗多重多逆，为邪气来势凶猛，迅速入里，充斥内外，显示有内闭之兆。如处理不当，亦可并见外脱。应在苦寒折热药中，加少量辛香宣透之品，使受挫之邪有退去之路，常可转逆为顺。二诊已见脓痰，有脓必排，加鱼腥草、桔梗、甘草（桔梗、甘草二味为《金匮要略》桔梗汤，治肺痈）助其排脓，日服两剂以加速排脓清热。三诊热退，说明邪有退去之势。四诊时痰臭已减，并已思食，思食是胃气苏醒表现，佳象也。鱼腥草、银花等逐渐加重药量，是防其病之耐药性，非为白细胞未恢复正常而增。七诊以后，邪去正虚，改用归、芪补养气血，丹参、红花活血化瘀，白及止血生肌，川贝、沙参、山药养肺胃之阴，以调理善后。实践初步证明本病后期扶正配合化瘀，可加速疾病痊愈。但必须指出，本例之所以能得到真正的治愈、比较满意的效果，与X线检查配合是分不开的。过去中医都以肺痈患者临床症状消失，表面上以身体复原为治愈标准。但有部分患者，后又反复吐脓痰，经X线检查脓腔依然存在，说明原来并未治愈，迁延日久，转成慢性。这证明中医应用现代科学来指导实践是很有必要的。

第六节 肺 痨

肺痨是一种由于感染痨虫，侵蚀肺脏所致的具有传染性的慢性消耗性疾病，以咳嗽、咯血、潮热、盗汗及身体逐渐消瘦等症状为主要临床表现。古时所称"尸疰""劳疰""虫疰"，以及"劳嗽""急痨""疳痨"等，皆为肺痨之别称。

一、病证认识

《黄帝内经》曾对肺痨的临床特点有过较为详细的记载，如《素问·玉机真脏论》说："大骨枯槁，大肉陷下，胸中气满，喘息不便，内痛引肩项，身热，脱肉破䐃……肩髓内消。"《灵枢·玉版》云："咳，脱形身热，脉小以疾。"汉代张仲景《金匮要略·血痹虚劳病脉证并治》叙述了本病及其并发症，指出"若肠鸣、马刀侠瘿者，皆为劳得之"。后世《中藏经》《肘后备急方》对于肺痨的传染性有了一定认知，但对于其病因的认识没有太大发展。唐代孙思邈《备急千金要方》把"尸注"列入肺脏病篇，明确病位主要在肺。宋代许叔微《普济本事方·诸虫飞尸鬼疰》言："肺虫居肺叶之内，蚀人肺系，故成瘵疾，咯血声嘶。"明确指出本病的病因为"肺虫"，病位在肺。到了元代，《丹溪心法·劳瘵》："盖劳之由，因人之壮年，气血完聚，精液充满之际，不能保养性命，酒色是贪，日夜耽嗜，无有休息，以致耗散真元，虚败精液……"认为体虚也是肺痨疾病产生的重要因素，并提出肺痨病机是"劳瘵主乎阴虚"，这是对肺痨病机认识的一大进步。明代龚廷贤在《寿世保元·劳瘵》中则进一步作出详细的病机介绍："夫阴虚火动，劳瘵之疾，盖由相火上乘肺金而成之也。伤其精则阴虚而火动，耗其血则火亢而金亏。"肺痨具有强烈传染性，《古今医统大全》提出其传染途径可经过接触肺痨患者使用的器物而感染："然而气虚血痿，最不可入痨瘵之门，吊丧问疾，衣服器用中，皆能乘虚而染触。"

痨为虚劳之病，气血阴阳失衡。痨虫外感是其病因，体虚劳倦，肺脾肾功能失衡是其内因，感染痨病，肺先受侵，可见咳嗽咯血，日久可见子病及母，纳食不香，兼以气血失衡，形成恶性循环。

二、论治特色

1. 止血不留瘀，兼以清热解毒（咳血期）　肺痨咳血甚者，气随血脱，气血大伤，当先止其血，但不可过于收涩，肺痨之咳血，多为离经之血，恐成瘀象，瘀血不去，血不归经，复加重咳血，故当止血不留瘀，再以清热解毒、抗痨杀虫药物。

2. 润肺理气、健中养胃（缓解期）　痨之初起，气血充实，津液完足，但病家自损，房劳不节，饮食失衡，或医家不查，妄投参、芪之类，或大寒药物，以致虚其气，耗其血，气力全无，殒命岂非速矣？病至后期，此病多以肺气耗损，气机失调，病邪逐渐深入，而脾为肺之母，肺痨日久，子病及母，脾气亦虚，气血生化乏源，亦加重病情。故治疗以养肺理气为主，又因肺痨为虚劳之病，耗损精血，治疗中又以健中养血为要。

三、验案举隅

验案一（程雁宾医案，1956年）

江某某，女，24岁，1956年6月16日初诊，咳血数载，咳呛不已，形体消瘦，寒热作于午后，盗汗嗌干，脉弱而促，行动气急，右卧则咳，月事不行，阴虚肺损已成瘵矣，即所谓结核性肺病也。予：海蛤壳3钱，北条参2钱，炒白芍1钱2分，款冬花1钱5分，青蒿1钱5分，枇杷叶1片，丝瓜络1钱5分，野茯神3钱，野百合2钱，谷芽3钱。

按：此患肺病已久，肺气失和，当以海蛤壳、枇杷叶宣降肺气；病家咳血数年，阴血已亏，精气耗伤，虽有失血，当以先补无形之精气，务以益气养阴为主，万不可妄投补火助阳之补药，唯北条参、野茯神、谷芽以实脾土而生肺金；病家阴血亏之甚矣，已见寒热之象，青蒿直入血分，《食疗本草》："益气，长发，能轻身补中，不老明目，煞风毒……治骨蒸。"病家津液亏虚，兼以中焦不行，岂能无痰？当以润肺化痰，故用丝瓜络、野百合之类，而白芍酸甘敛阴，恐阴亏于内而木火亢于外，兼有消散阴火之意。

验案二（程亦成医案，1980年）

王某某，女，48岁。因患肺结核，于1个月前开始痰中带有鲜血，曾用中药汤剂及西药针剂止血药物均不效。投以"白黄四味散"服用：白及4份，生大黄3份，儿茶2份，白矾1份，共研细末，每服1g，每日4次，5日后血即止。

按："白黄四味散"为程亦成自拟方，用于治疗肺结核、支气管扩张咯血皆能收到良好效果。白及、儿茶、白矾收敛止血，生大黄祛瘀止血而不留瘀。朱丹溪云："大黄苦寒善泄，仲景用之泻心汤者，正因少阴经不足，本经之阳亢甚无辅，以致阴血妄行飞越。故用大黄泻去亢甚之火，使之平和，则血归经而自安。"

第七节　肺　　胀

肺胀是指多种慢性肺系疾病反复发作，迁延不愈，导致肺气胀满、不能敛降的病证。临床以胸部膨满、咳嗽咳痰、喘息气促、憋闷如塞，或唇甲发绀、心悸、浮肿为主要表现。其病程缠绵，时轻时重，经久难愈，严重者可出现神昏、痉厥、出血、喘脱等危重证候。

一、病证认识

肺胀之名首见于《黄帝内经》，如《灵枢·胀论》云："肺胀者，虚满而喘咳。"《灵枢·经脉》亦云："肺手太阴之脉……是动则病，肺胀满，膨膨而喘咳。"指出了本病的病机及证候表现。汉代张仲景《金匮要略·肺痿肺痈咳嗽上气病脉证治》云："肺胀，咳而上气，烦躁而喘，脉浮者，心下有水，小青龙加石膏汤主之。"隋代巢元方认为，肺胀的发病机制是"肺虚为微寒所伤则咳嗽，嗽则气还于肺间则肺胀，肺胀则气逆，而肺本虚，气为不足，复为邪所乘，壅痞不能宣畅，故咳逆短气也"。唐代孙思邈认为肺实热也可引起肺胀："右手寸口气口以前脉阴实者，手太阴经也。病苦肺胀，汗出若露，上气喘逆，咽中塞，如欲呕状，名曰肺实热也。"《丹溪心法·咳嗽》说："肺胀而嗽，或左或右，不得眠，此痰挟瘀血碍气而病。"提示肺胀的发生与痰瘀互结，阻碍肺气有关。清代张璐《张氏医通》认为肺胀以"实证居多"，而清代李用粹《证治汇补·咳嗽》中把肺胀的辨证施治分虚实两端："气散而胀者宜补肺，气逆而胀者宜降气，当参虚实而施治。"

肺胀其本为久病肺虚，外遇邪气，壅塞肺络，咳而上逆，甚则不得卧。久病肺虚，痰浊潴留，而致肺不敛降，气还肺间，肺气胀满，每因复感外邪诱使病情发作或加剧。病理因素主要为痰浊、水饮与血瘀互为影响和转化。

二、论治特色

1. 清金理气，兼以祛邪　肺气失调则发为喘，治当清金降气，急性发作期理肺的同时兼以疏风散邪、温肺化饮，临床多用麻黄。但若病家外寒不显，麻黄不可用量过大，可以象贝、橘红代之。

2. 宣降气机，痰饮自消　肺气失宣，易生痰湿，若病家合并痰饮、水肿，仍以调理肺气为主，佐以治脾。《金匮要略》云"病痰饮者，当以温药和之"，故治当振奋阳气，苦温化痰，培土生金，气机得顺，则水湿自行，肿自消也。

3. 治病求本，养阴为主　肺脾肾亏虚为肺胀发生之根本，痰饮水湿为肺胀反复发作之宿根，所以在平喘固本的同时，兼以治其标，其固本之药多从肺脾论治，但以滋阴为主。盖肺为娇脏，水之上源，当以润为先，治疗多选润肺止咳药物，如百部、紫菀、杏仁等，结合久病入络观点，酌加通络化痰药物，如丝瓜络等。

三、验案举隅

验案一（程亦成医案，1956年）

赵某某，女，43岁，1956年1月16日初诊，向有喘咳，近月来感受风邪，呼吸为之不利，仅能俯坐，痰白，头面及两跗皆肿，小水（即小便）短少，不能纳谷，脉微，苔白腻，肺气壅闭已极，有窒息之虞，拟方希酌服。麻黄5分，橘红1钱5分，车前子1钱5分，杏仁3钱，带皮苓3钱，泽泻1钱5分，象贝2钱，款冬花1钱5分，鹅管石8分，海蛤壳2钱，旋覆花1钱5分。

按：此患者内有肺疾，寒月受邪，喘促不能卧，肺气不能敛降，当先麻黄解其表，《古今医统大全·喘证门》指出"是小便之行，由于肺气之降下而输化也。若肺受邪而上喘，则失降下之令，故小便渐短，以致水溢皮肤而生肿满，此则喘为本而肿为标，故当清金降气为主，而行水次之……若脾土受伤而不能制水，则水湿妄行，浸渍肌肉，水既上溢，则邪反侵，肺气不得降而主喘矣。此则胀为本而喘为标，治当实水为主而清金次之。"病家有窒息之虞，合并水肿，故予杏仁、象贝、款冬花、海蛤壳、旋覆花清金降气，并以橘红、带皮苓健脾渗湿，资后天之本，上输心肺以生宗气，加泽泻、车前子利小便以消水肿。

验案二（程亦成医案，1956年）

汪某某，男，25岁，1956年1月17日初诊，今秋病后体元未复，月前感风而咳，近来面浮跗肿，呼吸困难，面色黄晦，此痰湿阻于肺络，肺气失宣，有壅闭之虞。

南杏仁3钱，带皮苓3钱，蒸百部8分，薄橘红1钱5分，生苡仁3钱，海蛤壳2钱，丝瓜络2钱，炒夏曲2钱，象贝母1钱5分，桑白皮6分，旋覆花2钱，炒冬瓜皮2钱，款冬花1钱2分，蒸紫菀8分，麻黄2分。

复诊，廿日浮肿已退大半，咳亦减；廿四日咳减、肿未退清，上方去苡仁、冬瓜皮。

按：素有旧病，今又感寒，肺气失宣，宣肺之法与前相同。但患家面色黄晦，可见脾虚，又见水肿，治湿者先取阳明，健运中土而运水湿，故用橘红、苡仁、夏曲。叶天士云"初病在经，久病入络，以经主气，络主血"，故久病者多络气不和，又患者痰湿较重，阻于肺络，故用冬瓜皮、丝瓜络通络除湿，恢复肺络通行血气之功。

第二章 心系病证

第一节 心 悸

心悸是指患者自觉心中悸动不安，甚则不能自主的一种病证。常呈发作性，临床多伴有胸闷、健忘、失眠等症状，可分为惊悸和怔忡，其中病情较轻者为惊悸，病情较重者为怔忡，可呈持续性。《黄帝内经》虽无心悸或惊悸、怔忡之病名，但已有对心悸脉象变化认识的记载，如《素问·三部九候论》说："参伍不调者病。"并且已经认识到心悸时脉象变化与疾病严重程度及预后的关系，如《素问·平人气象论》说："脉绝不至曰死，乍疏乍数曰死。"心悸病名，首见于汉代张仲景的《金匮要略》和《伤寒论》，称之为"惊悸""心下悸""心中悸"及"心动悸"等。而对于惊悸和怔忡的区别，明代医家已有深刻认识，如《医学正传·惊悸怔忡健忘证》曰："怔忡者，心中惕惕然动摇而得是安静，无时而作者是也；惊悸者，蓦然而跳跃惊动，而有欲厥之状，有时而作者是也。"

一、病证认识

《黄帝内经》已认识到心脉不通、复感外邪、突受惊恐及宗气外泄等可致心悸，如《素问·痹论》云："脉痹不已，复感于邪，内舍于心……心痹者，脉不通。"《素问·举痛论》云："惊则心无所倚，神无所归，虑无所定，故气乱矣。"《素问·平人气象论》曰："乳之下，其动应衣，宗气泄也。"到了汉代，张仲景《金匮要略·惊悸吐衄下血胸满瘀血病脉证治》有"寸口脉动而弱，动则为惊，弱则为悸"的论述，并提出炙甘草汤为治疗心悸的常用方剂。成无己《伤寒明理论》认为气虚、痰饮是心悸的主要病机："其气虚者，由阳气内弱，心下空虚，正气内动而为悸也；其停饮者，由水停心下，心为火而恶水，水既内停，心不自安，则为悸也。"《丹溪心法·惊悸怔忡》认为心悸的病机为虚与痰："惊悸者血虚，惊悸有时，以朱砂安神丸""怔忡者血虚，怔忡无时，血少者多，有思虑便动属虚，时作时止者，痰因火动"。《景岳全书·怔忡惊恐》亦认为怔忡由阴虚劳损所致，且"虚微者动亦微，虚甚者动亦甚"。清代王清任《医林改错》提出瘀血内阻导致心悸怔忡,用血府逐瘀汤疗效显著。

体质虚弱、感受外邪、情志所伤、饮食失调、劳欲过度等,以致气血阴阳亏损,心失所养;或痰、饮、瘀等邪阻滞心脉,邪扰心神,而致心神不宁。如徐春甫在《古今医统大全·惊悸门》中指出:"人之所主者心,心之所主者血。心血一亏,神气不守,此惊悸之所肇端也。惊者恐也,悸者怖也,血不足则神不守,神不守则惊恐悸怖之证作矣。"程钟龄在《医学心悟·惊悸》中说:"心忪也,惕惕然跳动也。有气虚者,有汗下过多损津液者,有水气者,当按兼症施治可也。"而实证同样可以导致心悸,如吴澄《不居集》:"心者,身之主,神之舍也。心血不足,多为痰火扰动。"

二、论治特色

1. **善用补脾养心治疗心血不足证** 如患者出现心悸气短,健忘失眠,体倦乏力,纳呆,舌淡红,脉细弱等表现,当属心血亏耗,心失所养,治宜补血养心,益气安神。用方可参考汪昂《医方集解》中"治心虚血少,神气不宁,怔忡惊悸"之养心汤(黄芪、茯苓、茯神、当归、川芎、半夏曲、甘草、柏子仁、酸枣仁、远志、五味子、人参、肉桂)。方中人参、黄芪补心气,川芎、当归养心血,二茯、远志、柏子仁、酸枣仁泄心热、宁心神,五味子收神气之散越,半夏曲去扰心之痰涎,甘草补土以培心,肉桂引药以入心经,润以滋之,温以补之,酸以敛之,香以舒之,则心得其养矣。纳呆腹胀,加陈皮、谷芽、麦芽、神曲、山楂、鸡内金健脾助运;失眠多梦,加合欢皮、夜交藤、莲子心等养心安神;乏力、气短、神疲者,重用人参、黄芪、白术、甘草。本证亦可用《医方集解》中归脾汤(人参、白术、茯神、枣仁、炒龙眼肉、黄芪、当归、远志、木香、甘草)。

2. **善用清热化痰,宁心安神治疗痰火扰心证** 如患者心悸时伴有胸闷烦躁,夜寐难安,口干苦,大便秘结,小便短赤,舌红,苔黄腻,脉弦滑,当属痰浊停聚,郁久化火,痰火扰心,治宜清热化痰,宁心安神。本证可用汪昂《医方集解》中温胆汤(陈皮、半夏、茯苓、甘草、枳实、竹茹)加减,方中半夏、陈皮、茯苓、枳实、甘草健脾化痰,理气和胃,竹茹清心降火化痰。如痰热郁结,大便秘结者,加生大黄;心悸重者,加珍珠母、石决明、磁石重镇安神;火郁伤阴,加麦冬、玉竹、天冬、生地养阴清热。

3. **善用滋阴清火,养心安神治疗阴虚火旺证** 如患者心悸易惊,五心烦热,夜寐难安,盗汗,急躁易怒,舌红少津,苔少或无,脉象细数,当属肝肾阴虚，心火内动，扰动心神，治宜滋阴清火，养心安神。用方可参考《医方考》中治"梦中惊悸者，心血虚而火袭之也"之朱砂安神丸（朱砂、黄连、生地黄、炙甘草、当归）。方中朱砂之重，可使安神；黄连之苦，可使泻火；生地之凉，可使清热；当归之辛，可使养血；炙甘草者，一可缓其炎炎之焰，一可养气而生神也。故适用于阴血不足、虚火亢盛、惊悸怔忡、心神烦乱、失眠多梦等证。肾阴亏虚，虚火妄动，遗精腰酸者，加龟板、熟地、知母、黄柏，或加服知柏地黄丸；阴虚兼有瘀热者，加赤芍、丹皮、桃仁、红花等清热凉血，活血化瘀；阴虚而火热不明显者，可单用天王补心丹。

三、验案举隅

验案一（程亦成医案，1968 年）

赵某某，女，46 岁，1968 年 10 月 4 日初诊，头晕心悸，脘中不适，纳衰不思进食，夜寐亦差。临证治以健脾理气，养血安神。拟方：茯神 3 钱，怀山药 3 钱，菊花炭 1 钱 5 分，炒枣仁 2 钱，丹参 1 钱，川芎 8 分，柏子仁 3 钱，炒夏曲 1 钱 5 分，广皮 1 钱 5 分，炒谷芽 3 钱，广木香 6 分，炒冬瓜子 3 钱。

按：本患者辨证为心脾两虚，治宜补益心脾，方中山药益气健脾，以资气血生化之源；陈皮、谷芽健脾助运；木香理气醒脾，使补而不滞；茯神、川芎、丹参、酸枣仁宁心安神。

验案二（程晓昱医案，2020 年）

马某某，女，76 岁，2020 年 6 月 12 日初诊。主诉：心悸胸闷伴双下肢水肿 1 月余，现症见：心悸胸闷，劳累后加重，伴双下肢水肿，纳差，口干不欲饮，夜寐欠佳，小便较少，大便正常，已绝经。舌淡苔白滑，脉沉细。诊为心悸，拟温补脾肾、活血通络治疗。瓜蒌皮 20g，瓜蒌子 20g，茯苓 10g，狗脊 10g，白术 10g，车前子 10g，瞿麦 10g，枳壳 10g，桔梗 10g，山药 20g，丹参 10g，茯神 10g。水煎服，7 剂（一日一剂，2 次分服）。

二诊：2020 年 6 月 19 日，患者心悸、胸闷较前好转，双下肢水肿较前稍改善，纳食较前改善，口干不欲饮，夜寐一般，小便较少，大便正常。舌淡苔白滑，脉沉细。患者症状较前好转，但水饮内阻，津不上承，饮无去路，拟上方加厚朴 12g、薏苡仁 10g，以加强行气利水之力。水煎服，7 剂（一日一剂，2 次分服）。

三诊：2020 年 6 月 26 日，患者心悸胸闷较前好转，双下肢水肿较前有所改善，纳食一般，夜寐尚可，小便较前稍增多，大便正常。舌淡苔白，脉沉细。患者诸症好转，拟二诊方加猪苓 10g 利水道、消水肿。水煎服，7 剂（一日一剂，2 次分服）。

按：患者老年女性，脾肾渐虚，肾阳虚不能化水，脾阳虚失于化生及转运水液，水饮内停，上凌于心，故有心悸、睡眠欠佳；气机不利，则有胸闷；水津不布，则口干不欲饮，双下肢水肿，小便少；脾胃虚弱，则见纳差。结合舌脉辨为"水饮凌心证"。程晓昱认为心悸分为虚实两端，因虚致实，由实转虚，虚实夹杂，且年老脏腑虚弱，脾肾易阳虚，夹饮夹瘀，故立足本证病机，标本兼顾，温补脾肾，行气活血化水。方中茯苓主胸胁逆气，惊悸，可利水渗湿，现代药理表明茯苓中乙酸乙酯组分为其有效利尿成分；瓜蒌皮利气宽胸，研究显示瓜蒌皮能抗动脉粥样硬化、保护血管内皮，改善缺血再灌注损伤，二者共起利水宽中之效。臣以瓜蒌子以助宽胸，白术健脾燥湿，狗脊温补肾气。佐以车前子、瞿麦利水；山药益肾气，健脾胃；枳壳、桔梗调畅上下气机，以助行水；丹参活血化瘀；茯神宁心安神。诸药共奏温补脾肾，行气化水之效。

第二节　胸　痹

胸痹是指以胸部闷痛为主症的一种疾病，轻者仅感胸闷如窒，呼吸欠畅，严重者心痛彻背，背痛彻心，甚则喘息不得卧。

一、病证认识

《黄帝内经》中已有对胸痹的论述，如《素问·缪刺论》称"卒心痛""厥心痛"，《灵枢·五邪》指出："邪在心，则病心痛。"《素问·脏气法时论》亦曰："心病者，胸中痛，胁支满，胁下痛，膺背肩甲间痛，两臂内痛。"对于胸痹重症者，《黄帝内经》亦有论述，如《灵枢·厥病》把心痛严重并迅速造成死亡者，称为"真心痛"，谓："真心痛，手足清至节，心痛甚，且发夕死，夕发旦死。"汉代张仲景《金匮要略》正式提出"胸痹"名称，并设专篇讨论，如《金匮要略·胸痹心痛短气病脉证治》曰："胸痹之病，喘息咳唾，胸背痛，短气，寸口脉沉而迟，关上小紧数""胸痹不得卧，心痛彻背"。且把病因病机归纳为"阳微阴弦"，即上焦阳气不足，下焦阴寒气盛，并辨证论治，制定了瓜蒌薤白白酒汤等 10 首方剂，以取温通散寒、宣痹化湿之效。宋金元时期有关胸痹的论述更多，治疗方法也十分丰富。如《圣济总录·胸痹门》有"胸痛者，胸痹痛之类也……胸膺两乳间刺痛，甚则引背胛，或彻背膂"的症状记载。《太平圣惠方》将心痛、胸痹并列。在"治卒心痛诸方""治久心痛诸方""治胸痹诸方"等篇中，收集治疗本病的方剂甚丰，观其制方，芳香、温通、辛散之品，每与益气、养血、滋阴、温阳之品相互为用，标本兼顾，丰富了胸痹的治疗内容。迨至明清时期，对胸痹的认识有了进一步提高，如《玉机微义·心痛》揭示胸痹不仅有实证，亦有虚证，补前人之未备。尤为突出的是，对心痛与胃脘痛进行了明确的鉴别。

综上所述，胸痹的出现不仅与寒邪内侵、饮食失调、情志失节等因素有关，劳倦内伤、年迈体虚亦是重要的发病原因。寒凝、血瘀、气滞、痰浊，痹阻胸阳，阻滞心脉，使心脉失养是胸痹的主要病因病机。

二、论治特色

善用理气活血治疗瘀阻脉络证　胸痹的主要病机为心脉痹阻，心主血脉，肺主治节，两者相互协调，气血运行自畅。心病不能推动血脉，肺气治节失司，则血行瘀滞；肝病疏泄失职，气郁血滞。故胸痹病位在心，与肝肺等脏密切相关。多见胸痛固定不移，入夜为甚，甚则心痛彻背，背痛彻心，舌质紫暗，苔薄白，脉弦涩。方选叶天士《临证指南医案》中治"痛久入血络，胸痹引痛"之桃仁延胡方（炒桃仁、延胡索、川楝子、木防己、川桂枝、青葱管）。方中桃仁、延胡索活血止痛，川楝子理气止痛，木防己祛风止痛，桂枝、青葱管温通络脉。

三、验案举隅

验案一（程晓昱医案，2020 年）

徐某某，男，67 岁，2020 年 6 月 30 日初诊，主诉：反复胸痛胸闷 20 余年，伴头晕头痛 9 天。胸痛，痛如针刺，休息后稍缓解，偶见胸闷，头晕头昏，纳差，夜寐欠佳，二便正常。舌暗淡苔薄腻，脉沉涩。心电图：①窦性心律；② ST 段改变。拟桃仁红花煎合天麻钩藤饮加减。桃仁 10g，红花 10g，丹参 20g，葛根 30g，天麻 20g，钩藤[后下] 15g，烫狗脊 10g，瓜蒌 25g，川芎 6g，蝉蜕 10g，炒僵蚕 10g，山药 20g，浙贝母 15g。水煎服，14 剂（一日一剂，2 次分服）。

二诊：2020 年 7 月 14 日，患者自觉症状明显好转，偶见眩晕，气短，动则尤甚，夜寐可，二便正常。舌暗淡苔薄白，脉沉细。上方加酒乌梢蛇 6g，绞股蓝 15g，灵芝 15g。水煎服，21 剂。患者久病体虚，瘀血内阻，加酒乌梢蛇活络兼能补脾；绞股蓝、灵芝重在扶正益气养阴，全方共奏补气养阴，活血化瘀之效。

患者连续用药 21 剂，病情稳定，无不适症状发生。

按：患者为老年人，病程长，血脉瘀阻于心，故胸痛，痛如针刺，夜不能安；瘀血内阻于中焦，清阳不升则见头晕头昏，纳差。舌暗淡苔腻、脉沉涩均为血瘀痰结之象。方中用桃仁、红花、丹参、葛根、川芎理气活血化瘀；古人谓"无痰不作眩"，故用瓜蒌、浙贝母奏理气化痰之效；痰瘀日久化热引动肝风，故用天麻、钩藤清热平肝息风；蝉蜕、僵蚕疏通经络，祛风止痛，化痰散结；并用山药、烫狗脊益气养阴，补益肝肾，顾护脾胃。久病入络，程氏认为血肉有情之品如僵蚕、蝉蜕、蜈蚣、乌梢蛇、水蛭等虫类药物飞灵走窜，通达经络，可搜剔络中瘀血，现代药理研究发现僵蚕、蝉蜕等具有抗癌、抗凝、抗心肌缺血及抗动脉硬化等作用；同时要重视胃气，程氏常用山药、谷芽、麦芽、大枣、石斛、白术等药食同源之品。

验案二（程晓昱医案，2019 年）

王某某，女，52 岁，2019 年 10 月 16 日初诊。主诉：胸闷心慌 1 月余，加重 1 天。胸闷，常感心慌不适，头晕，颈部僵硬不适，烦躁易怒，口干，夜寐差，饮食尚可，小便正常，大便干燥，51 岁绝经。舌质暗红，苔白腻，舌边有瘀点，舌下络脉迂曲，脉弦涩。心电图示：窦性心律不齐。拟活血通络、理气安神之法。瓜蒌皮 30g，川楝子 10g，佛手 10g，川芎 6g，丹参 25g，当归 10g，乌梢蛇 6g，葛根 20g，合欢皮 10g，浮小麦 30g，茯神 10g，枳壳 12g，栀子 10g，姜厚朴 12g，大黄 5g，桔梗 10g，山药 20g，川牛膝 12g，炙甘草 6g。7 剂（颗粒剂），每日 1 剂。服用方法：200ml 左右开水冲，早晚分服。

二诊：2019 年 10 月 24 日，患者心慌、胸闷、夜寐差等症状减轻，纳食尚可，大便仍干燥，舌质暗红、苔薄黄，舌边有瘀点，舌下络脉迂曲，脉弦涩。患者舌苔由白转黄，大便仍干燥，故上方加苦参 6g、蒲公英 30g、野菊花 15g 清热泻火解毒，以奏釜底抽薪之效。10 剂（颗粒剂），每日 1 剂。

三诊：2019 年 11 月 5 日，患者心慌、胸闷、睡眠差等症状明显减轻，颈部僵硬不适未见好转，大便稀溏，每日 3~4 次，味臭。舌质暗红、苔薄黄，舌边有瘀点，舌下络脉迂曲。拟方如下：瓜蒌皮 20g，川楝子 10g，佛手 10g，川芎 6g，丹参 20g，当归 10g，乌梢蛇 6g，葛根 20g，合欢皮 10g，浮小麦 30g，茯神 10g，枳壳 12g，栀子 10g，姜厚朴 12g，大黄 5g，桔梗 10g，山药 20g，川牛膝 12g，炙甘草 6g，蒲公英 30g，野菊花 15g，僵蚕 10g，黄芩 10g，砂仁 3g。14 剂（颗粒剂），每日 1 剂。患者心慌、胸闷、睡眠差症状明显减轻，故瓜蒌皮、丹参减量，颈部僵硬未见改善，故上方加僵蚕增加活血通络之效；大便稀溏次数多，味臭，提示内有湿热，故加砂仁、黄芩清热祛湿、止泻。

按：患者以胸闷心慌为主症，故诊为胸痹。血脉瘀阻，胸阳不畅，不能上养清窍，故头晕，颈部僵硬不适；患者为更年期女性，心肾不交，心神失养，故情志易怒，夜寐差；肾阴亏虚故口干。结合舌脉，此乃虚实夹杂，气滞血瘀兼痰湿型。上方瓜蒌皮具有宽胸散结，清热涤痰功效，又善宽胸利气以开痹，为治胸痹之要药，是为君药。现代药理作用显示其有扩张微血管、增加冠状动脉血流量、保护心肌缺血及降低血清胆固醇等多种活性。川楝子、佛手疏肝理气而不伤阴，为臣药，亦体现了程氏内科"双心治疗"思想。川芎活血行气，祛风止痛，上行颠顶，下走血海，旁通四肢，为"血中之气药"，可以改善患者心脉瘀阻、胸痛等血瘀气滞症状，与丹参共为佐药。川芎的现代药理作用有抗血小板聚集、清除氧自由基、扩血管等，其中川芎嗪可通过改善心肌收缩力，有效降低发生心肌缺血的可能性。当归补血活血，止痛；乌梢蛇为血肉有形之品，具有良好的活血止痛功效；葛根生津止渴，通经络，能改善患者口干、颈部僵硬症状；浮小麦、合欢皮、茯神养心安神；枳壳宽胸理气；栀子清心火；厚朴、山药健运脾胃，固护中焦；大黄使邪从大便去；方中加入桔梗，以引药上行，如《神农本草经》所说主"胸胁痛如刀刺……惊恐悸气"；川牛膝引血下行；甘草调和诸药。

第三节 不 寐

不寐是以时常不能获得正常睡眠为主要临床表现的一类病证。具体表现有睡眠时间短、睡眠深度不足、寐而不酣、时寐时醒，甚则彻夜不寐等。影响人们的工作、学习和生活，长期、严重的不寐会导致很多健康问题。

一、病证认识

不寐在《黄帝内经》中称为"不得卧""目不瞑"，如《素问·逆调论》："阳明逆，不得从其道，故不得卧也。《下经》曰：胃不和则卧不安，此之谓也。"汉代张仲景将其病因分为外感和内伤两类，提出"虚劳虚烦不得眠"的论述。《景岳全书·不寐》将不寐病机概括为有邪、无邪两种类型："不寐证虽病有不一，然唯知邪正二字，则尽之矣。盖寐本乎阴，神其主也，神安则寐，神不安则不寐。其所以不安者，一由邪气之扰，一由营气之不足耳。有邪者多实证，无邪者皆虚证。"明代李中梓结合自己的临床经验对不寐证的病因及治疗提出了卓有见识的论述："不寐之故，大约有五：一曰气虚，六君子汤加酸枣仁、黄芪；一曰阴虚，血少心烦，酸枣仁一两，生地黄五钱、米二合，煮粥食之；一曰痰滞，温胆汤加南星、酸枣仁、雄黄末；一曰水停，轻者六君子汤加菖蒲、远志、苍术，重者控涎丹；一曰胃不和，橘红、甘草、石斛、茯苓、半夏、神曲、山楂之类。大端虽五，虚实寒热，互有不齐，神而明之，存乎其人耳。"明代戴元礼《证治要诀·虚损门》又提出"年高人阳衰不寐"之论，清代《冯氏锦囊秘录》亦提出"壮年肾阴强盛，则睡沉熟而长；老年阴气衰弱，则睡轻微而短"。说明不寐的病因与肾阴盛衰及阳虚有关。

综上所述，饮食不节，情志失常，劳倦、思虑过度及病后、年迈体虚等都是引起不寐的重要因素。

二、论治特色

1. **分经而治**　古代医家认为不寐致病因素多为虚、实、外感及内伤，自仲景起，经后世发展多为补虚泻实、调整阴阳、逐邪安神之法。而《伤寒论》以阳明、少阴可见不寐，程钟龄在《医学心悟·不得眠》中描述："不得眠，阴阳皆有之，其狂乱不得眠者，阳明胃热故也……若初时目痛、鼻干、不得眠者，阳明经病也，葛根汤主之。若蒸热自汗，燥渴脉洪，不得眠者，阳明经腑同病，散漫之热也，白虎加人参汤主之。若潮热自汗，便闭谵语，不得眠者，阳明腑病，结聚之热也，调胃承气汤下之。若伤寒邪气已解，或因食复，遂致烦闷、干呕、口燥、呻吟、不得眠者，以保和汤加芩、连主之……因汗下重亡津液，心蕴虚烦，致不得眠，宜用酸枣仁汤，或真武汤主之。不眠似属寻常，若少阴脉沉细，自利、厥逆、烦躁不得眠者，为难治也。"虽有阳明之病，或经病，或腑病，或经腑同病，治法不同，临床当审而辨之。叶天士曾用丹皮桑叶方（丹皮、半夏、钩藤、桑叶、茯苓、橘红）治"少阳郁火不寐"。

2. **重视精神调养**　《景岳全书·不寐》曰："或无因而偏多妄思，以致终夜不寐，及忽寐忽醒，而为神魂不安等证。"程氏认为现代生活节奏快，工作压力大，饮食不规律，情绪焦躁易怒，或善悲欲哭，久则肝气不舒，心神失养。治疗在养心安神的基础上，注重疏肝和胃，安抚患者情绪，取得他们的信任，往往事半功倍。

三、验案举隅

验案一（程亦成医案，1968年）

姚某某，男性，60岁，1968年9月26日初诊，夜寐汗出，心悸，痰多，脉弦欠平静，舌红。拟温胆法：茯苓3钱、炒枳壳1钱5分、炒竹茹3钱、陈皮1钱5分、炒大力子1钱5分、连翘1钱5分、瓜蒌皮2钱、浮小麦4钱、法半夏8分、生谷芽3钱。

按： 程氏在治疗痰热扰心不寐时，多以温胆法以清热化痰，和中安神，胆为春木，以温为常候，"温胆"并非解除胆寒之意，而是恢复胆的常态，即"温和"之性，以不寒不热为宜，故方中半夏、陈皮为温，竹茹、枳壳、大力子、连翘等为寒，寒温并用，以和胆性；并且方中用茯苓、陈皮、谷芽等健脾理气，以杜生痰之源。

验案二（程亦成医案，1968年）

方某某，女性，37岁，1968年9月初诊，头痛头晕，夜寐欠安，近半月来腹泻、脘胀，不思饮食，脉细，拟理气健脾之剂，处方：茯苓3钱、制香附1钱5分、荷叶2钱、炒神曲3钱、炒白术1钱5分、广皮白1钱5分、川郁金1钱5分、广木香6分、生熟谷芽各3钱、怀山药3钱、炒苡仁3钱。

按： 程氏在治疗心脾两虚之不寐时多以陈皮、茯苓、薏苡仁、谷芽等健脾理气，使气血生化有源；并加疏肝解郁安神之郁金、香附等，使肝气条达舒畅，阴阳调和，夜寐能安，精神乃治。由此可见，程氏在治疗不寐时，无论虚实皆注意顾护脾胃，因脾胃为后天之本，气血生化之源，虚证时健脾使气血生化有源；实证时健脾化湿，以杜生痰之源，使痰清热消，宁心安神。

第四节　心　衰

心衰是以心慌、胸闷、气喘、肢体水肿为主症的一种病证。古代医学文献将该病证散在记载于"心胀""心水""心积""心痹""心咳"等中，如《灵枢·胀论》描述"心胀者，烦心短气，卧不安。"《金匮要略·水气病脉证并治》所言"心水者，其身重而少气，不得卧，烦而躁，其人阴肿。"《难经·五十六难》："心之积，名曰伏梁。起脐上，大如臂，上至心下，久不愈，令人病烦心。"《中医内科学》教材之前多将其归为水肿、心悸、喘证范畴，至近年来开始单归一类专门讨论。该病轻可见气短、不耐劳累，重可见喘逆不可平卧，或肢肿尿少、咳吐痰涎，或胁下痞块、颈脉显露，甚至端坐呼吸，喘悸不休，汗出肢冷等厥脱危象，是多种慢性心系疾病反复发展、迁延不愈的最终归宿。

一、病证认识

历代医家对心衰病因病机的认识逐步深入。《黄帝内经》主要从心病着手讨论，认为病因主要有外感六淫、饮食不节、情绪波动，如《素问·痹论》："风寒湿三气杂至，合而为痹也……脉痹不已，复感于邪，内舍于心。"《素问·五脏生成》："赤脉之至也，喘而坚……名曰心痹，得之外疾，思虑而心虚，故邪从之。"《素问·生气通天论》："味过于咸，大骨气劳，短肌，心气抑。"至东汉时期《伤寒杂病论》对心衰有了进一步看法，如《伤寒论·辨少阴病脉证并治》中提到"少阴病，二三日不已，至四五日，腹痛，小便不利，四肢沉重，疼痛，自下利者，此为有水气，其人或咳，或小便利，或下利，或呕……"指出阳虚水液气化不利而凌心射肺引发心衰之可能。宋代《济生方》认为其他各脏均可导致心病，肾水可致心水，脾亦为要塞，如"肾水不流，脾舍埋塞，是以上为喘呼咳嗽，下为足膝跗肿，面浮腹胀，小便不利，外肾或肿，甚则肌肉崩溃，足胫流水"。

发展至今，心衰的病因病机基本达成一致：本病多因外感六淫、饮食不节、劳倦过度及情志不畅等因素而发病，亦可见先天不足和年老虚衰的患者。本病的基本病机为心之气血阴阳虚衰，脏腑功能失调，心失所养，心血不运，血脉瘀阻，以气虚、阳虚多见。心火乘肺金，心气虚累及肺，则见咳嗽、咳痰，甚者肺水肿；心阳心气受损，母病及子，则脾运化受碍，导致脾阳不振，水饮内停，脾为湿困，表现为脘腹痞满、纳呆，若胃气上逆，可见恶心呕吐；久病及肾，肾不纳气，肾主水功能失调，气化无权，水气凌心，则喘促加重，且有水肿、尿少。总之，心衰的病情多按心气虚、气阴两虚或心阳虚、阴阳两虚发展，最终出现亡阴亡阳证候，病程中多夹杂痰湿、水饮、气滞、血瘀，影响病情进展及预后。

心病可迁延多脏，而肾在心病中的重要地位尤需关注，两者常互相影响。明《慎斋遗书》有"欲补心者须实肾，使肾得升，欲补肾者须宁心，使心得降"之说。心衰初期以心气虚为主，疾病日久，心阳虚衰，病久及肾，使肾之元阳亏耗，阳虚不能鼓舞心阳，或因肾阳亏虚，气化无权，水气凌心，发为心衰，病至后期，本病的关键在于温阳益气、心肾同治，只有阳气充盛，脏腑才能发挥正常生理功能。

二、论治特色

1. 养营培元，治病求本　心衰是多种心脏疾病的最终转归，病程迁延，总有正气不足。新安固本培元，多为气血并调，脾肾双补，慎用攻伐。汪机曾提出"营兼血气，培元益气"观点，七情劳损耗阴，脾胃不足生邪，同时补阴不囿于苦寒，培元不拘于辛散。心衰常有水气内停，却不可妄用攻逐水饮之剂，宜攻补兼施或先补后攻，选用缓下之剂。程氏治疗心衰亦将扶正思想贯穿全程。心衰常见虚实夹杂，气水痰瘀，相兼为患。痰饮水湿为病，祛痰利水之余，考虑邪所来处，脾不布散水精，肾蒸化开阖失司，则运脾、温肾；气滞血瘀胶结者，肝失条达则疏肝气、滋肝阴，水气不化则温肺脾肾之阳而利水，气虚血行无力则健脾补肾益气而推助血循于周身。同时注重扶正不滋腻，用药宜平和，如山药、制麦麸等药食同源之品，健脾益肾，对疾病终末期患者最为适用。

2. 心肾同治　肾与本病关联极为密切，故常心肾同治。心为生之本，五脏六腑之大主；肾为先天之本，寓真阴真阳，为一身阴阳之根，五脏之阴非此不能滋，五脏之阳非此不能发，心肾水火二脏须交通互济，方能达到阴阳平衡。心衰心气不足，心阳衰惫，不能下煦肾阳，日久肾阳亦亏，气化不行，水道不利则尿少；水液代谢之浊物不能排出，潴留于体腔泛溢于肌肤，从而出现水肿。反之，久患肾病，命门火衰，精亏不能生血，火衰则气化不利而无以纳气化水，水饮内停，水气凌心，可致喘逆咳促，心悸怔忡。《杂病证治准绳·悸》有载："若心气不足，肾水凌之，逆上而停心者，必折其逆气，泻其水，补其阳。"心肾不交，上下交损，当治其中，拟方用药时多选温补心肾药物构成基础方，常予真武汤或肾着汤加味强心扶阳、宣痹利水为主，佐以开鬼门、洁净府、去菀陈莝治水三法，再结合外感、饮食不节、劳倦和情志不节等诱因和相关证候及舌脉表现，于水湿、痰饮、瘀血中明确次要矛盾，分别给予利水、化痰、活血治疗。

3. 内外同治　心为脾之母，母病及子，脾阳不振，或有瘀血阻于脾胃，可致脘痞、纳呆，脾胃不承药石，药效大打折扣，药物外治法可避开脾胃关卡，由体表作用于人体，减少胃肠副作用。程氏选择穴位敷贴法，将药物搓丸放置固定于穴位孔窍，一方面药物可经皮肤吸收作用于体内以达药效，另一方面通过穴位刺激以调节脏腑经络气血阴阳。清代名医徐灵胎曾说："用膏贴之，闭塞其气，使药性从毛孔而入其腠理……较之服药尤有力，此至妙之法也。"药物选温阳益气利水的复方真武颗粒/茯苓温肾胶囊

（真武汤加减），选取膻中、心俞、内关、厥阴俞、血海、气海、关元、足三里诸穴合用，共奏调节脏腑气血阴阳之效。

三、验案举隅

验案一（程晓昱医案，2021 年）

周某某，男，55 岁，农民，2021 年 9 月 10 日初诊。主诉：反复心慌 8 年，加重伴气喘 4 个月。8 年前劳作后出现心慌不适，持续 5~10 分钟，休息后自行缓解，后每于劳累后反复发作。4 个月前患者农忙后心慌再次发作，伴气喘，劳累后明显，持续 5~10 分钟，休息后缓解，就诊于当地医院，查心电图提示心房颤动（简称房颤），先后予以稳心颗粒、参松养心颗粒、麝香保心丸、酒石酸美托洛尔等口服，症状未见明显改善。无咳嗽咳痰，无头晕黑矇，无胸闷胸痛，无夜间憋醒，夜间平卧入睡。纳寐可，二便调。既往有高血压史，血压最高 150/80mmHg，未服药。否认冠心病和糖尿病。

查体：血压 140/106mmHg；颈动脉搏动可，颈静脉无怒张，肝颈静脉反流征（−）；心率 124 次 /min，房颤律，各瓣膜听诊区未闻及病理性杂音；双下肢无水肿；舌暗，苔薄，脉细涩。

辅助检查：心脏彩超：①左房及右房增大（左房左右径 × 上下径：50mm×64mm，右房左右径 × 上下径：48mm×59mm），左室功能欠佳（左室射血分数 47%）；②重度二尖瓣反流、轻 - 中度三尖瓣反流、轻度主动脉瓣反流；③轻度肺动脉高压。心电图：①快速房颤；②室内差异性传导。PLT $68×10^9$/L，脑利尿钠肽（BNP）327pg/ml，NT-proBNP 489pg/ml。

诊断：中医诊断为心衰（气虚血瘀证）。西医诊断：①扩张型心肌病，心律失常，心房颤动，慢性心衰，心功能Ⅱ级；②高血压。

治疗：①沙库巴曲 - 缬沙坦，每次 50mg，每日 2 次；酒石酸美托洛尔，每次 6.25mg，每日 2 次；螺内酯，每次 20mg，每日 1 次；呋塞米片，每次 20mg，每日 1 次；单硝酸异山梨酯片，每次 20mg，每日 2 次；阿哌沙班片，每次 2.5mg，每日 2 次；芪苈强心胶囊，每次 4 粒，每日 3 次；参松养心胶囊，每次 3 粒，每日 3 次。②穴位敷贴（茯苓温肾胶囊搓丸 + 活血止痛膏）：内关、心俞、肾俞、膻中、气海、关元。③处方：黄芪 30g，狗脊 10g，枳壳 10g，生地 10g，桃仁 10g，丹参 10g，当归 10g，炙甘草 6g，赤芍 10g，柴胡根 10g，川芎 10g，川牛膝 10g，桔梗 10g，太子参 10g，麦冬 10g，薏苡仁 20g，茯神 10g，蒲公英 20g。水煎服，7 剂。

二诊：2021 年 9 月 18 日。自述心慌改善，气喘较前减轻。

查体：血压 140/106mmHg；颈动脉搏动可，颈静脉无怒张，肝颈静脉反流征（−）；心率 124 次 /min，房颤律，各瓣膜听诊区未闻及病理性杂音；双下肢无水肿；舌暗红，苔薄，脉细弱。

辅助检查：心脏彩超：①左房及右房增大（左房左右径 × 上下径：50mm×57mm，右房左右径 × 上下径：43mm×53mm），左室射血分数 53%；②室间隔运动幅度稍减弱；③中度二尖瓣反流、轻 - 中度三尖瓣反流、轻度主动脉瓣反流。心电图：①心房颤动；② ST-T 改变；③左室肥大。PLT $154×10^9$/L，BNP 188.7pg/ml，NT-proBNP 387pg/ml。

治疗：①西药、中成药及穴位贴敷继用；②处方：上方去柴胡根，加制附片[先煎]3g，丹参改为 20g，水煎服，7 剂。

按：本案患者每于劳累后发作，动则耗气，心气不足，心血不养，诱发本病。同时血常规提示血小板计数降低，亦是气血生化不足之象，气为血之帅，气不足，血行无力，瘀滞脉内，心络不通；外周可见舌暗、脉涩，为气虚血不行所致。方中投以大量益气温阳之品，黄芪补气强心；太子参药性平，健脾益气；狗脊甘温，补益肝肾；制附片大辛大热，少量用之，温肾补阳以化气利水，兼暖脾土以温运水湿；当归补血活血、补中有行。血瘀一般兼有气滞，本案以血瘀为主，则予桃仁、丹参、当归、赤芍、川牛膝；气滞为辅，枳壳、桔梗一降一升，调畅气机；川芎乃"血中气药"，通达气血，两相助力。新安歙北程氏认为活血理气之药具有辛散之性，少佐生地、麦冬滋阴生津，动静结合，行而不伤。诸药合奏温补心肾、活血益气之效。

穴位敷贴选用茯苓温肾胶囊，该药由《伤寒论》之"真武汤"加红参、丹参而成。其中，红参大补元气，附子大辛大热，二者同为君药，入肾经，温壮肾阳，化气行水为主。臣以丹参活血化瘀；方中水制在脾，故配伍臣药茯苓、白术健脾渗湿利水为辅；白芍亦为臣药，功在养阴利水，且又能缓和附子之辛燥。佐以辛温之生姜，既可协附子温阳化气，又能助苓、术温中健脾。诸药合用，共奏温心肾，利水湿，祛瘀血之效。该复方颗粒为新安歙北程氏根据临床经验化裁经典所拟之方，遵古而不泥古，融温阳、益气、利水、活血化瘀诸法为一方，标本兼顾。

本案内外同治，双管齐下，症状、实验室指标及心电图、心脏彩超检查均见改善。另患者血小板计数大幅回升，为房颤抗凝治疗奠定了基础。

验案二（程晓昱医案，2020 年）

方某，女，78 岁，退休，2020 年 5 月 30 日初诊。主诉：发作性胸闷、心慌、气喘 4 年余，再发加重 5 天。劳累时出现发作性心慌、胸闷、气喘，休息或含服硝酸酯类药物可缓解,手足不温,双下肢轻度凹陷性水肿,腰酸,右腿麻木不仁,食欲不佳,睡眠差。舌质暗红、苔薄白腻,舌下络脉稍迂曲,脉沉细涩。诊断:心衰(心肾阳虚证)。治疗:中药予以温补心肾之剂。处方:制附片[先煎]3g,红参6g,茯苓10g,白术10g,炒白芍10g,当归10g,泽泻10g,牡丹皮10g,赤芍10g,钩藤[后下]10g,天麻10g,川芎5g,远志15g,合欢皮10g,山药25g,僵蚕10g,降香10g。水煎服,14剂。

二诊:2020年6月9日。心慌、胸闷、喘促症状较前稍缓解,下肢水肿明显减轻,右腿麻木未见明显改善,睡眠时间较前延长。小便增多,纳食尚可。查体:舌质暗红、苔薄白,舌下络脉稍迂曲,脉沉细涩。处方:原方化裁,上方加蝉蜕10g,14剂。

三诊:2020年7月5日。诸症皆较前减轻,双下肢水肿消失,饮食可,睡眠正常,偶有腹泻。查体:舌质暗红、苔薄黄,舌下络脉迂曲,脉沉细涩。处方:原方化裁,上方加马齿苋10g,14剂。

按:患者曾诊断为心衰,属"心肾阳虚证",以真武汤化裁温阳利水。本方以大辛大热之附子与红参大补元气,温肾助阳,化气行水。白术甘苦而温,健脾燥湿,茯苓甘淡而平,利水渗湿,二者合用,使脾气得复,湿从小便而去,共为臣药。佐以酸收之白芍,一能柔肝缓急以止腹痛,二能敛阴舒筋以解筋肉𥆶动,三能防止附子、红参燥热伤阴。血不利则为水,配以牡丹皮、赤芍活血化瘀,泽泻利水;远志、合欢皮养心安神;山药、降香健运脾胃,顾护中焦;久病入络,加用僵蚕、钩藤、天麻、川芎活血通络息风。

第三章　脾胃病证

第一节　胃　脘　痛

　　胃脘痛是以上腹胃脘部近心窝处疼痛为主症的病证。"胃脘痛"之名最早记载于《黄帝内经》,如《灵枢·邪气脏腑病形》指出:"胃病者,腹䐜胀,胃脘当心而痛。"胃脘痛古代常混称"九种心痛",孙一奎《赤水玄珠》已经认识到九种心痛中既包括真心痛,也包括胃脘痛或胆道蛔虫病等上腹疼痛证候。后世医家将心痛与胃脘痛在病名上做了严格的区分。

一、病证认识

　　历代医家对胃脘痛的病因病机有着丰富的认识,早在《黄帝内经》时期,即提出了胃脘痛的发生与肝、脾有关,如《素问·六元正纪大论》说:"木郁之发……民病胃脘当心而痛。"《灵枢·经脉》说:"脾足太阴之脉……是动则病舌本强,食则呕,胃脘痛,腹胀善噫,得后与气则快然如衰。"然而唐宋以前医家文献多称胃脘痛为心痛,如《伤寒论·辨太阳病脉证并治》说:"伤寒六七日,结胸热实,脉沉而紧,心下痛,按之石硬者。"这里的心下痛其实是胃脘痛。很多医家在临证中也认识到了这个问题,如《三因极一病证方论·九痛叙论》曰:"夫心痛者,在《方论》则曰九痛,《内经》则曰举痛,一曰卒痛,种种不同,以其痛在中脘,故总而言之曰心痛,其实非心痛也。"《证治准绳·心痛胃脘痛》曰:"或问丹溪言心痛即胃脘痛,然乎?曰:心与胃各一脏,其病形不同,因胃脘痛处在心下,故有当心而痛之名,岂胃脘痛即心痛者哉?"《医学正传·胃脘痛》说:"古方九种心痛……详其所由,皆在胃脘,而实不在于心也。"并且提出了治疗方法:"浊气在上者涌之,清气在下者提之,寒者温之,热者寒之,虚者培之,实者泻之,结者散之,留者行之。"综上所述,胃脘痛主要由外邪犯胃、饮食不节、情志不畅等原因,导致胃气郁滞,胃失和降,不通则痛。

二、论治特色

1. 胃以和降为顺，注重和胃降逆　胃主受纳、腐熟水谷，其气以和降为顺，不宜郁滞。孙一奎《赤水玄珠》："丹溪云：凡心膈之痛，须分新久……于初得之时，当用温散，或温利之药；若其病得之稍久，则成郁矣。"程氏认为饮食伤胃、寒邪犯胃、湿浊中阻、肝气横逆犯胃、脾胃虚弱等均可引起胃失和降，故在辨证治疗的基础上，多结合和胃降逆之法，如疏肝和胃、散寒和胃、祛湿和胃、消食和胃等，药常选杏仁、法夏、旋覆花等和胃降逆之品。

2. 治胃重视理脾　胃痛虽然病位在胃，然与脾关系密切，脾胃同居中焦，一升一降，最易互相影响。《赤水玄珠》："凡治虚损之症，当从《难经》治法……损其脾者，调其饮食，适其寒温。"程氏治胃病，依据脾升胃降之生理特性，养脾温胃，去冷消痰，健脾理胃。常采用茯苓、橘红（或陈皮）、法夏健脾祛湿，运脾醒脾。

3. 调和肝胃，遣方要药　肝与胃是木土乘克的关系，情志不畅，肝失疏泄，气郁横逆犯胃，致气机阻滞，胃失和降而为痛。叶天士《临证指南医案·胃脘痛》："宿病冲气胃痛，今饱食动怒痛发，呕吐，是肝木侵犯胃土。浊气上踞，胀痛不休，逆乱不已。"叶氏以金铃子、延胡、半夏、茯苓、山栀、生香附治之。新安程氏亦善于调和肝胃治疗胃痛，常用佛手、川楝、香附、川郁金等药，既可疏肝解郁，又理气和胃而不伤胃阴。

三、验案举隅

验案一（程雁宾医案，1954 年）

潘某，男，34 岁，6 月 6 日初诊。胃阳失展，水饮中阻，脘痛，腰背胀喜捶，多嗳，涌吐酸水，脘部食后更觉不适，已将数旬，拟此辛宣苦降为治。

处方： 木莲果 1 钱 5 分，光杏仁 1 钱 5 分，野茯苓 3 钱，谷芽 3 钱，生苡仁 2 钱，九节菖蒲 3 钱，旋覆花 1 钱 5 分，炒山楂 1 钱 5 分，法夏 5 分，沙坨子（娑罗子）1 钱 3 分。

按语： 本案患者系胃之阳气不足，不能温化水饮，饮停中焦，脾胃功能障碍而发胃脘痛。程氏采用辛宣苦降之法调理，恢复脾胃气机升降之功，则病变得除。方中杏仁配法夏辛温宣肺利气，配旋覆花降气止逆，一宣一降，中焦气机得畅；茯苓、薏苡仁、九节菖蒲、沙坨子健脾祛湿，醒脾和胃；木莲果、谷芽、炒山楂理气消食化积。

验案二（程晓昱医案，2021 年）

林某，男，33 岁，2021 年 4 月 1 日初诊。胃脘胀痛 2 月余。患者 2 个月前跟人吵架后出现胃脘胀痛，痛连两胁，遇烦恼则痛甚，泛酸，嗳气、矢气则痛减，平素喜长叹息，舌红，苔薄黄，脉弦数。辅助检查：HP（+）；胃镜示：慢性浅表性胃炎。西医诊断：慢性非萎缩性胃炎。拟方：川楝子 10g，佛手 10g，瓜蒌皮 25g，瓜蒌子 25g，枳壳 12g，蒲公英 30g，瓦楞子 10g，莱菔子 10g，合欢皮 10g，栀子 10g，竹茹 12g，延胡索 10g，厚朴 12g，野菊花 15g，山药 30g，白术 10g，陈皮 12g，茯苓 10g，茯神 10g，麦芽 15g，白芍 10g，水煎服，14 剂（一日一剂，2 次分服）。

按：本病病位在胃，但与肝、脾的关系极为密切。肝与胃是木土乘克的关系。若忧思恼怒，气郁伤肝，肝气横逆，势必克脾犯胃，致气机阻滞，胃失和降而为痛。脾与胃同居中焦，以膜相连，一脏一腑，互为表里，共主升降，故脾病多涉于胃，胃病亦可及于脾。此患者系肝气郁结化火，横逆犯胃，胃气阻滞。治以疏肝泄热，理气止痛。方中川楝子、佛手、延胡索理气止痛，栀子、竹茹、野菊花疏泄肝胃郁热，瓦楞子中和胃酸，改善泛酸症状，莱菔子、陈皮、茯苓消食除胀。另程氏在治疗疾病时善用药食同源药材顾护脾胃，如白术、茯苓、白芍等。

第二节　痞　　满

痞满是指以自觉心下痞塞，胸膈胀满，触之无形，按之柔软，压之无痛为主要症状的病证。按部位可分为胸痞和心下痞，心下即剑突下胃脘部，本节主要讨论胃脘部出现上述表现者，故又称"胃痞"。

一、病证认识

痞满的病名首见于《黄帝内经》，如《素问·至真要大论》："太阳之复……心胃生寒，胸膈不利，心痛痞满。"《素问·异法方宜论》："脏寒生满病。"《素问·五常政大论》："备化之纪……其病痞。"并认为其病因有饮食不节、起居不适和寒气为患等。《伤寒杂病论》对本证的理法方药论述颇详，如"但满而不痛者，此为痞，柴胡不中与之，宜半夏泻心汤"。将痞满与结胸做了鉴别，并指出该病病机是正虚邪陷、升降失调，拟定寒热并用、辛开苦降的治疗大法，创诸泻心汤以切中病机。《诸病源候论》则结合病位病机对病名要领作出阐释："营卫不和，阴阳隔绝，脏腑痞塞而不宣通，故谓之痞""其病之候，但腹内气结胀满，闭塞不通"。李东垣《兰室秘藏·中满腹胀论》曰："脾湿有余，腹满食不化。"阐明了饮食、久病等多种原因导致脾胃失健，失于运化，水湿停滞，酿生痰浊，痰气交阻于胃脘，则升降失司，胃气壅塞，终成痞满。《类证治裁·痞满论治》亦云："饮食寒凉，伤胃致痞者，温中化滞。"再次指出恣食生冷粗硬易损伤脾胃，以致食谷不化，阻滞胃脘而成痞满，治宜温中化滞。

综上所述，感受外邪、饮食不节、情志失调等以致食积、痰湿、气滞，或误治伤中，或脾胃素虚等多种原因导致脾胃损伤，中焦气机不利，脾胃升降失职，胃气壅塞是痞满的主要病因病机。

二、论治特色

1. 整体调摄，身心同治　程氏认为痞满治疗过程中"养胃重于治胃"，要注重整体调摄，身心同治，调整精神状态，合理膳食，顺应自然规律。因而程氏常嘱就诊患者养成良好的饮食习惯，适当锻炼，用药亦时时顾护脾胃，常配伍使用茯苓、薏苡仁、谷芽、麦芽等。此外，在诊疗过程中，程氏尚十分重视倾听患者的言语，将心比心，设身处地为患者着想，给患者提供情感疏泄机会与行为支持，并配合使用疏肝理气之药以改善患者情志。临床常用木香化滞汤（枳实、半夏、陈皮、木香、草豆蔻、当归、红花、柴胡、甘草）。方中枳实、半夏、陈皮、木香、草豆蔻诸味辛以散痞结，夫气结而血亦凝，故加归梢、红花以活滞血，佐柴胡疏肝清热，甘草和诸药。

2. 重视脾胃　痞满多由脾胃虚弱、升降失常所致，恢复脾胃升降乃治疗之本，即"致中和"。在临证用药时，程氏十分重视脾阴，处方刚柔并济，燥润合宜，常用加味补中益气汤（人参、黄芪、当归、白术、陈皮、甘草、升麻、柴胡、防风、白芷、川芎）。方中黄芪、人参、白术、甘草益气健脾，鼓舞脾胃清阳之气；升麻、柴胡协同升举清阳；当归养血和营以助脾；陈皮、防风、白芷、川芎理气消痞。

三、验案举隅

验案一（程雁宾医案，1955 年）

江某某，女，26 岁，1955 年 6 月 30 日初诊。胃病复发，脘间窒塞，胀及胁肋，呼吸亦觉不利，肝失疏泄，胃失展降，拟以疏肝调胃为治。处方：广橘络 1 钱 5 分，制香附 1 钱，米炒枇杷叶 2 钱，野苓 3 钱，生谷芽 3 钱，光杏仁 1 钱 5 分，炒六神曲 1 钱 5 分，旋覆花 1 钱 2 分，木莲果 1 钱 2 分。5 剂。

按：本案病位在肝、胃，涉及肺脏，病属气滞，病机主要为肝失疏泄，胃失展降，气机升降失常，治当疏肝调胃、行气消痞。胃以通降为顺，肺主气，气机有赖于肝之疏泄，方中橘络、香附入肝经，疏肝络，理气机。枇杷叶、旋覆花，归肺胃经，能降逆和胃，且《神农本草经》言旋覆花"主结气，胁下满"，《金匮要略》亦将旋覆花用于肝着之病，疏肝通络。杏仁宣降肺气、平喘、润肠通便，木莲果通大肠，上下皆通，则气机自畅。因患者素有胃病，酌加消导之谷芽、神曲，健脾益气之茯苓，兼顾治本。

验案二（程亦成医案，1968 年）

方某某，女，18 岁，1968 年 11 月 3 日初诊。食后脘胀，脉涩，右胁下癖积如掌，咳嗽，面色晦黄，拟和中消积宣肺。处方：茯苓 3 钱，炒苡仁 4 钱，川郁金 1 钱 5 分，丹参 1 钱 5 分，炒谷芽 3 钱，杏仁 3 钱，焦山楂 3 钱，青陈皮各 8 分，枇杷叶 3 钱，炒麦芽 4 钱，广木香 6 分，鸡内金末 1 钱，4 剂。

按：本案病位在脾胃，涉及肝、肺，病机主要为脾胃失于运化，痰湿、食积、瘀血内阻，气机升降失司，胃气壅塞，治当和中消积宣肺。茯苓、薏苡仁既可健脾益气，又能利水渗湿，标本兼顾；炒二芽、焦山楂、鸡内金等以食为药，时时顾护脾胃，亦有消食导滞之功。郁金主血瘀，木香主气郁，二者合而行气活血；丹参养血活血，散瘀止痛，诚如《本草便读》言"丹参，功同四物，能去瘀以生新……善疗风而散结"。枇杷叶归肺胃经，可清肺止咳，和胃降逆，杏仁宣降肺气、润肠通便，宣通周身上下之气机，则痞满自除。青陈皮疏肝破气消积，健脾燥湿化痰。全方合用，共奏和中消积宣肺之功。

第三节 噎 膈

噎膈是指吞咽食物哽噎不顺畅，进食堵塞难下，或纳而复出的疾病。噎即噎塞，指吞咽之时哽噎不顺；膈又称隔、膈中、膈塞等，意为格拒，指饮食不下。噎既可单独出现，亦可作为膈的前驱症状，而膈常由噎发展而成，临床常噎膈并称。

一、病证认识

膈之名首见于《黄帝内经》，如《素问·阴阳别论》："三阳结谓之隔。"《素问·通评虚实论》："隔塞闭绝，上下不通，则暴忧之病也。"指出该病与精神因素有关。隋代巢元方在《诸病源候论》中按病因将噎膈分为气、忧、食、劳、思五噎和忧、恚、气、寒、热五膈。宋代《太平圣惠方》第五十卷认为噎膈的发病多因"寒温失宜，食饮乖度，或恚怒气逆，思虑伤心，致使阴阳不和，胸膈否塞"。元代朱震亨在《脉因证治·噎膈》中指出"血液俱耗，胃脘亦槁"，并提出"润养津血，降火散结"的治疗大法。明代张介宾《景岳全书·杂证谟·噎膈》曰："噎膈一证，必以忧愁思虑，积劳积郁，或酒色过度，损伤而成。"并指出"少年少见此证，而惟中衰耗伤者多有之"。清代李用粹《证治汇补·噎膈》认为，噎膈"有气滞者，有血瘀者，有火炎者，有痰凝者，有食积者，虽分五种，总归七情之变"，并提出化痰行瘀的治法。叶天士《临证指南医案·噎膈反胃》则明确提出噎膈的病机为"脘管窄隘"。

综上所述，起居失常、饮食不节、七情内伤、久病年老，可使气血精津运化失司，从而导致气滞、痰湿、瘀血产生并相互交阻，滞留体内，久而郁热，耗气伤精，致食管狭窄、干涩，此乃噎膈的主要病因和病机。疾病初期，以气滞、痰结、瘀血、火燥之毒等实邪为主；后期重在治本，宜滋阴润燥泻虚火，或补气温阳为主。然噎膈之病，病机复杂，虚实每多兼夹，当区别主次兼顾。现代新安医家治疗该病同时注重神志疾病，即心理疾病并存情况，当不可忽视内观静养、畅情志。具有重要的临床指导价值。

二、论治特色

1. 注重顾护气血精津　程氏认为，噎膈病机特点为"干"，即饮食干噎难下。此乃气血精津亏损不足，而以阴精不足为主，当慎用燥性热药，治宜滋阴养血，润燥生津，可用芦根汁、甘蔗汁甘寒濡润之品，清热存阴；牛羊乳乃血肉有情之品，滋阴养血之效殊；生姜汁辛温，辛能开结，温能化饮止呕，上药若依四诊共用，可使热除津生，阴血渐充。

2. 分期论治，各有侧重　初期以气郁、痰阻居多，应顺气、化痰为主，可用枇杷叶、杏仁、郁金、瓜蒌皮、苏子等；中期瘀血渐生，加重进食困难，此时需要重视逐瘀，可予桃仁、红花、郁金、制大黄等；后期燥邪久陷、虚火灼热，治宜清热退虚火、润燥，开下焦，降浊气，祛热毒，适时加用黄柏、黄连、黄芩、山栀子、胡黄连、白薇、桃仁、红花、郁金、半夏、枳实、竹茹、姜汁、韭白汁、制大黄等，可奏奇效。

三、验案举隅

验案（程雁宾医案，1956 年）

宋某某，23 岁，男，8 月 7 日初诊，胃气不和，食管不能展降，食入胸次，喉间似觉梗阻不爽，得嗳较舒，头脑时觉昏蒙，体力疲倦，已经旬日。拟用宣降和胃之法：旋覆花 1 钱半，生谷芽 3 钱，炒枇杷叶 1 钱半，茯苓 3 钱，炒冬瓜子 3 钱，象贝母 1 钱半，瓜蒌皮 2 钱，丝瓜络 1 钱半，川郁金 1 钱，川橘络 1 钱，薏仁米 3 钱，2 服，水煎服，一日一剂。二诊：8 月 10 日，患者咽喉不适，吞咽似觉梗阻，时尚作嗳，脉尚小数，气火仍不舒降，原方去川橘络，3 服，水煎服一日一剂。

　　按：该病属于胃肠病之噎膈范畴，病位在食管，胃气所主，病变脏腑主要在胃，与肝脾肾有密切关系。该患者男性，青年，农民，平素忙于劳作，饮食起居无节，导致脾虚痰湿内蕴，阻塞中焦，气机升降失司，故胃气不和，窒塞不快，食管不能顺降，喉间似觉梗阻不爽，得嗳较舒；清阳不升，痰湿束困，故有头脑时觉昏蒙，体力疲倦。该方为程老自拟方，以宣降和胃、燥湿化痰、理气宽中为主。方中旋覆花、生谷芽宣降和胃为君，枇杷叶和胃降逆为臣，薏仁米、茯苓、象贝母、冬瓜子健脾祛湿化痰，与瓜蒌皮、川郁金、丝瓜络宽胸理气除痹，共为佐药。橘络行气化痰通络，可助药性行走于经络血脉之中为使。整方结构完整、配伍严谨。首方后，患者复诊经脉已顺，且橘络有燥胃之效，噎膈多耗精伤液，故后方去橘络继服，奇效显出。

第四节　呃　逆

　　呃逆是指胃气上逆动膈，以气逆上冲，喉间呃呃连声，声短而频，难以自制为主要表现的病证。呃逆在《黄帝内经》中称"哕"，元代朱丹溪首先将本病称为"呃"，他在《格致余论·呃逆论》中说："呃，病气逆也。气自脐下直冲，上出于口而作声之名也。"后世新安医家认为哕即是干呕，和呃逆为不同的疾病。吴谦在《医宗金鉴》中说："干呕者，即哕也，以其有哕哕之声，故名曰哕也……又世有谓哕为呃逆、吃逆、噫气者，皆非也。"而叶天士在《临证指南医案·呃》中明确指出："呃逆一证，古无是名。其在《内经》本谓之哕，因其呃呃连声，故今人以呃逆名之。"

一、病证认识

　　历代医家对于呃逆的病因病机均有论述。《灵枢·口问》有云："谷入于胃，胃气上注于肺。今有故寒气与新谷气，俱还入于胃，新故相乱，真邪相攻，气并相逆，复出于胃，故为哕。"指出呃逆是因中焦有寒气，与新入谷气相乱,逆而上出于胃所致。《金匮要略·呕吐哕下利病脉证治》中治哕分三证:"干呕、哕,若手足厥者"属胃寒气闭,用橘皮汤通阳和胃;对于呃逆属胃虚有热者,用橘皮竹茹汤清热补虚,降逆和胃;对于"哕而腹满"之实证,则提出"视其前后,知何部不利,利之即愈"的大法。其治呃逆分寒热虚实,于后人有借鉴意义。新安医家程国彭在《医学心悟·呕吐哕》中说:"复有呃逆之症,气自脐下直冲上,多因痰饮所致,或气郁所发,扁鹊丁香散主之;若火气上冲,橘皮竹茹汤主之;至于大病中见呃逆者,是谓土败木贼,为胃绝,多难治也。"此中提到了呃逆可因痰饮、气郁、火气、大病引起。

感受寒邪、饮食不当、情志不遂、正气亏虚等致胃失和降、气逆动膈,是呃逆的主要病因病机。其中,"胃失和降"为发病关键,呃逆之内外因均与胃失和降、胃气上逆关系密切。肺失宣降,脾失健运,肝失疏泄,横逆犯胃,肾气不足,肾失摄纳,虚气上冲,均能致胃失和降,胃气上逆动膈,膈间气机不利,导致呃逆。如吴崑在《医方考》中说:"呃逆者,由下达上,气逆作声之名也。"呃逆病理性质有虚实之分。初起以实证为主,多为寒凝、火郁、气滞、痰阻等邪气扰乱,胃失和降;日久则为虚实夹杂证或纯为虚证,以脾肾阳虚,胃阴不足,正虚气逆为多见。

二、论治特色

注重明证候,定治法 证,是疾病在某一阶段的病理性概括,深刻反映了疾病的性质。因此,辨证准确,确定对应的治法,临证时方有疗效。根据病证的寒热虚实,本病在治疗时,应在和胃降逆的基础上分别施以温散、清热、补虚、泻实之药。徐春甫在《古今医统大全·咳逆门》中提到:"吐利之后作呃者,生姜、半夏、橘皮、竹茹之类。虚弱者,加人参、白术;脉微迟者,加姜、桂、丁香、柿蒂。无故偶然作呃,此缘气逆,宜小半夏茯苓加枳实汤。便秘者,承气汤,或用萝卜子汤调木香调气散服。作呃自利者,以滑石、甘草、黄柏、芍药、参、术、陈皮、竹沥。内伤呃逆,用补中益气汤加丁香。痰呃用二陈加枇杷叶姜汁制服之。伤寒呃逆舌强短者,桃仁承气汤下之。"

三、验案举隅

验案一(程晓昱医案,2021年)

李某,女,60岁。2021年11月9日就诊,时有呃声短促,不能自制,泛吐酸水,面色晦暗,偶有头晕,伴视物模糊,情绪波动时偶有胸痛,位于心前区,1~2分钟后可自行缓解,偶有左肩部、右下肢疼痛不适,右耳失聪,左耳听力下降，佩戴助听器。舌质红，苔少，脉沉细，纳寐可，二便正常，已绝经。既往有高血压病史5年，最高达190/90mmHg，就诊于当地医院，予"苯磺酸氨氯地平片5mg口服，每日一次"，有腔隙性脑梗死3年余，目前长期口服"阿司匹林肠溶片"。处方：天麻10g，茯神15g，川牛膝15g，栀子10g，黄芩10g，钩藤10g，杜仲10g，煅龙齿10g，蒲公英15g，桔梗20g，丹参20g，延胡索10g，瓜蒌皮20g，瓦楞子10g，山药30g，姜厚朴12g，莱菔子10g。水煎服，7剂（一日一剂，2次分服），服药后好转。

按：本案因患者久病，情志不畅诱发，肝气郁滞，横逆犯胃，使胃气上逆，发为呃逆，肝肾渐衰，阳亢于上，扰动清窍，故有头晕、视物模糊症状，胸中气机不畅，发为心前区疼痛，予肝胃同治，佐以宽胸理气。方中莱菔子消食除胀，降气和胃；桔梗宣胸膈滞气，载药上行，二者一升一降，调畅气机。瓦楞子制酸止痛，天麻、茯神、钩藤、煅龙齿平肝息风。栀子、黄芩、蒲公英清热；丹参活血化瘀、止痛；延胡索、瓜蒌皮、姜厚朴宽胸行气止痛。山药味甘，健脾胃以助运化；川牛膝、杜仲补肝肾、强筋骨。全方共奏疏肝理气，降气和胃之效。

验案二（程雁宾医案，1956年）

宋某，66岁，男，1956年5月21日初诊，始为湿邪夹食，泻下赤白黏垢，腹中作痛，继则腹部膨硬，发热呕吐，时作呃逆，头汗涔涔，大便近已数日未行，脉象数大，舌苔白厚，肠鸣辘辘，肠腑气阻，胃不能和降，延已多日，衰年殊勿可忽，拟方希明。酌：野茯苓3钱，旋覆花1钱5分，生苡仁3钱，炒银花2钱，制夏曲1钱5分，光杏仁2钱，生谷芽3钱，洗腹皮1钱5分，通草4分，佩兰梗1钱，刀豆壳1钱5分。

5月23日二诊：呃逆已止，腹痛见稀，按之尚膨硬，大便未行，溲少发热相仿，夜退不清，多汗，苔白退，食则作呕，病未脱险，守加备酌：野茯苓3钱，旋覆花1钱5分，生苡仁3钱，制夏曲1钱5分，光杏仁2钱，生谷芽3钱，通草4分，炒冬瓜子3钱，陈大麦1钱5分，全瓜蒌1钱5分。

按：患者系老年男性，年老体衰，又因湿邪夹食阻胃肠，泄下后损伤中气，使胃失和降，气逆动膈，发生呕吐和呃逆，腑气不通，腹中作痛，膨硬，大便数日未行，湿邪滞于肠胃，以致肠鸣辘辘。治以渗湿和胃、降逆止呃。方中野茯苓利水而不伤阴，又能健脾，有标本兼顾之效；生苡仁利水渗湿，健脾；旋覆花、刀豆壳降气止呃，《药性切用》言刀豆子性味甘温，温中止呃，胜于柿蒂，有益肾之功，本方取刀豆壳，与刀豆子有异曲同工之妙；制夏曲、生谷芽消食和中；通草清热利尿；洗腹皮行气宽中、行水；光杏仁降肺气以助胃气和降，润肠通便；炒银花清热解毒、疏散风热。复诊时患者上诉症状好转，故较前方去炒银花、佩兰梗、洗腹皮，加炒冬瓜子化痰热、利水肿，陈大麦健脾开胃、消食通便，全瓜蒌清肺化痰、利气宽胸、滑肠通便。

第五节　腹　　痛

腹痛是指胃脘以下，耻骨毛际以上部位发生疼痛为主要表现的一种脾胃肠病证。多种病因导致脏腑气机不利，经脉气血阻滞，脏腑经络失养，皆可引起腹痛。古文献中的"脐腹痛""小腹痛""少腹痛""环脐而痛""绕脐痛"等均属本病范畴。

一、病证认识

腹痛之病名首见于《黄帝内经》，如《素问·气交变大论》说："岁土太过，雨湿流行，肾水受邪，民病腹痛。"《金匮要略·腹满寒疝宿食病脉证治》详细论述了腹痛的病因病机，并提出了虚实腹痛的鉴别："病者腹满，按之不痛为虚，痛者为实，可下之。"《仁斋直指方》也提出不同腹痛的鉴别："气、血、痰、水、食积、风冷诸征之痛，每每停聚而不散，唯虫痛则乍作乍止，来去无定，又有呕吐清沫之为可验焉。"《古今医鉴》针对各种病因引起的腹痛提出不同的治疗方法，如"是寒则温之，是热则清之，是痰则化之，是血则散之，是虫则杀之，临证不可惑也"。王清任、唐容川对腹痛的认识进一步深入，唐氏在《血证论》中说："血家腹痛，多是瘀血。"并指出瘀血在中焦，可用血府逐瘀汤，瘀血在下焦，应以膈下逐瘀汤治疗，对腹痛辨治提出新的创见。

总之，感受外邪、饮食所伤、情志不畅、跌仆手术及素体阳虚等，均可导致气机阻滞、脉络痹阻或经脉失养而发生腹痛。其性质又有寒热虚实之分，外感寒热，内伤饮食、情志，以及跌仆等原因，导致脏腑气机不利，气血运行不畅，经脉阻滞者属实；气血不足，阳气虚弱，脏腑经脉失于温养者属虚。病理因素主要有寒凝、热郁、食积、气滞、血瘀。寒邪客久，郁而化热，可致郁热内结；气滞作痛日久，由气及血，血行不畅，可成瘀血内阻；至于寒热并见，虚实夹杂，气滞血瘀者，亦属常见。

二、名家论述

1. 孙文胤《丹台玉案·腹痛门》："绵绵痛而无增减，以热手熨之稍止，脉细沉而迟，小便清白自利者，寒也。时痛时止，痛处亦热手不可近，口干舌燥，小便赤涩，大便闭，或肛门如烧者，火也。胸膈饱闷，以手重按愈痛，欲大便利后则痛减者，食也。痛有常处，遇夜益甚，腹膨小便利，脉涩者，死血也。阻滞气道，小便不利，其脉滑者，痰也。痛连两胁，或攻注腰背，其脉弦者，怒也。若平素慎于饮食，而视其肢体瘦弱，又不饱闷，但偎偎作痛，如细筋牵引者，血虚也。若肚腹常觉空虚，似饿非饿，翕翕作痛，呼吸如无气力者，气虚也。面黄肌瘦，肚大青筋，往来绞痛，痛定能食，面生白斑，唇白毛竖，呕吐清水，虫也。暑痛伤暑。积聚痛有形可按。疝痛引丸。绞肠痧痛，不吐不泻。痢痛后重。肠痈痛，脐生疮，小便如淋。大概大腹痛，属太阴，多食积外感。脐腹痛，俱少阴，多积热痰火。小腹痛，属厥阴，多瘀血及痰，与溺涩脐下。如此推之，则寒热虚实朗明矣。"孙氏辨别腹痛全面细致，强调从疼痛性质、痛势缓急、寒热喜恶、舌脉特点以及全身症状表现等着眼，来辨别气滞、血瘀、寒凝、热郁、饮停、食滞、虫积等不同证候。

2. 冯楚瞻《冯氏锦囊秘录》："寒痛者……以姜、桂、附子之属温之。热痛者……轻者以山栀、黄连、白芍、香附之类，重者调胃承气汤下之。虚痛者……宜参、术、白芍，加温暖药。实痛者……或消或下，详症施治。饮食所伤作痛者，宜温脾行气以消导之……痰痛者……治当导痰开郁。"

3. 徐春甫《古今医统大全·腹痛门》："腹痛以手按之而痛甚者，手不可近者，皆实也，宜大黄、芒硝之类下之……跌仆损伤而痛，是瘀血，宜桃仁承气汤加当归、红花、苏木下之……饮食过伤而腹痛者，宜木香槟榔丸下之……虚人与久病者，宜升之、消散之。中气不足，脾胃虚弱之人，伤饮食而腹痛，宜调补胃气并消导药，用人参、白术、山楂、神曲、枳实、麦芽、木香、砂仁之类。若腹痛不禁下者，宜川芎苍术汤以治之。川芎、苍术、白芷、香附子、茯苓、滑石、姜，水煎服。小腹因寒而痛，宜用桂、吴茱萸，甚者附子汤。因寒气而作腹痛者，小建中汤加官桂、干姜、台芎、苍术、白芷……因热而痛者，二陈汤加黄芩、黄连、栀子，痛甚者加炒干姜从之……腹中鸣声，乃火击动其水也，盖水欲下，火欲上，相触而然，用二陈汤加栀子、芩、连之属……清痰作痛者，控涎丹、小胃丹之类。食积为患者，保和丸、枳术丸之类消之，枳实导滞丸、木香槟榔丸之类下之。浊气在上者涌之，清气在下者提之。寒者温之，热者清之，虚者补之，实者泻之，结者散之,留者行之,此治之要也。"

三、验案举隅

验案一(程亦成医案,1991年)

余某某,女,65岁,11月5日初诊,腹部胀痛,大便硬结,脉弦细,苔薄白,舌淡紫,善太息,拟调和肝胃。处方:茯苓10g,法夏5g,广木香3g,砂仁3g,佛手3g,香附10g,陈皮5g,鸡内金10g,炒枳实10g,生谷芽10g,川郁金10g。5剂。

按:本案系气机郁滞所致,病位在肝,病机为肝胃不和,气机不利,治当调和肝胃、理气止痛。同时患者大便秘结,有食积之症,亦应消食导滞。方中用药平和,多为疏肝解郁之品,再添消食之剂。广木香行气止痛,健脾消食;佛手疏肝理气,和胃止痛;香附疏肝解郁,行气宽中;法夏燥湿化痰;郁金解郁,与广木香、佛手共奏行气消胀之功。程氏用药注重顾护脾胃,故用茯苓、陈皮、鸡内金、枳实、谷芽消食化滞,防伤脾胃。

验案二(程亦成医案,1991年)

胡某某,男,29岁,12月2日初诊,腹部不适,时有痛感,泛酸,大便有时色黑,脉沉弦,夜寐欠安,拟调和肝胃(胃镜检查:浅表性胃炎)。处方:茯苓10g,法夏5g,陈皮5g,甘草3g,煅瓦楞子10g,香附6g,木莲果5g,炒白术3g,广木香3g,生谷芽10g,沙陀子5g,海螵蛸10g。5剂。

按:本案亦为气机郁滞所致,治当调和肝胃、理气止痛。程老用药精练,方中主要为疏肝解郁之品,再添护胃之剂。患者夜寐欠安,属胃不和也,予白术、木香、谷芽一类健胃之品,即可和胃安眠;患者大便有时色黑,予海螵蛸收敛止血,并添木莲果通便。

第六节 泄 泻

泄泻是以排便次数增多,粪质稀溏或完谷不化,甚至泻出如水样为主症的病证。泄者,泄漏之意,大便溏薄,时作时止,病势较缓;泻者,倾泻之意,大便如水倾注而直下,病势较急。故前贤以大便溏薄势缓者为泄,大便清稀如水而直下者为泻。

一、病证认识

泄泻的致病原因主要有感受外邪、饮食所伤、情志失调及脏腑虚弱等方面。病理性质急性暴泻多属实证，以湿盛为主，壅滞中焦，脾不能运，脾胃不和，水谷清浊不分所致。慢性久泻以脾虚为主，多由脾虚健运无权，水谷不化精微，湿浊内生，混杂而下，多属虚证或虚实夹杂证。

本病首载于《黄帝内经》，有"鹜溏""飧泄""濡泄""洞泄""注下"等病名，并有较详细论述。如《素问·阴阳应象大论》曰"湿胜则濡泄""春伤于风，夏生飧泄"，《素问·举痛论》"寒气客于小肠，小肠不得成聚，故后泄腹痛矣"，指出风、寒、湿皆可致泻，并有长夏多发的特点。汉代张仲景《金匮要略》提出虚寒下利的症状、治法和方药，对实证、热证之泄泻也用"通因通用"法，充分体现了辨证论治精神。明代李中梓《医宗必读·泄泻》在总结前人治泻经验基础上，对泄泻的治法作了进一步概括，提出了著名的治泻九法，即淡渗、升提、清凉、疏利、甘缓、酸收、燥脾、温肾、固涩，认为"夫此九者，治泻之大法，业无遗蕴，至如先后缓急之权，岂能预设，须临证之顷，圆机灵变"。

二、名家论述

1. 孙一奎在《赤水玄珠》卷八中说："积滞泄泻，必腹中耕痛，痛而泄，泄而痛止者是也，或肚满按之坚者亦是也……寒泄者，大便完谷不化，或口不渴而小水清利，腹中鸣，时常喜热手按摩，或过食凉药所致……热泻，口渴，小水短赤，粪如糜……虚泻，脉弱无力，饮食少，四肢倦，足背浮肿，口渴，皆所当补……实泄，泄泻腹疼，或有积滞。"着重从腹痛感觉、小便颜色及脉象等方面来辨别寒、热、虚、实证候属性。

2. 程钟龄在《医学心悟》卷三中说："然有湿热，有湿寒，有食积，有脾虚，有肾虚，皆能致泻，宜分而治之。假如口渴、溺赤、下泻肠垢，湿热也。溺清、口和、下泻清谷，湿寒也。胸满痞闷、嗳腐吞酸、泻下臭秽，食积也。食少、便频、面色㿠白，脾虚也。五更天明，依时作泻，肾虚也。"分别指出了湿热、湿寒、食积、脾虚及肾虚泄泻的不同临床表现。

三、验案举隅

1. 验案一（程亦成医案，1968年）

何某某，男，38岁，1968年10月4日初诊，因喜食冷物，而致大便溏薄数日，上腹胀，舌淡红、苔薄，脉弦，治疗上予以调理脾胃、疏肝行气之剂。处方：茯苓3钱，无花果3钱，焦山楂3钱，炒神曲3钱，炒谷芽3钱，炒麦芽3钱，炒冬瓜子3钱，焦内金1钱半，广皮1钱半，砂仁4分（后入），广木香5分。

按：本案以恣食生冷，饮食内停为主要病因。病位在肠，脾失健运是关键。脾胃同居中焦，脾主运化，胃主受纳，共司饮食水谷的消化、吸收与输布。肝主疏泄，调节脾胃气机，肝气条达，则脾升胃降，气机顺畅。

患者食滞内停，纳运无力，兼有伤食，此乃水谷不能化生精华，反停为湿滞，故发为腹泻、腹胀。治以健脾和胃，佐以消导。方中茯苓健脾渗湿和中，焦山楂消食导滞。鸡内金可生发胃气，养胃阴、生胃津、消食积、助消化；炒谷芽、炒麦芽取其生发之气，以疏肝气、和胃气，生津液、养胃阴。鸡内金与二芽合用，启脾之力倍增，以生发胃气，舒畅肝气。陈皮和胃行气；木香、砂仁醒脾消胀和胃。纵观此方，健脾渗湿和中，调理脾胃，升降共治。

现代药理研究表明，茯苓含茯苓酸、茯苓聚糖等，具有利尿作用；鸡内金含有胃激素、角蛋白、氨基酸及微量蛋白酶、淀粉酶等，可提高胃液的分泌量、消化能力；木香对胃肠道有兴奋或抑制的双向作用；砂仁挥发油有芳香健胃作用，能排出消化道积气，以达行气消胀之效。

2. 验案二（程亦成医案，1992年）

李某某，男，77岁。1992年3月13日初诊。五更泄泻1月余。每于黎明之前，脐腹作痛，继而肠鸣而泻，泻后则安，纳食减少，查大便常规：色黄，软稀，白细胞（++）。舌苔黄，脉弦劲。拟以补益脾胃为治。处方：茯苓10g，法半夏5g，煨白果10g，广皮5g，焦内金5g，广木香3g，生谷芽10g，熟谷芽10g，炒白术6g，诃子10g，无花果12g。4剂，水煎内服，每日一剂。

3月20日二诊：大便尚溏薄，肠鸣，纳食一般，头晕眼花，舌淡红、苔白厚，脉弦，再以化湿和中之剂。处方：茯苓10g，炒白术5g，炒苍术5g，广木香3g，炒银花10g，广皮5g，焦山楂10g，生谷芽10g，熟谷芽10g，荷叶10g，生薏仁10g。3剂，水煎内服，每日一剂。

3月23日三诊：大便渐转硬，晨起及上午各排便一次，进食后有少许腹胀，食欲尚可，舌淡红苔薄，脉弦。处方：茯苓10g，炒苍术5g，炒白术5g，广皮5g，广木香3g，焦内金5g，生薏仁10g，熟薏仁10g，川朴6g，焦山楂10g，炒神曲10g，荷叶10g。4剂，水煎内服，每日一剂。

按：患者年老久病，脾胃虚弱，纳运无力，兼有湿邪。治以健脾渗湿和中、调理脾胃升降之法。方中茯苓健脾渗湿，焦山楂、炒神曲消食导滞，荷叶升阳止泻，薏苡仁健脾益胃，陈皮和胃行气，木香善行大肠滞气。在内科杂病治疗中，程氏在临证处方时，常以谷芽、麦芽、陈皮、山楂、无花果等作为药方，药食两用，简便廉效，适合长期服用。

第七节 痢 疾

痢疾是因外感时行疫毒，内伤饮食而致邪蕴肠腑，气血壅滞，传导失司，以腹痛、里急后重、下痢赤白脓血为主症的病证。是夏秋季常见的肠道传染病。

一、病证认识

《黄帝内经》认为痢疾的病因与感受外邪和饮食不节有关，如《素问·太阴阳明论》说："食饮不节，起居不时者……下为飧泄，久为肠澼。"《素问·至真要大论》说："火淫所胜……民病注泄赤白……少腹痛溺赤，甚则血便。"《诸病源候论》则对痢疾进行详细分类，如"水谷痢""冷痢""血痢"等，并归纳病因为体虚、外感、虫积等。宋代陈无择《三因极一病证方论·滞下三因证治》在痢疾内外因之外提出不内外因，认为"又饮服冷热酒醴醯醢，纵情恣欲，房室劳逸……皆不内外因"。元代《丹溪心法》有颇多见解，认为痢疾虽"湿热为本"，但"赤属血，白属气"，以及"干于血分则赤，干于气分则白"，并根据痢疾不同颜色明确指出不同的病变部位："赤痢乃自小肠来，白痢乃自大肠来。"朱氏还提出痢疾传染性强："又有时疫作痢，一方、一家之内，上下传染相似。"

总之，痢疾多因外感湿热、疫毒之气，内伤饮食，损及脾胃与肠而致。邪气客于大肠，与气血搏结，肠道脂膜血络受伤，传导失司，而致泻下赤白脓血、腹痛、里急后重。

二、名家论述

1. 对于痢疾和泄泻的区别，孙一奎在《赤水玄珠》卷八中说："泄泻之症，水谷或化或不化，并无努责，唯觉困倦。若滞下则不然，或脓或血，或脓血相杂，或肠垢，或无糟粕，或糟粕相杂。虽有痛不痛之异，然皆无里急后重，逼迫恼人。"又说："初不敢遽分者，以其有先痢而后泄，有先泄而后痢，有痢不因泄，有泄不因痢，治有次第，症有轻重也。"孙氏不但指出痢疾与泄泻二者的鉴别要点，还认为泻、痢两病在一定条件下可以相互转化，或先泻后痢，或先痢而后转泻，先泻后痢病情加重，先痢后泻为病情减轻。

2. 徐春甫在《古今医统大全》中认为："夫痢疾滞下，实由湿热郁久，食积停滞，而后滞下之疾作焉。"并提出治疗以"疏涤"为主，"初须通因通用之法，以涤去肠胃积滞，然后调和胃气，则可愈矣。若不疏涤，便欲止之，虽愈必发。此其所以为休息痢者是也。"又说："痢疾初起须去邪，久而虚者必是滑脱下陷，须提升涩脱，方可愈也。若初疏涤过而邪气尚未尽除，脉犹弦急，其人壮健，须再下之。"徐氏认为初痢如属实者，应用疏涤之法。如治疗不当，收涩太早，关门留寇，酿成正虚邪恋，可发展为下利时发时止、日久难愈的休息痢。

3. 汪机在《医学原理》中推荐真人养脏汤治疗痢疾。汪氏认为，本方"治久下利，欲行不行，时忽出，自出不同，此乃中气亏败，大肠不行收令之故，法当补中益气为主"，方中人参、白术、甘草、肉桂等补中益气，当归、白芍补益阴血，木香理气，豆蔻和胃，诃子、粟壳止滑固脱。

三、论治特色

1. **辨证准确，天人相应**　程氏认为痢疾多为中焦脾胃不足，运化失常，湿蒸热秽，郁结日深，又逢炎夏，外感暑毒，至秋而发。故程氏治疗痢疾在辨证准确的基础上，还要结合当时天气，药物中多有鸡苏散、扁豆衣等解暑化湿药物。

2. **顾护脾胃，药食同源**　程氏认为脾胃为后天之本，气血生化之源，痢疾湿火壅滞，已伤肠腑，病家脾胃失常，气血受损，不可一味用大黄、槟榔、厚朴清利，唯求平和，临床选药以健运脾胃为主，不可过寒、过热、过燥、过润，多用苡仁、无花果、二芽等，以食为药。

四、验案举隅

验案一（程雁宾医案，1954 年）

吴某某，3 岁，男，1954 年 7 月 31 日初诊，腹痛下痢红白，发热甚重，唇赤如朱，齿枯苔白，后重里急，作呕，咳嗽昏睡，邪搏肺胃肠腑，病久神疲，防其生变。拟炒银花 1 钱半，炒冬瓜子 1 钱 1 分，陈莱菔叶 1 钱 2 分，扁豆衣 8 分，野料豆 1 钱 2 分，蒲公英 4 钱，无花果 1 钱半，谷芽 1 钱半，炒薏仁米 8 分。

按：此患儿疾病日久，外有暑湿热邪，搏结肠腑，内火旺盛，劫灼真阴，气血已伤，精神衰败，不可过用坠下，宜外解其表，内利湿热，健中和胃。银花、扁豆衣外解暑热；无花果、谷芽、薏米健中养胃渗湿；蒲公英清热解毒;《药性切用》云"莱菔叶辛苦性温,功专消化积滞痢疾初起";配合冬瓜子、扁豆衣、野料豆等,防银花、蒲公英过于寒凉,再损胃气。

验案二(程雁宾医案,1954 年)

江某某,男,半岁,1954 年 9 月 2 日初诊,昏睡目窜已平,热减未退,腹痛啼扰已止,而大便尚有黏垢,肛胀作努,头尚后仰,舌尖仍有刺,咳嗽、咳痰较利,此乃肠胃邪尚未除,脑窍未宁,仍需注意。拟炒银花 1 钱 5 分,扁豆衣 8 分,荷叶 1 钱 5 分,野茯苓 1 钱 5 分,光杏仁 1 钱 5 分,陈莱菔叶 1 钱 5 分,丝瓜络 1 钱,象贝 1 钱,谷芽 1 钱 5 分,鸡苏散 1 钱 5 分,通草 3 分,炒冬瓜子 8 分。

二诊:1954 年 9 月 5 日,头仰渐减,热减神旺,便痢略稀,守原为治。炒银花改为 5 分,去鸡苏散、通草。

三诊:1954 年 9 月 8 日,舌尖有刺见减,热退,唯下痢白冻,守加。上方加炒荷蒂 1 钱,无花果 8 分,陈半夏曲 1 钱。

按:患儿病久体虚,入秋之际复感外邪,肠腑失和,余热未清,上扰心神,下攻肠胃,当以祛邪健中为要。患儿头尚后仰,舌尖仍有刺,可知暑湿未去,邪火内扰心神,当用鸡苏散、银花外解其表,杏仁、象贝宣降肺气,清化痰热,并加通草清泻心火;患儿脾胃失健,不可过寒,仍以莱菔叶、谷芽、扁豆衣之类健中为要。二诊寒热已退,可减宣肺之药。三诊外邪已除,仍有白痢,此气分邪气尚存,以肺胃肠腑为先,健中祛邪止痢为要。

第八节 便 秘

便秘是指由于大肠传导失常,导致大便秘结,排便周期延长,或周期不长,但粪质干结,排出艰难,或粪质不硬,虽频有便意,但排便不畅的病证。

一、病证认识

《黄帝内经》认为便秘与脾、肾关系密切,如《灵枢·杂病》曰:"腹满,大便不利……取足少阴;腹满,食不化,腹向向然,不能大便,取足太阴。"《伤寒论》提出便秘当从阴阳分类,如《伤寒论·辨脉法》提出:"其脉浮而数,能食,不大便者,此为实,名曰阳结也……其脉沉而迟,不能食,身体重,大便反硬,名曰阴结也。"《金匮要略·五脏风寒积聚病脉证并治》提出"趺阳脉浮而涩,浮则胃气强,涩则小便数,浮涩相搏,大便则坚,其脾为约,麻仁丸主之"，阐明胃热过盛，脾阴不足，以致大便干燥而坚的病机与证治。

宋代《圣济总录·大便秘涩》将便秘分为风、热、冷、虚、宿食等证候类型。金元时期，刘完素首倡实秘、虚秘之别，《素问病机气宜保命集·泻痢论》说："凡脏腑之秘，不可一例治疗，有虚秘，有实秘，胃实而秘者，能饮食，小便赤……胃虚而秘者，不能饮食，小便清利。"这种虚实分类法，逐渐成为便秘的辨证纲领，指导着临床实践。

总之，便秘的致病原因，归纳起来有饮食不节、情志失调、年老体虚、感受外邪，病机主要是热结、气滞、寒凝、气血阴阳亏虚，引起肠道传导失司。病性可概括为虚、实两方面。热秘、气秘、冷秘属实，气血阴阳亏虚所致者属虚。虚实之间、虚实各证型之间，也可兼杂出现或相互转化。

二、名家论述

1. 徐春甫在《古今医统大全·秘结候》中说："凡人大便秘结，皆由房劳过度，饮食失节，或恣饮酒浆，过食辛热。饮食之火，起于脾胃，淫欲之火，起于命门，以致阴虚血耗，火盛人亏，津液不生，故传道失常，渐成燥结之证。有年高血少津液枯涸，或因有所脱血，津液暴竭，新产之妇气血虚耗，以致肠胃枯涩。体虚之人摄养乖方，三焦气涩，运掉不行，而肠胃壅滞，遂成秘结。"

2. 孙文胤在《丹台玉案·秘结门》中说："秘者气之闭也，结者粪之结也。气闭则攻击于肠胃，而瘀塞于魄门，欲下不下，虽努力以伸之而难于通畅……甚至有肛门燥结而沥血者。秘而不结，虽不通利而不甚艰难。结而不秘，虽不滋润而不甚费力。唯秘结兼至，难中之难也。"

3. 汪机在《医学原理》中说："秘者，大便秘结干燥而不通也。原其所因，皆因房事过度，或为饮食失节，或恣饮酒浆，或过餐辛热，以致火盛水亏，津液枯涸，传道失常，秘结之证作矣。但中有风秘、热秘、阳结、阴结、气虚、血虚种种不同。"

4. 程钟龄在《医学心悟》卷三中说："然有实闭、虚闭、热闭、冷闭之不同。如阳明胃实，燥渴、谵语，不大便者，实闭也……若老弱人精血不足，新产妇人气血干枯，以致肠胃不润，此虚闭也……热闭者，口燥、唇焦，舌苔黄，小便赤，喜冷、恶热，此名阳结……冷闭者，唇淡、口和，舌苔白，小便清，喜热、恶寒，此名阴结。"

三、论治特色

1. 病证结合，注重脏腑辨证　便秘的治疗应以恢复大肠传导功能、保持大便通畅为原则,如《景岳全书·秘结》曰:"阳结者邪有余,宜攻宜泻者也;阴结者正不足,宜补宜滋者也。知斯二者,即知秘结之纲领矣。"指出临床时需避免单纯应用泻下药,应针对不同的病因病机采取相应治法,并合理运用泻热、温散、益气、温阳、滋阴、养血等方药。同时,还要进行生活调摄,消除饮食不节、情志所伤、劳逸过度、体虚等致病因素。

2. **分虚实论治** 徐春甫在《古今医统大全》中说:"凡病实热初然秘结者,脉实大而有力,宜以塞因通用之法……其病之久者,老人、虚人及亡津之后,悉皆以润燥通幽之剂缓而图之。"便秘治法上,实证予以通泻,虚证予以滋补。属热结者宜泻热通腑,气滞者宜行气导滞,寒积者宜散寒通里,气虚者宜益气润肠,血虚者宜养血润燥,阴虚者宜滋阴润下,阳虚者宜温阳通便。若为单纯性便秘,只需用心调治,则其愈较易,预后较佳。若属他病兼便秘者,则须察病情的新久轻重。若热病之后,余热未清,伤津耗液而大便秘结者,调治得法,热去津复,预后亦佳。

四、验案举隅

验案一(程亦成医案,1992年)

王某某,女,64岁,1992年5月16日初诊,大便数日一行,先硬后软,夹有黏液,便后肛门有坠感,脉弦细,纳食尚可,拟以调和升降气机之剂。处方:茯苓10g,法半夏5g,制大黄6g,炒枳实10g,广木香3g,槟榔6g,桃仁10g,川郁金10g,淡苁蓉6g,广皮5g。4剂,水煎服,一日一剂。

二诊:1992年5月20日,大便一日一行,为黄色成形便,肛门有坠感,舌淡红,苔白,脉弦细,纳食尚可,再予疏肝行气之剂。处方:原方去大黄,加柴胡5g、炒莱菔子3g,4剂,水煎服,一日一剂。

按:本案气机郁滞,通降失常,传导失职,不能宣达,糟粕内停,不得下行,而致大便不畅。病位主要在大肠,同时与肺、脾、肾等脏腑的功能失调有关。本案为气秘,属实证,为邪滞肠胃,壅塞不通所致,治疗上以行气为主,予泻热通导之法。患者初诊时,大便数日一行,肠道气机不畅,传化失职,故重视对气机的调畅,参用理气沉降之品以助行滞。二诊时,排便不畅、便后坠感较前明显缓解,故调气时参以提升之品,以免重伤中气。

观其组方,制大黄味苦,性寒,其性沉而不浮,其用走而不守,其力猛而下行,能荡涤胃肠实热,清除燥结积滞。枳实味苦、辛、微酸,性微温,入脾、胃经,长于破滞气、行痰湿、消积滞、除痞塞,为脾胃气分之药。木香味苦,性温,入脾、胃、大肠、胆经,能升降诸气,善于泄肺气、疏肝气、和脾气,为宣通上下、畅利三焦气滞的要药。槟榔入胃、大肠经,辛温通散,苦温下降,能消积导滞、行气利水,木香与槟榔合用,行气消滞力增。桃仁活血祛瘀、润肠通便;柴胡疏肝解郁。陈皮归脾、肺经,与木香、枳实同用,可增强行气止痛之功。茯苓健脾渗湿和中,《本草衍义》记载:"此物行水之功多,益心脾不可阙也。"

验案二（程亦成医案,1956 年）

柯某某,女,62 岁,1956 年 2 月 11 日初诊。大便秘结,数日一更衣,坚硬难以排出,胸前窒闷不通,口干薄苔而微黄,面微浮,此乃腑气不通之象,舌淡红,苔薄白,脉细。拟予补脾益肺、润肠通便之剂。处方:野苓 3 钱,大贝母 2 钱,生薏仁 3 钱,瓜蒌仁 2 钱,火麻仁 4 钱,米炒枇杷叶 1 钱 5 分,光杏仁(杵)3 钱,金扁斛 1 钱 5 分,炒陈大麦 3 钱,生谷芽 3 钱,炒冬瓜子 2 钱,松子仁 2 钱。

按:患者年老体虚,阴阳气血亏虚,阳气虚则温煦传送无力,阴血虚则润泽荣养不足,导致大便不畅。病位主要在大肠,同时与肺、脾、肾等脏腑的功能失调有关。本案为气虚秘,属虚证,治以补脾益肺、润肠通便之法。方中枇杷叶归肺、胃经,肃降肺气。炒苦杏仁归肺、大肠经,辛苦甘温而利,辛能散邪,苦可下气,润能通便,温可宣滞。贝母开郁、下气、润肺,肺与大肠相表里,因肺虚不能布津,大肠失润,于润肠通便药之中,增入开提肺气之品,使肠润便通。生薏仁健脾。瓜蒌润肺燥,利大肠,止消渴,用于肠燥便秘。火麻仁性质平和,功专滋养润燥,滑肠通便,又兼补虚,为润下要药。石斛养阴清热、益胃生津,以达"增水行舟"之效。

第四章　肝胆病证

第一节　胁　痛

胁痛是指以一侧或两侧胁肋部疼痛为主要表现的病证。胁，指侧胸部，为腋部以下至第十二肋骨部尽处的总称。《医宗金鉴》："其两侧自腋而下，至肋骨之尽处，统名曰胁。"

一、病证认识

有关胁痛的记载，最早见于《黄帝内经》，如《素问·举痛论》："寒气客于厥阴之脉，厥阴之脉者，络阴器系于肝，寒气客于脉中，则血泣脉急，故胁肋与少腹相引痛矣。"《素问·脏气法时论》："肝病者，两胁下痛引少腹，令人善怒。"《素问·刺热论》："肝热病者，小便先黄……胁满痛，手足躁，不得安卧。"此外，《灵枢·五邪》言："邪在肝，则两胁中痛，寒中，恶血在内。"明确指出了本病的发生主要与肝胆病变有关。

后世医家在《黄帝内经》基础上，对胁痛的病因病机及临床特征又有了进一步认识。如《诸病源候论·心腹痛病诸候·胸胁痛候》言："胸胁痛者，由胆与肝及肾之支脉虚，为寒所乘故也……此三经之支脉并循行胸胁，邪气乘于胸胁，故伤其经脉。邪气之与正气交击，故令胸胁相引而急痛也。"指出胁痛的发病脏腑主要与肝、胆、肾相关。严用和《济生方·心腹痛门·胁痛评治》认为胁痛主要由情志不遂所致，"夫胁痛之病……多因疲极嗔怒，悲哀烦恼，谋虑惊忧，致伤肝脏。肝脏既伤，积气攻注，攻于左，则左胁痛；攻于右，则右胁痛；移逆两胁，则两胁俱痛。"《景岳全书》进一步指出，胁痛的病因主要与情志、饮食、房劳等关系密切，并将胁痛分为外感与内伤两大类。如《景岳全书·胁痛》曰："胁痛有内伤外感之辨，凡寒邪在少阳经，乃病为胁痛耳聋而呕，然必有寒热表证者方是外感；如无表证，悉属内伤。但内伤胁痛者十居八九，外感胁痛则间有之耳。"徐春甫《古今医统大全·胁痛》说："两胁俱痛，当分内外之因。内因七情气结，饮食过度，冷热失调，颠扑伤形者；或痰积流注，气血相搏，皆能为痛，此内因也；伤寒少阳耳聋胁痛,风寒所袭而为两胁下作痛,此外因也。"叶天士《临证指南医案·胁痛》说:"胁痛一症,多属少阳、厥阴。伤寒胁痛,皆在少阳胆经,以胁居少阳之部。杂证胁痛,皆属厥阴肝经,以肝脉布于胁肋……其证有虚有实,有寒有热,不可概论。"

综上所述,情志不遂、饮食不节、跌仆损伤、久病体虚等多种因素,导致肝气郁结,肝失条达;瘀血停着,痹阻胁络;湿热蕴结,肝失疏泄;肝阴不足,络脉失养等诸多病理变化,最终导致胁痛发生。

二、论治特色

1. **强调外感内伤、寒热虚实之辨治**　胁痛实证以气滞、血瘀、湿热为主,多病程短,来势急,症见疼痛较重而拒按,脉实有力。虚证多为阴血不足,脉络失养,症见其痛隐隐,绵绵不休,且病程长,来势缓,并伴见全身阴血亏耗之证。《证治汇补·胁痛》言其治疗"宜伐肝泻火为要,不可骤用补气之剂,虽因于气虚者,亦宜补泻兼施……故凡木郁不舒,而气无所泄,火无所越,胀甚惧按者,又当疏散升发以达之,不可过用降气,致木愈郁而痛愈甚也。"程钟龄《医学心悟·胁痛》:"伤寒胁痛,属少阳经受邪,用小柴胡汤。杂症胁痛,左为肝气不和,用柴胡疏肝散。七情郁结,用逍遥散。若兼肝火、痰饮、食积、瘀血、随症加药。右为肝移邪于肺,用推气散。凡治实证胁痛,左用枳壳,右用郁金,皆为的剂。然亦有虚寒作痛,得温则散,按之则止者,又宜温补,不可拘执也。"

2. **治胁痛须分在气和在血**　胀痛多属气郁,且疼痛游走不定,时轻时重,症状轻重与情绪变化有关;刺痛多属血瘀,且痛处固定不移,疼痛持续不已,局部拒按,入夜尤甚。汪蕴谷《杂症会心录·胁痛》认为内伤胁痛不外乎气、血两端,临床应注意区分在气在血和寒热虚实的不同以选择治疗方法:"痛在气分者,治在气。寒者温之、虚者补之、热者清之、实者泄之,血药不宜用也……痛在血分者,治在血。血虚者以血药补之,血热者以阴药滋之,血实者以苦药通之,气药不宜用也。"

三、验案举隅

验案一(程亦成医案,1968年)

患者章某,男,36岁,1968年9月19日初诊,右腰作痛,大便日解数次,质硬,乏力,尿不黄,予以和中调气,处方:茯苓3分,炒谷麦芽各3分,广木香2分,川郁金2分,丹参1钱半,焦内金1钱半,制香附2钱,青陈皮各 1 钱，元胡 1 钱半。

按：本案患者肝气郁结，胃失和降，引起腰（胁）痛、大便异常，治宜疏肝和气调中，方中香附疏肝理气；茯苓、鸡内金、炒谷芽、炒麦芽健脾和中；青皮、陈皮、木香行气健脾，一则可协香附疏肝理气，二则可助茯苓、鸡内金健脾和中；郁金、丹参、元胡可活血以止胁痛，另郁金亦可疏肝解郁。新安程氏内科运用疏肝理气药时，往往选择香附、佛手、郁金、川楝子、绿梅花等，疏肝理气而又不伤阴，尤其是患者素体阴虚或恰逢秋燥之际时，更应注意疏肝气而不劫伤肝阴，这也是中医"因人制宜""因地制宜"思想的体现。

验案二（程亦成医案，1991 年）

患者李某，男，41 岁，1991 年 11 月 1 日初诊，右胁下胀痛时作，每受凉、疲劳则发，背胀，恶心，脉细缓，苔薄白，大便二三日一次，B 超提示：胆囊炎、胆石症（大小数枚）。宜疏肝理气为治。处方：茯苓 10g，法半夏 5g，炒枳实 10g，没药 5g，香附 10g，炒谷麦芽各 10g，炒神曲 10g，川郁金 10g，连钱草 20g，广木香 3g，炒黄芩 10g，佛手 3g。

1991 年 11 月 6 日复诊：痛平，尚有胀感，脉弦细，大便日行一次，上方去炒黄芩，加焦内金 5g，连钱草改为 24g。

按：患者肝失疏泄，郁久化热，湿热蕴蒸于肝胆，疏泄失常，累及胆腑，精汁通降不畅，日久而成砂石，阻塞胆道而发病。历史文献中无胆石症病名，但在"胆胀""结胸"等病的描述中，其症状体征与本病极为相似。治疗应注重标本兼治，疏肝利胆，清热利湿。方中连钱草为君药，有清利湿热、通淋排石之效；香附、郁金、佛手疏肝理气；茯苓、炒谷麦芽、炒神曲、木香、枳实和中调气；黄芩清热燥湿。

验案三（程亦成医案，1992 年）

患者汪某，女，1992 年 5 月 11 日初诊，右季肋按之疼痛，感冒十余日，外证已解，咳未平。处方：桑叶 9g，菊花 9g，杏仁 10g，连翘 9g，法夏 5g，防风 4g，茯苓 9g，广陈皮 5g，香附 9g，橘络 10g，丝瓜络 10g，鬼箭羽 10g，蒲公英 10g。

复诊：胁痛大减，咳嗽，纳谷不馨。处方：杏仁 10g，丝瓜络 5g，紫菀 5g，款冬花 5g，蒸百部 15g，荆芥 3g，鬼箭羽 10g，蒲公英 12g，橘络 10g，佛耳草 10g，连翘 10g。

按：外感胁痛多为湿热外侵，肝胆失和，发病急骤，外有表证，伴有呕吐。此患感冒十余日，表证已解，咳嗽未平，右胁仍痛，此表证为寒热之象，而非表邪除尽。时值 5 月，春夏交接，观其用药，应为风热，故用桑菊饮轻宣之剂加减，方中鬼箭羽乃破血通经之药，以风邪未清，络气不和故也，"治风先治血，血行风自灭"，配合橘络、香附、丝瓜络通络之药，其效更佳；风热之邪未尽，肺胃两失，用杏仁、茯苓、半夏、陈皮之类宣降化痰。二诊胁痛大减，咳嗽仍具，胃失健运，表邪仍在，故以宣降肺气为主，辅以疏肝和胃通络之药，稍加解表之品。

第二节　黄　疸

黄疸是指因外感湿热疫毒、内伤饮食、劳倦或病后，导致湿邪困遏脾胃，壅塞肝胆，疏泄失常，胆汁泛溢，出现以目黄、身黄、小便黄为主症的一种病证，其中，目睛黄染尤为本病的重要特征。

一、病证认识

《黄帝内经》中即有关于黄疸病名和主要症状的记载，如《素问·平人气象论》说："溺黄赤，安卧者，黄疸……目黄者曰黄疸。"汉代张仲景《金匮要略·黄疸病脉证并治》把黄疸分为黄疸、谷疸、酒疸、女劳疸、黑疸五种，并对各种黄疸的形成机制、症状特点进行探讨，其创制的茵陈蒿汤、大柴胡汤等至今仍在临床上广泛使用。隋代《诸病源候论》根据本病发病情况和所出现的不同症状，区分为二十八候。宋代《圣济总录》又分为九疸、三十六黄。新安医家对黄疸也有着独特认识，徐春甫《古今医统大全》和罗周彦《医宗粹言》指出"疸证以湿热为源""名虽有五，总是湿热之所为也"。孙文胤在《丹台玉案·黄疸门》中亦提出："黄疸之症，皆湿热所成。湿气不能发泄，则郁蒸而生热。热气不能宣畅，则固结而生湿。湿得热而益深，热因湿而愈炽。二者相助而相成，愈久而愈甚者也。然求其湿热之所由生，未有不由于大醉大饱，及醉饱后贪睡久卧，与努力行房，而得者。或醉饱后入水洗浴，寒气敛束，密其腠理，汗不得出，以致湿热相感，而成此病焉。"《临证指南医案·疸》中对黄疸证治有较全面的论述："黄疸，身黄目黄溺黄之谓也，病以湿得之，有阴有阳，在腑在脏。阳黄之作，湿从火化，瘀热在里，胆热液泄……熏蒸遏郁，侵于肺则身目俱黄，热流膀胱，溺色为之变赤，黄如橘子色，阳主明，治在胃。阴黄之作，湿从寒水，脾阳不能化热，胆液为湿所阻，渍于脾，浸淫肌肉，溢于皮肤，色如熏黄，阴主晦，治在脾。"

总之，黄疸的病因主要有外感和内伤两方面，外感多属湿热疫毒所致，内伤常与饮食、劳倦、病后有关。黄疸的部位主要在脾胃肝胆，病理表现有湿热和寒湿两端。由于致病因素不同及个体素质的差异，湿邪可从热化或从寒化。阳黄、急黄、阴黄在一定条件下可以相互转化。

二、论治特色

1. 黄疸的治疗应分清阴阳表里不同 《古今医统大全·疸证门》指出："一身尽痛而黄者，湿邪胜，在表也。伤寒，当汗不汗则生黄，邪在表也，并宜汗之。不痛，干燥，热胜而黄，脉沉弦者，邪在表也，宜先下之。上膈烦闷，其脉浮，或欲呕者，宜先吐之。原发黄证，皆其湿热郁结，必表里分消疏利之，立愈矣。"

2. 黄疸的治疗大法，主要为化湿邪，利小便 化湿可以退黄，如属湿热，当清热化湿，必要时还应通利腑气，以使湿热下泄；如属寒湿，应予健脾温化。利小便，主要是通过淡渗利湿，达到退黄的目的。正如《金匮要略》所说："诸病黄家，但利其小便。"《古今医统大全·疸证门》中指出："黄疸多为脾湿不流并积热而成。此病目睛、皮肤、小水皆黄。必须利小水乃为捷径。小水一清，而黄即退。疸证虽有五种，总为湿热不散。"因此，阳黄证以清利湿热为主，阴黄脾虚湿滞者，治以健脾养血、利湿退黄。通利二便是驱逐体内湿邪的主要途径，无论湿热之轻重，苦寒攻下法的应用均有利于黄疸的消退。但需注意，苦寒攻下法须中病即止，以防损伤脾阳，故诊治中常加入顾护胃气之品。

三、验案举隅

验案一（程亦成医案，1968 年）

李某某，男，64 岁，1968 年 10 月 9 日初诊。患者素有咳血，近几日来右侧胁肋下疼痛，目黄，小便溲赤，大便不畅。诊断为黄疸，治以清热通腑，利湿退黄之剂。处方：茵陈 4 钱，炒麦芽 4 钱，炒黄芩 1 钱半，制大黄 1 钱半，连翘 1 钱半，焦山栀 2 钱，黄郁金 2 钱，鲜白茅根 1 两，茯苓 3 钱，生谷芽 3 钱，熟谷芽 3 钱，薄荷 8 分（后入）。

按：本案为黄疸，治疗时亦需健脾疏肝，以安未受邪之地。方中茵陈蒿为清利湿热退黄之要药，制大黄通导阳明之积，使湿热从大小便而去。茵陈蒿与大黄协同使用，增强退黄之功。郁金，《本草经疏》谓其"本入血分之气药，其治以上诸血证者，正谓血之上行，皆属于内热火炎，此药能降气"。连翘、薄荷疏肝理气止痛。白茅根利湿清热，使邪从小便而去。茯苓、炒麦芽、生熟谷芽健脾益气。

验案二（程亦成医案，1991 年）

谢某某，男，29 岁，1991 年 11 月 14 日初诊。患者目黄如金，背胀，大便尚正常，纳食尚可，苔黄而干，脉弦。治以清利湿热之剂。处方：茵陈蒿 24g，制大黄 10g，焦山栀 10g，茯苓 10g，法半夏 10g，川郁金 10g，炒谷芽 10g，炒麦芽 10g，生苡仁 10g，青蒿 10g，广木香 3g，垂盆草 15g，白茅根 30g，5 剂，水煎服，一日一剂。

1991 年 11 月 18 日二诊：口干见润，胸脘尚感室闷，前方去青蒿、苡仁，加内金 5g，炒丹皮 6g。

1991 年 12 月 6 日三诊：患者脘部已舒，纳增，黄退未净，治以清利湿热、健脾和胃之剂。处方：茵陈蒿 20g，制大黄 10g，焦山栀 10g，川郁金 10g，广皮 5g，广木香 3g，炒谷芽 10g，炒麦芽 10g，炒白术 5g，炒丹皮 10g，焦内金 6g，茯苓 10g，法半夏 5g，7 剂，水煎服，一日一剂。

按：本案为黄疸，程老治以清利湿热。方中茵陈蒿为利湿退黄之要药，吴又可谓"退黄以大黄为专攻"，两药相配，退黄之力倍增。垂盆草利湿退黄、清热解毒，现代医学表明该药物有保肝、降低血清谷丙转氨酶的作用。青蒿气味芳香，入肝胆经，本品得春升之令最早，故阴中有阳，降中有升，专走肝肾三焦血分，既能达于表，又能入于里，升发舒脾。《医林纂要》记载青蒿"清血中湿热，治黄疸及郁火不舒之证"。郁金、丹皮疏肝理气止痛，白茅根利湿清热，使邪从小便而去。炒麦芽、炒谷芽健脾益气。三诊时患者食欲增加、黄退未净，故方中酌加健脾益胃之药。临证时尚须注意，黄疸病机演变过程中，可伤及血分，故适当佐以活血化瘀之品有利于退黄。

第三节　积　聚

积聚是各种原因引起的腹部结块，以腹部或痛或胀为主症的病证，亦有痃块、癥瘕、癖块、痞块等别名。积聚乃积证与聚证的合称，积属有形，结块固定不移，痛有定处，病在血分，是为脏病；聚属无形，包块聚散无常，痛无定处，病在气分，是为腑病。因两者关系密切，故常一并论述。

一、病证认识

《黄帝内经》首先论述了积聚的形成和治疗原则。《灵枢·五变》说："皮肤薄而不泽,肉不坚而淖泽。如此,则肠胃恶,恶则邪气留止,积聚乃伤;脾胃之间,寒温不次,邪气稍至,蓄积留止,大聚乃起。"《难经·五十五难》指出:"积者五脏所生,聚者六腑所成。"汉代张仲景《金匮要略·五脏风寒积聚病脉证并治》进一步说明:"积者,脏病也,终不移;聚者,腑病也,发作有时。"其所制鳖甲煎丸、大黄䗪虫丸至今仍为治疗积聚的临床常用方剂。《诸病源候论·积聚病诸候》认为该病通常有一个渐积成病的过程,曰:"诸脏受邪,初未能为积聚,留滞不去,乃成积聚。"《医宗金鉴》阐述:"积聚、癥瘕、肠覃、石瘕、疝癖之疾,皆得之于喜怒不节则伤脏,饮食过饱则伤腑,肠胃填满,汁液外溢,为外寒所袭,与内气血、食物凝结相成也。"《古今医统大全·积聚门》亦指出:"寒温失节,饮食不消,聚结于内,染渐生长,块段盘牢不移动者是癥也……血不流而滞,故内结而为瘕也。"

总之,积聚主要是由情志失调、饮食不节、寒邪内犯、病后续发等因素导致肝脾受损,气机阻滞,瘀血内结而成。

二、论治特色

1. 重视后天,养正化积 "内伤脾胃,百病由生。"新安医家程雁宾老先生对积聚的辨证治疗重视"脾胃为后天之本"的作用。虚人脾胃虚衰,中气不足,邪气极易入侵而发为积聚;不当的治疗,又可耗伤脾胃之气,加重发病,形成恶性循环。因此治疗此病时,当重视健脾和胃,调补中焦,在方药的选择上,以脾经、胃经药物为主,重在健脾、和胃、祛湿、宽胸、化积,扶正以祛邪。积聚日久,容易损伤气血,攻伐之药用之过度,亦容易耗损正气,故在治疗积聚时,还要始终注意保护正气,防止攻伐太过,以达养正除积的目的。

2. 辨别虚实,分段论治 积聚辨证当辨虚与实。一般来说,聚证多实,治疗以行气散结为主。积证治疗宜分初、中、末三个阶段:初期属邪实,应予消散;中期邪实正虚,予消补兼施;后期以正虚为主,应予养正除积。正如程钟龄在《医学心悟·积聚》中所说:"治积聚者,当按初、中、末之三法焉。邪气初客,积聚未坚,宜直消之,而后和之。若积聚日久,邪盛正虚,法从中治,须以补泻相兼为用。若块消及半,便从末治,即住攻击之药,但和中养胃,导达经脉,俾荣卫流通,而块自消矣。更有虚人患积者,必先补其虚,理其脾,增其饮食,然后用药攻其积,斯为善治,此先补后攻之法也。"

三、验案举隅

验案（程雁宾医案，1954 年）

患者朱某，女，31 岁。1954 年 7 月 19 日初诊。脾脏肿大，按之坚硬，食则腹胀，形体尪羸，便微溏，每便胀且作痛，经来色淡而少，苔薄白，脉濡微数，体质虚弱，消化不良，面部已见微浮，有胀满之虞，拟以健中渗湿之治。处方：焦内金 1 钱 5 分，茯苓皮 3 钱，熟谷芽 1 钱 5 分，生谷芽 1 钱 5 分，薏苡仁 3 钱，腹皮 1 钱 2 分，无花果 1 钱 5 分，陈夏曲 1 钱 5 分，炒冬瓜子 3 钱，陈赤豆 3 钱，广木香 3 分。

按：本案当属积聚之积证末段，治以健脾补虚消积之法。方中焦内金消积滞，健脾胃；生、熟谷芽消食化积，健脾开胃，助焦内金补养后天之本，消除体内之积。薏苡仁健脾渗湿，除痹止泻。陈赤豆、茯苓皮、腹皮下气宽中，行水消肿，以消脾胃失健所致的水停之积，又可助前药补虚消积。无花果清热生津，健脾开胃，解毒消肿；陈夏曲化痰止咳，消食宽中；炒冬瓜子润肺化痰，消痈利水；三药合用，顾护脾土，又润肺金。广木香行气止痛，健脾消食，既顺肝气，又补脾虚。诸药合方，正气存内，积证自去。

第四节　鼓　　胀

鼓胀是指肝病日久，肝脾肾功能失调，气滞、血瘀、水停于腹中所致腹部胀大如鼓的一类病证，临床以腹大胀满，绷急如鼓，皮色苍黄，脉络显露为特征。

一、病证认识

鼓胀病名最早见于《黄帝内经》，如《灵枢·水胀》记载："鼓胀何如？岐伯曰：腹胀，身皆大，大与肤胀等也，色苍黄，腹筋起，此其候也。"较详细地描述了鼓胀的临床特征《诸病源候论·水肿病诸候》认为本病发病与感受"水毒"有关，将"水毒气结于内，令腹渐大，动摇有声"者，称为"水蛊"；并提出其病机是"经络否涩，水气停聚，在于腹内"。《丹溪心法·鼓胀》指出："七情内伤，六淫外侵，饮食不节，房劳致虚……清浊相混，隧道壅塞，郁而为热，热留为湿，湿热相生，遂成胀满。"《景岳全书·气分诸胀论治》说："单腹胀者名为鼓胀，以外虽坚满而中空无物，其象如鼓，故名鼓胀。又或以血气结聚,不可解散,其毒如蛊,亦名蛊胀,且肢体无恙,胀唯在腹,故又名为单腹胀"。《古今医统大全·胀满门》指出:"凡有七情思虑伤脾,及房劳过伤、饮食失节,则脾土之阴受亏,而转输之官失职,致使心肺之阳不降、肾肝之阴不升,而成天地不交之否。清浊相淆,而成壅塞;湿气不流,郁而为热;湿热积留,因成胀满。"《医宗粹言·鼓胀》中说:"盖此症多是气郁、劳役、酒色过度,以致阴血内乏,邪火妄动,故金有制而木得乘。木得乘而脾受伤,肺脾二经一虚,则正气失升降之宜,饮食失运化之体。"

总之,酒食不节、情志刺激、虫毒感染,以及黄疸、积聚失治等致肝、脾、肾三脏失调,气、血、水停聚腹中是鼓胀的主要病因和病机。

二、论治特色

用虫类药治疗瘀血证 鼓胀的基本病理变化总属肝、脾、肾受损,气滞、血瘀、水停腹中。病变脏器主要在于肝脾,久则及肾。因肝主疏泄,司藏血,肝病则疏泄不行,气滞血瘀。治宜活血化瘀,行气利水,可加用虫类药破血逐瘀通络。如吴崑《医方考·鼓胀门》:"腹胀有形块,按之而痛不移,口不恶食,小便自利,大便黑色,面黄肌错者,血证谛也。"用大黄䗪虫丸。方中"大黄,攻下之品也,引以干漆、虻虫、蛴螬、水蛭、桃仁之辈,则入血而攻血。芍药、地黄,生新血于去瘀血之际。杏仁、甘草,致新气于逐败之余。而黄芩之苦,又所以厚肠坚胃,而不为攻下所伤耳。"

三、验案举隅

验案一(程雁宾医案,1954年)

江某某,男,46岁,1954年6月27日初诊。始因肛门胀坠,二便不通,腰府难伸,已而腹部膨大,青筋暴露,跗肿,目珠带黄,于兹五月,脉虚促,苔白,咳间作气不利,湿滞于腑,肠痹不利致成膨胀,病久体疲,图治唯艰。拟带皮苓4钱,洗腹皮1钱2分,制夏曲3钱,生熟谷芽各2钱,泽泻1钱,莱菔种(即莱菔子)1钱5分,陈匏皮1钱5分,焦内金2钱,陈赤豆3钱,生苡仁4钱,炒冬瓜皮3钱,陈大麦梗5尺。

6月29日二诊:服两剂,各候尚无进退,姑守原备酌。去洗腹皮、莱菔种,加刺川朴1钱2分、光杏仁2钱。

按语:本案系因二便不通致腹部膨大,青筋外露,足肿,病位在肠腑,病机主要为湿滞于腑,治当健脾利湿。方中薏苡仁、谷芽、陈匏皮(陈葫芦壳)、麦梗、赤豆、冬瓜皮以食为药,顾护脾胃;薏苡仁、茯苓淡渗利湿;夏曲、谷芽、焦内金健运脾胃。"治湿不利小便，非其治也"，故以赤豆、冬瓜皮、泽泻、陈大麦梗利水消肿，使湿从小便去。川朴燥湿消痰，下气除满，杏仁降气平喘通便。

验案二（程雁宾医案，1954 年）

程某某，男，29 岁，1954 年 5 月 29 日诊，腹左疟母坚大，食则胀闷，肢倦乏力，面黄，大便溏薄，腰酸，血吸虫医治后便血已弭，而消化不良，午后足跗亦浮，脾不健运久延，当防胀满。拟以健中渗湿为治。拟野茯苓 3 钱，制夏曲 1 钱 5 分，生苡仁 3 钱，谷芽 5 钱，焦内金 1 钱 5 分，广木香 3 分（饭作丸分吞），无花果 2 钱，广皮 8 分，陈大麦 2 钱，陈赤豆 3 钱。

按：本案因血吸虫病后腹大胀满，消化不良，病位在脾胃，病机主要为脾失健运，治当健中渗湿。方中茯苓、苡仁、赤豆健脾渗湿，夏曲、谷芽、大麦、焦内金健运脾胃，助脾运化，木香、陈皮行气理气，调畅中焦气机，无花果健脾开胃，解毒消肿。方中以健脾渗湿为主，辅以行气消食之品，加速中焦运化之力。"中央健，四旁如"，脾胃为后天之本，气血生化之源，脾胃功能恢复则胀满自消。

第五节　头　　痛

头痛是以头部疼痛为主要表现的病证，是临床常见的自觉症状，可单独出现，亦见于多种急慢性疾病的过程中。

一、病证认识

头痛一证首载于《黄帝内经》，《素问·风论》称之为"首风""脑风"，描述了其临床特点，并指出外感与内伤是导致头痛发生的主要病因。如《素问·风论》谓："新沐中风，则为首风""风气循风府而上，则为脑风"。并认为六经病变皆可导致头痛。汉代张仲景在《伤寒论》中论及太阳、阳明、少阳、厥阴病头痛见症，并列举了头痛的不同治疗方药，如厥阴头痛，"干呕，吐涎沫，头痛者，吴茱萸汤主之"。李东垣《内外伤辨惑论》分为外感头痛和内伤头痛，根据症状和病机的不同而有伤寒头痛、湿热头痛、偏头痛、真头痛、气虚头痛、血虚头痛、气血俱虚头痛、厥逆头痛等，并补充了太阴头痛和少阴头痛。《丹溪心法·头痛》还有痰厥头痛和气滞头痛的记载，并提出分经论治的观点："如不愈各加引经药，太阳川芎，阳明白芷，少阳柴胡，太阴苍术，少阴细辛，厥阴吴茱萸。"至今对临床仍有指导意义。部分医著中还记载有"头风"一名，王肯堂《证治准绳·头痛》说："医书多分头痛、头风为二门，然一病也，但有新久去留之分耳。浅而近者名头痛，其痛猝然而至，易于解散速安也。深而远者为头风，其痛作止不常，愈后遇触复发也。"清代医家王清任大倡瘀血之说，《医林改错·头痛》论述血府逐瘀汤证时说："查患头痛者，无表症，无里症，无气虚痰饮等症，忽犯忽好，百方不效，用此方一剂而愈。"至此，对头痛的认识也日趋丰富。

一般来说，头痛之病因不外外感与内伤两类。若六淫之邪上犯清空，阻遏清阳，或痰浊、瘀血痹阻经络，壅遏经气，或肝阴不足，肝阳偏亢，或气虚清阳不升，或血虚头窍失养，或肾精不足，髓海空虚，均可导致头痛的发生。

二、论治特色

1. 治头痛须分内外 辨治头痛需分外感和内伤。外感头痛治疗主以疏风，兼以散寒、清热、祛湿。用药多在辛散轻扬的基础上，佐以清利头目、缓解头痛之品。防风、菊花、荆芥、薄荷等为基本药，偏热者加栀子、桑叶；偏寒者加羌活；偏湿者加苍术、薏苡仁。内伤头痛则以平肝、滋阴、化痰、祛瘀为主。如程雁宾先生治疗内伤头痛一证时，虽着眼于肝风肝阳，而本乎于肝肾之阴，从其所治的头痛验案中可以看出，无不以息风和阳、滋补肝肾为法则，或和络，或涤痰，或泻火，相机而行。

2. 内伤头痛注重从肝论治 《素问·五脏生成》："头痛巅疾，下虚上实。"下虚多为肾虚或肝肾亏虚，而上实多为肝的病变反应。肝的功能失调导致阴血亏虚及气血运行逆乱、瘀滞，这是内伤头痛的常见病理变化，从而出现虚实不同的头痛症状。因此，在内伤头痛的辨治过程中，应重视从肝论治。如程雁宾先生治疗肝阳头痛时，认为肝阳逆动，气血逆乱，阴阳不相顺接，引起气机失常，扰乱清窍，从而导致头痛，用药多选钩藤、珍珠母、石决明等平肝息风、滋阴潜阳之品。

三、验案举隅

验案一（程雁宾医案，1954年）

汪某，女，21岁，5月28日初诊。素有肝阳头痛时作，作则痛而眩晕，目眩眩然，然近更居经三月，肢体疲倦，脉滑，舌苔薄白，似有孕象，以育阴调肝为治。处方：蒸归身1钱2分，野茯神3钱，西粉草（甘草）3分，炒白芍1钱5分，丝瓜络1钱，荷叶边1钱2分，石决明2钱，生麦芽3钱，川杜仲1钱，杭甘菊1钱5分，夏枯草1钱5分，生苡仁2钱。

二诊头痛见减，眩晕目花渐缓，而腰或仍作痛，有时面热，再拟守前治。

按：本案系因肝阳偏亢致头痛眩晕，病位在肝，病机主要为肝阴不足，不能制约肝阳，以致肝阳亢逆。治当育阴调肝。方中茯神可疗风眩（《名医别录》）。白芍味酸入肝，擅于养血柔肝，使肝体得濡，肝用复常，则肝气条达。石决明质重潜阳，专入肝经，而有平肝阳之功，为平肝潜阳重镇之要药。与白芍、夏枯草、菊花配伍可治头晕头痛。杜仲补肝肾，强筋骨。程氏用药以顾护脾胃为本，用丝瓜络、荷叶边、生麦芽、生苡仁，不仅可升发脾气，还使肝气条畅。

验案二（程雁宾医案，1954年）

胡某，女，37岁，6月30日初诊。脑者髓海，神经之总汇，肝阳偏亢，脑失宁谧，两月前颠脑作痛，或作或辍，继更眩晕，目眩眩然，视物不清，且曾一度唇掣舌强，晕不能言，此皆风阳不静，上冲于脑也，静养为要，以免仆中。处方：珍珠母3钱，炒白芍1钱5分，双钩藤1钱5分，野茯神3钱，怀牛膝1钱5分，炒杭甘菊1钱5分，左牡蛎2钱，桑椹子1钱5分，金石斛1钱5分，炒荷叶筋1钱，丝瓜络1钱5分，夏枯草1钱2分。

7月10日二诊：据述前药服后，头痛已止，目花稍减，唇掣晕厥未作，唯目珠尚胀，精神疲乏，肢体软倦，二诊方去荷叶筋、丝瓜络、夏枯草，再守原损益之。

按：本案系肝阳偏亢，阳亢化风，横窜络脉，扰动清窍，故可见颠脑作痛，或作或辍；风阳上扰，舌络瘀滞，故唇掣舌强，昏不能言。此病当警惕发生中风的可能。治当平肝潜阳，息风止痛。方中钩藤清热平肝，息风止痉；芍药和肝血、养肝阴、柔肝解痉，二药均入肝经，有疏肝风、调肝气、解痉止痛之用。菊花散风清热、平肝明目，可治肝阳头痛、眩晕。珍珠母、左牡蛎咸寒入肝，有平肝潜阳，益阴之功，适用于肝阴不足、肝阳上亢所致的头痛、眩晕等症，与钩藤、菊花等配伍，可增平肝潜阳之效。怀牛膝滋补肝肾，又为引经之药，可引血下行，以降上炎之虚火。金石斛是养阴良药，不仅滋补胃阴，亦养肝阴。两者相配可治疗阴虚阳亢之眩晕头痛。桑椹子能滋肝肾之阴，以食为药。患者初诊服药后，头痛已止，唇掣晕厥未作，疗效显著，故再守原方服用。纵观此方，程氏充分认识到内伤头痛眩晕与肝肾关系密切，治疗以滋补肝肾，平肝潜阳。并注意到预防调护应以静养为要，以防发生卒中。

第六节　眩　　晕

眩晕是以头晕眼花为主要临床表现的病证。眩是指眼花或眼前发黑，晕是指头晕或感觉自身或外界景物旋转。二者常同时并见，故统称为"眩晕"。轻者闭目即止；重者如坐车船，旋转不定，不能站立，或伴有恶心、呕吐、汗出，甚则昏倒等症状。

一、病证认识

眩晕最早见于《黄帝内经》，称之为"眩冒"。《黄帝内经》对本病有较多论述，认为眩晕属肝所主，与髓海不足、血虚、邪中等多种因素有关。如《素问·至真要大论》云："诸风掉眩，皆属于肝。"《灵枢·海论》曰："髓海不足，则脑转耳鸣，胫酸眩冒。"《灵枢·卫气》云："上虚则眩。"《灵枢·大惑论》说："故邪中于项，因逢其身之虚……入于脑则脑转，脑转则引目系急，目系急则目眩以转矣。"《素问·六元正纪大论》云："木郁之发……甚则耳鸣眩转。"汉代张仲景提出痰饮是眩晕发病的原因之一，用泽泻汤及小半夏加茯苓汤治疗。宋代《重订严氏济生方·眩晕门》指出"所谓眩晕者，眼花屋转，起则眩倒是也。由此观之，六淫外感，七情内伤，皆能所致"，首次提出外感六淫和七情内伤致眩说。《素问玄机原病式·五运主病》中言："所谓风气甚，而头目眩运者，由风木旺，必是金衰不能制木，而木复生火，风火皆属阳，多为兼化，阳主乎动，两动相搏，则为之旋转。"主张眩晕的病机应从风火立论。而《丹溪心法·头眩》则强调"无痰则不作眩"，提出了痰水致眩学说。明清时期对于眩晕发病又有新的认识。《景岳全书·眩运》指出"眩运一证，虚者居其八九，而兼火兼痰者，不过十中一二耳"，强调"无虚不能作眩"。《医学正传·眩运》言："大抵人肥白而作眩者，治宜清痰降火为先，而兼补气之药。人黑瘦而作眩者，治宜滋阴降火为要，而带抑肝之剂。"指出眩晕发病有痰湿及真水亏虚之分，治疗亦当分别针对不同体质及证候，辨证治之。此外，本书还记载了"眩运者，中风之渐也"，认识到眩晕与中风之间有一定内在联系。

总之，眩晕的病因主要有情志、饮食、体虚年高、跌仆外伤等方面。其病性有虚实两端，属虚者居多，如阴虚易肝风内动，血虚则脑失所养，精亏则髓海不足，均可导致眩晕。属实者多由于痰浊壅遏，或化火上蒙，而形成眩晕。本病的病位在于头窍，其病变脏腑与肝、脾、肾三脏相关。

二、论治特色

1. 眩晕治肝有多法 《素问·至真要大论》云:"诸风掉眩,皆属于肝。"肝为风木之脏,体阴而用阳,眩晕之病与肝关系最为密切。但由于患者体质因素及病机演变的不同,可表现为肝阳上亢、内风上旋;水不涵木、虚阳上扰;阴血不足,血虚生风;肝郁化火等不同证候,或常见风火相煽,风痰上扰。如程雁宾先生治疗眩晕一证时,常根据病机的异同,而选择平肝、柔肝、养肝、疏肝、清肝诸法,灵活运用,疗效显著。

2. 灵活运用化痰活血诸法 痰浊源于津液,瘀血源于血液,痰瘀同源,亦多相兼。清代唐容川《血证论》言"须知痰水之壅,由瘀血使然","血积既久,亦能化为痰水"。痰具有流动不测的特性,周身无处不到,亦无处不停,痰浊内阻,脉道不畅,血液停滞,形成瘀血;瘀血多固定,难以及时消散,又可加重气滞,致使痰湿内停;另外,眩晕患者以中老年人居多,年过半百,阴气自半,肝肾渐亏,血行迟缓,聚湿生痰,瘀滞不通之候随之出现。痰瘀同源异类,互结为患,眩晕乃成。程雁宾先生临床多从痰瘀论治眩晕,善用桃红四物汤合二陈汤加减。

三、验案举隅

验案一(程雁宾医案,1954 年)

黄某某,女,44 岁,6 月 21 日初诊。肝阳不静,气血郁络,服前药颇适,唯有头尚眩晕,肢麻,脘间食后尚不适,胃仍不能和降,再守原法为治。处方:野茯神 3 钱,旋覆花 1 钱 2 分,川杜仲 1 钱 5 分,薏苡仁 3 钱,生谷芽 3 钱,炒白芍 1 钱 5 分,制夏曲 1 钱 5 分,石决明 1 钱 5 分,萱草 1 钱 5 分,光杏仁 1 钱 5 分。

7 月 6 日二诊:眩晕、肢麻较减,喉间黏痰未尽,胸部尚感痞闷,守加。处方:原方去旋覆花、川杜仲,加海蛤壳 2 钱、鲜橘叶 3 片。

按:本案系因肝阳不静,气血郁络所致眩晕、肢麻;又因脾不运化,胃气不能和降,而致脘间食后不适。治当健脾和胃,平肝潜阳。方中,茯神可疗风眩;石决明为凉肝镇肝要药,善治头痛眩晕;杜仲滋补肝肾,可使肝阳得以潜藏,不再浮越;白芍养血敛阴、平抑肝阳,可治疗肝阳上亢,头痛眩晕;旋覆花,《本草衍义》载其"行痰水,去头目风……亦走散之药";制夏曲消食宽中;杏仁,《滇南本草》载其"止咳嗽,消痰润肺,润肠胃,消面粉积";程氏用药以顾护脾胃为本,如生谷芽、薏苡仁、萱草,不仅升发脾气,还可条畅肝气。患者复诊时眩晕、肢麻较减，但喉间黏痰未尽，胸部尚感痞闷，原方去旋覆花、川杜仲，加海蛤壳清肺化痰，鲜橘叶健脾开胃。

验案二（程亦成医案，1992年）

陈某某，女，60岁，6月20日初诊。头晕，上肢作麻，左手尤甚，颈疲，脉细，拟活血化瘀为治。处方：制乳香、没药各5g，当归9g，川芎3g，威灵仙10g，法夏5g，广皮5g，茯苓10g，红花6g，鸡血藤9g，大熟地9g，淫羊藿9g，赤芍6g。5剂，服药后好转。

按：本案系瘀血阻络，气血不畅，脑失所养，故见头晕；脉络不通，上肢作麻；血不养经，故颈疲。方中，制乳香活血祛风，舒筋止痛；常与没药相配，二药并用，"为宣通脏腑、流通经络之要药"（《医学衷中参西录》）。当归、川芎、红花、赤芍、大熟地为桃红四物汤之配方，可使瘀血祛、新血生、气机畅，化瘀生新。鸡血藤色赤入血，质润行散，具有活血舒筋，养血调经的功效，主治风湿痹痛，手足麻木。威灵仙祛除风湿、通络止痛，善治风湿痹痛、肢体麻木。淫羊藿味辛、甘，性温，归肝、肾经，可祛风除湿，《医学入门》记载："治偏风手足不遂，四肢皮肤不仁。"瘀血内阻，气机不畅，日久津凝为痰，方中半夏、陈皮二药配伍，相互促进，升降有序，使脾气运而痰自化，共奏燥湿化痰之功。

第七节 中 风

中风是以突发口眼㖞斜、半身不遂、舌强言謇，伴或不伴神志昏愦为主要表现的病证。本病发病突然、起病急骤，"若暴风之疾速"；又见症不一、变化多端，似自然风之"善行数变"，故名为"中风"。本病危险因素多样，病情变化迅速，具有高发病率、高致残率、高病死率的特点。

一、病证认识

有关中风的记载始见于《黄帝内经》。《黄帝内经》称之为"偏枯""薄厥""风痱""仆击"等，如《素问·通评虚实论》云："凡治消瘅、仆击、偏枯、痿厥，气满发逆，甘肥贵人，则高梁之疾也。"认为饮食肥甘厚腻，酿湿生痰，与中风发作密不可分。《灵枢·刺节真邪》云："虚邪偏客于身半，其入深，内居荣卫，荣卫稍衰，则真气去，邪气独留，发为偏枯。"认为外风侵袭、内虚生风，致经脉阻滞、气血不畅、筋脉失养而发病。《素问·调经论》云："血之与气，并走于上，则为大厥。"认为中风病机在于气血逆乱。至仲景年代，中风病名得以确立，《金匮要略·中风历节病脉证并治》记有"寸口脉浮而紧，紧则为寒，浮则为虚；寒虚相搏，邪在皮肤；浮者血虚，络脉空虚；贼邪不泄，或左或右；邪气反缓，正气即急，正气引邪，㖞僻不遂"。认为中风是由于人体的正气先虚，发生气郁血滞，偶触外风，诱而发病。唐宋前的观点总结而言即"内虚邪中"，仍是侧重外邪致患；而金元时期提出"内风论"，认为是本气自病，如刘河间主张中风由于"将息失宜而心火暴甚，肾水虚衰，不能制之，则阴虚阳实，而热气怫郁，心神昏冒，筋骨不用，而卒倒无所知也"；朱丹溪提出"中风大率主血虚有痰，治痰为先"；李东垣认为正气亏虚致病，"凡人年逾四旬，气衰者多有此疾"；张介宾明确提出"中风非风"，认为中风实为"内伤积损"。至清代，王清任则提出"气虚血瘀"中风说。

总之，中风的病因与内伤积损、情志过极、饮食不节、劳欲过度等有关；基本病机为阴阳失调，气血逆乱，直冲犯脑，致脑脉痹阻或血溢脑脉之外。病位在脑，涉及心、肝、脾、肾四脏。病理基础为肝肾阴虚。因肝肾之阴下虚，则肝阳易于上亢，复加饮食起居不当，劳累过度，情志刺激或气候骤变等诱因，气血上冲于脑，脑脉痹阻或血溢脑脉之外，神窍痹阻，故猝然昏仆、不省人事。

病理要素主要为风、火、痰、瘀。肝肾阴虚，气血衰少为致病之本，风、火、痰、瘀为发病之标，两者可互为因果。急性期以风、火、痰、瘀等标实为主，如病情剧变，诸病邪兼化夹攻于上，邪盛正衰，可以正虚为主，甚则出现正气虚脱。恢复期及后遗症表现为本虚或虚实夹杂，以气虚血瘀、肝肾阴虚为多，亦可见气血不足、阳气虚衰。而痰瘀互阻常贯穿于中风各个阶段。

二、论治特色

中风不同时期病机有异，应该抓住每个时期主要矛盾，再结合八纲辨证治疗。急性期中经络以平肝息风、化痰祛瘀通络为主；中脏腑闭证当息风清火、豁痰开窍、通腑泄热；中脏腑脱证需回阳救阴固脱；恢复期及稳定期根据证候表现分补心、肝、脾、肾。而在遵循以上治则的基础上，遣方用药亦有特色之处。

1. 从肝论治　水不涵木是中风的重要病理基础，因此柔肝育阴是贯穿全病程的重要治则。中风发病，一则肝阴不足，阴虚风动，携痰横窜发病；一则阴虚不能敛阳，阳气暴亢，激起风火气血痰瘀逆乱于上，清窍内闭而发病。二者皆由肝阴不足生风而起，故治以柔肝育阴、滋液息风为要。对于此类"内风"，《程杏轩医案》有如下记载："凡治风须分内外，外入之风，则可散，内出之风，散之益助其升腾鼓动之势……议以滋水涵木，和阳息风。"阴平阳秘，则风不起，痰火瘀血横窜上扰无以凭借，则病自平。

2. **重视导法** 中风中脏腑时，神志昏迷、不能苏醒，此时难以饮食，汤药不进，无法发挥作用，而导法遵中医学上病下治之旨，可引痰浊瘀邪自下焦排出，亦可通畅肠腑，且避免了对脾胃的伤害。程亦成在《中风重用导法治验》中曾记载临证所思："今中风之昏迷原因虽异，然中风（脑出血）重证，常并见胃肠道出血，审其病机，无非上部瘀热太甚，移于阳明而从下解。中医既有上病下取、釜底抽薪之法，何不因势利导，以导法（灌肠法）泄其瘀热？"所谓导法，是指引邪自下焦出，对于无法口服药物患者，常用药物保留灌肠法，可选牛黄、三七两药煎汤，发挥清心开窍、化痰祛瘀之功效。该法安全、简便，治疗中风重症，疗效亦佳。

3. **善用引经药** "引经之药，剂中用为向导，则能接引众药，直入本经，用力寡而获效捷也"。心主藏神，心窍通则神明有主，故具有芳香之气的开窍药在治疗中可发挥"向导"作用，上行开窍，协助其他药物进入特定靶点。临床用药时多选用石菖蒲、薄荷等，石菖蒲味辛、苦，归心经，性走窜，可上行入脑，醒神开窍，又可化痰浊之邪，一药多用，组方廉便。

三、验案举隅

验案一（程雁宾医案，1956 年）

患者许某某，女，74 岁，农民，就诊日期：3 月 11 日（复诊），右肢不利，舌强言謇，耳鸣流泪，肢麻，脉弦劲，内风鸱张，上冲颠脑，为偏中之象，会诊拟方备酌，各症彷彿，仍从原治。石决明（先煎）4 钱，双钩藤 3 钱，炒荷叶筋 2 钱，野茯神 3 钱，丝瓜络 2 钱，夏枯花 1 钱 5 分，炒白芍 1 钱 2 分，杭甘菊 2 钱，川杜仲 3 钱，生谷芽 2 钱。

按：患者中风中经络，内风强劲，治宜滋阴潜阳以化肝风。方中石决明为贝类药物，咸寒沉降，功擅潜降肝阳，清泄肝热，兼益肝阴，为凉肝镇肝之要药；杭甘菊疏风清热，归于肝经，专入阳分，"能治热头风旋倒地，脑骨疼痛，身上诸风令消散（《药性论》）"；双钩藤平肝定惊、夏枯花清肝除热、炒白芍柔肝养血,均以"肝"为重;肢麻不利,佐以丝瓜络通经络,和血脉;耳鸣泪流,配川杜仲补肝肾,强筋骨,"补肝经风虚";舌强在心,遂加野茯神宁心健脾,安神定志,兼"疗风眩(《别录》)";多药寒凉,配生谷芽顾护脾胃,又可疏肝解郁、调达肝气;炒荷叶筋升发清阳,可"上清头目之风热,止眩晕……头闷(《滇南本草》)",作为引使。

验案二(程亦成医案,1964 年)

患者王某某,男性,38 岁,已婚,山东人,干部。因突然剧烈头痛,颈项活动受限,并恶心呕吐 3 小时,于 1964 年 1 月 12 日晚 10 时入院。以往有淋病史,父亲曾患过梅毒,爱人有流产史。

入院检查:体温 35.8℃,脉搏 84 次/min,血压 120/90mmHg,发育中等,营养尚可,痛苦面容,神志清楚,皮肤无瘀斑、皮疹,表浅淋巴结不肿大,两侧瞳孔等大等圆,对光反射存在,五官端正,无偏瘫现象,颈项强直,心、肺无异常发现,腹软无压痛,肝脾不肿大。巴宾斯基征(+),克尼格征(+)。

化验检查:未查出疟原虫。血沉 2mm/h。血小板 $145×10^9$/L,出血时间 1 分钟,凝血时间 1 分钟,凝血酶原时间 5 分钟,康氏试验(++),华氏试验阳性。

腰椎穿刺,脑压不高,先后三次(至服中药前一日止)穿出脑脊液均为血性。

诊断:①蛛网膜下腔出血;②梅毒。

经用金霉素、盐酸氯丙嗪(冬眠灵)、盐酸哌替啶(杜冷丁)及高渗葡萄糖输血和其他止血剂,效果不显。于 1 月 31 日开始加服中药,每日一剂,两天后头痛减轻,至第九天再行腰椎穿刺,脑脊液已转清,镜检无红细胞存在。现将中医治疗经过略述如下:

1 月 31 日:头痛如破,乍轻乍重,已二十天,面赤项强,温温欲吐,下肢抽掣而痛,甚则佝偻呼号,脉象弦数,苔黄无津,喜冷饮,脑脊液呈血性。拟方:双钩藤^{后下} 6 钱,生白芍 6 钱,大生地 5 钱,石决明^{先煎} 1 两,粉丹皮 3 钱,玳瑁片 2 钱,紫贝齿 3 钱,淡竹茹 3 钱,犀/羚角末^{分吞}各 4 分(犀角已禁用,现用水牛角代。全书同),石菖蒲 3 钱。

2 月 2 日:头痛大减,下肢掣痛业已轻松,舌津未回,恶心未除,从原方再进一筹。拟方:生白芍 6 钱,粉丹皮 3 钱,大生地 5 钱,玳瑁片 2 钱,青龙齿 3 钱,淡竹茹 3 钱,干苇茎 3 钱,旋覆花^{布包} 3 钱,金扁斛 2 钱,犀/羚角末^{分吞}各 4 分,石菖蒲 3 钱。

2月8日：腰椎穿刺，脑脊液色清。恶心呕吐渐止，颈项转为软和，尚有轻度阵发性头痛，大便坚硬不畅，舌根部苔黑而有芒刺，口干，喜食水果，再以前方加川军、麦冬、全瓜蒌等药泻热润下，涤其胃中热结。一星期后，上述诸症已罢，复以养阴和胃善其后。

按： 患者头痛、项强、面赤，伴呕吐、肢体抽痛，风象明显，兼有热象，乃肝阳化风，木火鸱张，不仅灼津耗液，且已迫血内溢，宜用柔肝潜阳，育阴生津，凉血息风之法，方选羚角钩藤汤加减。方中犀/羚角清热凉血、平肝舒筋，定风安魂；双钩藤平肝风而除热，适于"大人头旋目眩"（《本草纲目》），共为君药。生白芍柔肝血而止痛，可"收肝气逆疼，调养心肝脾经血"（《滇南本草》）；大生地滋阴清热凉血；粉丹皮和血、生血、凉血，治血中伏热，此三者走血分，意在清血中之热。石决明平肝潜阳、镇肝息风；玳瑁片平肝定惊，"治中风不语，精神冒闷及中恶不语"（《圣济总录》）；紫贝齿平肝安神，此三者合力，加强平肝息风之效。上六药为臣药。辅以淡竹茹除烦止呕，清热除痰，为佐药。石菖蒲辛散、开窍，引药入脑，为使药。

后诊风象大减，然阴虚火热仍壮，重在清热滋阴，而大减息风之药：去钩藤、石决明、紫贝齿，换青龙齿，同入肝经，"镇心，安魂魄"（《药性论》），清热除烦，而无息风之效；干苇茎清泄肺热；金扁斛清热养阴；旋覆花，花中独降，消痰、下气、止恶呕，亦能导邪下行。首诊方药，除竹茹外，均归肝经，多角度入手，滋肝阴、潜肝阳、凉肝血、息肝风，体现出从肝论治的特点。

验案三（程亦成医案，1980年）

庚申岁暮，同事徐某，卒得中风（脑出血）重症，中西医协力抢救三日，已用羚羊、犀角等平肝潜阳、凉血宁络之品，均不应效。患者昏迷渐深，面赤唇焦，口张目阖，声齁痰鸣，呼吸深缓，时见屏气，瞳孔右大左小，血压由高渐趋下降，刻诊舌暗红，苔黄燥，脉弦。乃以参三七20g煎汁，化西牛黄1g，分两次保留灌肠。是夜10时许，病者解出褐色稀便少许，经化验隐血阳性（停用牛黄后隐血转阴）。诘朝，痰平齁定，神志略见清醒，用药如旧，午后复解褐色稀便约100ml。夜间8时许，灌肠闭，即涌出柏油样便400g之多，神志顿觉清楚，目开言蹇，答问切意，呼吸平稳，两侧瞳孔等大。三朝再视，已能进食，改用汤剂口服，调理半载，竟获痊愈。

按： 患者中风中脏腑，神志不清，病势危笃。经会诊，考虑出血未止，

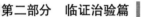
脑疝形成，可致应激性溃疡，不宜鼻饲给药。审其病机，为肝阳化风，上扰脑络，上部瘀热太甚，迫血外溢脉络而致病；患者既不能口服、鼻饲，可采中医上病下取、釜底抽薪之法，因势利导，以导法（灌肠法）泄其瘀热，参三七及化西牛黄清心开窍、化瘀止血，先使患者神清口开，打开通道，后续再口服汤剂，辨证施治，其法效佳。

第五章　肾系病证

第一节　水　肿

水肿是因感受外邪，饮食失调或劳倦过度等，使肺失宣降通调、脾失健运、肾失开阖、膀胱气化失常，导致体内水液潴留泛滥肌肤，以头面眼睑、四肢、腹背，甚至全身浮肿为临床特征的一类病证。

一、病证认识

本病《黄帝内经》称为"水"，并有"风水""石水""肾风""涌水"等名。《黄帝内经》已认识到水肿发病与肺、脾、肾有关，如《素问·水热穴论》："故其本在肾，其末在肺。"《素问·至真要大论》也指出："诸湿肿满，皆属于脾。"汉代张仲景《金匮要略·水气病脉证并治》称之为"水气病"，以表里上下为纲，分为风水、皮水、正水、石水、黄汗5种类型，又根据五脏病机及证候，将水肿分为心水、肝水、肺水、脾水、肾水；重视气化失常在本病发病中的重要地位，并明确提出"血不利则为水"。隋代巢元方《诸病源候论·水肿病诸候》始将"水肿"作为各种水病的统称，认为"水病无不由脾肾虚所为"。宋代严用和《济生方·水肿门》将水肿分为阴水和阳水两大类，指出："阴水为病，脉来沉迟，色多青白，不烦不渴，小便涩少而清，大腑多泄……阳水为病，脉来沉数，色多黄赤，或烦或渴，小便赤涩，大腑多闭。"

水肿的病因主要与风邪袭表、疮毒内陷、水湿内侵、饮食不节，以及体质因素、劳倦内伤、久病失治等有关。病位在肺、脾、肾，关键在肾。基本病机为肺失通调，脾失转输，肾失开阖，三焦气化不利，以致水液积聚，泛溢肌肤。病理性质有阳水、阴水之分，并可相互演变，或夹杂为病。

二、名家论述

1. **首辨阴水、阳水**　徐春甫在《古今医统大全·水肿门》中论述了阳水与阴水的区别："阳水者，遍身肿，烦渴，小便赤涩，大便秘……阴水者，遍身肿，不烦渴，大便溏，小便少、不涩赤"。叶天士在《临证指南医案·肿胀》中指出："水湿喘胀之证，以《内经》开鬼门取汗为表治，分利小便洁净府为里治，经旨《病能篇》谓诸湿肿满，皆属于脾，以健脾燥湿为稳治……不知凡病皆本乎阴阳，通表利小便，乃宣经气，利腑气，是阳病治法。暖水脏，温脾肾，补方以驱水，是阴病治法。"《医宗金鉴·幼科杂病心法要诀》云："水肿俱属脾肺经，肺喘脾胀要分明，上肿属风宜汗散，下肿属湿利水灵，通身肿者兼汗利，喘则逐饮胀则攻，再辨阳水与阴水，攻泻温补贵变通。"

2. **治疗原则发挥**　水肿以三焦升降失常、津液失于布散为本，风湿袭表、肺失宣肃、脾虚不运、脾肾阳衰为标，尤重调畅三焦气机以行气布津，治疗上以发汗、利尿、泻下逐水为法，兼以疏风除湿、健脾燥湿、温阳利湿、外疏内利等，根据辨证合方治疗，疗效甚佳。《古今医统大全·水肿门》曾言："大抵水肿之证虽多般，其要不出东垣仲景治法。身腰以上宜汗之，身腰以下宜利小水。此得《内经》所谓开鬼门、洁净府之义也。通身肿者，先须汗利之，使上下分消是也。"

三、验案举隅

验案一（程雁宾医案，1954 年）

程某，女，60 岁，1954 年 7 月 20 日初诊，右目已盲，左目膜障，瞳仁昏糊，白珠发赤，近日面目俱肿，时复咳嗽，脘间不舒，食后多嗳，肤痒起粒，病已沉痼，有失明之虞，以两调肺胃、利湿明目之治，仍希酌之。处方：野茯神 3 钱，夏枯草 1 钱，炒杭甘菊 1 钱 5 分，象贝 1 钱 5 分，生苡仁 3 钱，旋覆花 1 钱 2 分，谷精草 1 钱，生谷芽 3 钱，杏仁 1 钱 5 分，炒冬瓜子 2 钱，通草 3 分。

7 月 23 日复诊：面目肿已消，纳谷未健，大便尚秘，守加，去夏枯草。

按：本病当属湿热壅盛，三焦水道不利，气滞水停，故见面目俱肿，湿热阻滞，气机不畅，故见咳嗽，脘间不舒，食后多嗳；湿热蕴蒸肌肤，故见身痒。方中茯神甘淡，平，趋向沉降，为利水消肿之要药。生薏苡仁长于补脾利湿，兼有清热之效。杭菊花甘寒，清热而不伤津，《本草汇言》："旋覆花，消痰逐水，利气下行之药也。主心肺结气，胁下虚满，胸中结痰，痞坚噫气，或心脾伏饮，膀胱留饮，宿水等证。大抵此剂味咸以软坚散痞硬，性利以下气行痰水，实消伐之药也。"谷精草合通草共奏清热利湿之效；冬瓜子可利湿，杏仁善降肺气，肺宣发肃降正常，水道通调；谷芽健脾开胃。

验案二（程雁宾医案，1954 年）

吴某某，男，32 岁，1954 年 7 月 22 日初诊，足肿已退，面部又见微浮。

近日又感伤风，鼻流清涕，多嚏。依前法兼清解外邪。处方：野茯苓3钱，薏苡仁4钱，生谷芽3钱，制夏曲1钱5分，冬桑叶1钱，炒冬瓜子3钱，无花果1钱5分，土炒祁术1钱，广皮8分，焦内金1钱5分，陈赤豆3钱。

按：风邪束表，肺气不宣，故鼻流清涕，多嚏；肺失宣降，不能通调水道，故面肿。方中茯苓甘淡，平，趋向沉降，为利水消肿之要药。薏苡仁为淡渗清补之品，利水而不伤正，补脾而不滋腻；冬桑叶疏散表邪，清肺润燥。孙一奎在《赤水玄珠·水肿门》中强调："夫水气者，胃土不能制肾水，逆而上行，传入于肝，故令人肿。治者唯知泄水而不知益胃，故多下之，强令水出，不依天度流转，故胃愈虚，食不滋味，则发而不能治也……凡补胃不可使之壅滞，如本草叙赤小豆治水肿，通气补脾胃之类是也。"陈皮合陈赤豆健脾利湿，脾运化功能正常，水湿无源以生，冬瓜子可利湿，无花果合白术健脾开胃。

验案三（程雁宾医案，1954年）

吴某某，男，40岁，1954年7月26日初诊，先两足肿痒，面黄，湿邪内蕴也，愈后又感冒风邪，肺气不宣，气急不利，胸次筑闭，夜难安枕，经旬于兹，以宣肺祛风，佐以渗湿。处方：苦杏仁3钱，象贝1钱5分，冬桑叶1钱5分，丝瓜络1钱5分，旋覆花1钱2分，广橘络1钱5分，生苡米3钱，带皮苓3钱，生谷芽3钱，款冬花1钱2分，无花果1钱5分。

7月28日复诊，呼吸较利，咳嗽尚未已，苔薄白，脉微数，守原为治。

按：程氏认为本病当属风邪袭表，营卫不和，肺失宣降，不能通调水道，水液代谢失常，故足肿。病势迅速，风邪束表，肺气不宣，咳嗽气急不利，风邪夹热，故面黄，脉微数；津液内停，气机不利，故夜难安枕经旬。治疗宣肺祛风，佐以渗湿。杏仁合旋覆花善肃降肺气，共奏止咳之效；款冬花味辛，微苦，《神农本草经》："主咳逆上气，善喘，喉痹。"象贝清肺润燥，桑叶疏散风热，清肺润燥；丝瓜络《本草再新》述："通经络，和血脉，化痰顺气。"橘络《本草崇原》："橘瓢上筋膜，治口渴吐酒，煎汤饮甚效，以其能行胸中之饮，而行于皮肤也。"《本草便读》："橘络，甘寒入络，无甚功用，或可清络中之余热耳。"生苡米合带皮苓共奏利湿之效，无花果清热健脾。

第二节 淋 证

淋证是湿热蕴结下焦，肾与膀胱气化不利所致，以小便频数短涩，淋沥刺痛，欲出未尽，小腹拘急引痛为主症的病证。

清代程钟龄《医学心悟·热淋》中描述"淋者,小便频数,不得流通,溺已而痛是也。大抵由膀胱经湿热所致。然淋有六种,一曰石淋……二曰膏淋……三曰气淋……四曰血淋……五曰劳淋……六曰冷淋"。

一、病证认识

"淋"之名称,始见于《黄帝内经》。《素问·六元正纪大论》称其为"淋""淋闷"。汉代张仲景在《金匮要略·五脏风寒积聚病脉证并治》中称为"淋秘",将其病机归为"热在下焦";《金匮要略·消渴小便利淋病脉证并治》描述了本病症状:"淋之为病,小便如粟状,小腹弦急,痛引脐中。"《中藏经》对淋证进行分类,提出了冷、热、气、劳、膏、砂、虚、实八种。在病机认识方面,巢元方《诸病源候论·诸淋病候》提出:"诸淋者,由肾虚而膀胱热故也。"张景岳《景岳全书·淋浊》倡导"凡热者宜清,涩者宜利,下陷者宜升提,虚者宜补,阳气不固者宜温补命门"的治疗原则。

总之,外感湿热、饮食不节、情志失调、禀赋不足或劳伤久病,导致湿热蕴结下焦,肾与膀胱气化不利是淋证的主要病因病机。本病病位主要在膀胱与肾,并与肝脾等多脏相关,多以肾虚为本,膀胱湿热为标。病理因素主要为湿热之邪。

二、名家论述

1. 汪机《医学原理·淋闭门》记载:"夫气淋者,其症小便赤涩,常有余沥不尽。砂淋者,其症阴茎中有砂作痛,便溺不得猝出,砂出痛止。膏淋为病,溺浊如膏。劳淋为病,房劳即作。血淋为病,遇热即发,甚即溺血。"指出各种淋证有不同表现。气淋小腹胀满较明显,小便艰涩疼痛,尿后余沥不尽。石淋以小便排出砂石为主症,或排尿时突然中断,尿道窘迫疼痛,或腰腹绞痛难忍。膏淋证见小便浑浊如米泔水或滑腻如膏脂。劳淋小便不甚赤涩,溺痛不甚,但淋沥不已,时作时止,遇劳即发。血淋为溺血而痛。

2. 孙一奎《赤水玄珠·癃门》记载:"诸方中类多散热利小便,而于开郁、行气、破血、滋阴,盖少焉。若夫散热利小便,只能治热淋、血淋而已。其膏淋、沙淋、石淋三者,必须开郁行气,破血滋阴方可也。古方用郁金、琥珀开郁药也。用青皮、木香行气药也。用蒲黄、牛膝破血药也。用黄柏、地黄滋阴药也。东垣用药凡例:小腹痛用青皮、黄柏。夫青皮疏肝,黄柏滋肾,缘小腹、小便,乃肝肾之部位也。学者不可不知。"

三、验案举隅

验案（程雁宾医案，1954年）

江某某，男，69岁，1954年7月15日初诊，淋证，望七之年，下元已衰，肾阴不充，营火燔灼致泌尿系发炎，小溲色赤如血，频数不禁，溲后余沥不尽，会阴作胀，脉虚大弦，兹九月，拟以养阴消炎之治。处方：炒银花1钱5分，金扁斛1钱5分，白茅根3钱，野料豆1钱5分，生草梢4分，生谷芽3钱，野赤苓2钱，淡苁蓉2钱，炒白芍8分，生苡仁3钱，细生地1钱5分。7月21日二诊，复诊据述小溲见长，会阴胀减，溲后仍余沥不尽，守加，金扁斛改2钱。

按：本案患者年岁已高，肾阴亏虚，虚火内动，灼伤脉络，以致小便色赤如血。方中炒银花清热解毒，消炎退肿；金扁斛益胃生津，滋阴清热；白茅根凉血止血，清热利尿；野料豆补益肝肾，祛风解毒；生草梢泻火解毒，利尿通淋；野赤苓行水，利湿热，益心润肺；淡苁蓉补肾益精，润燥滑肠；炒白芍柔肝止痛，养血敛阴；生谷芽健脾开胃，和中消食；苡仁甘淡微寒，生用清热利水渗湿；细生地滋阴补肾，养血补血凉血。复诊时诸症已缓，故将金扁斛加至2钱。

第六章 气血津液病证

第一节 郁 证

郁证是以心情抑郁、情绪不宁、胸部满闷、胁肋胀痛，或易怒易哭，或咽中如有异物梗塞等为主要临床表现的病证。

一、病证认识

《黄帝内经》虽无郁证病名，但已有相关论述。如《素问·六元正纪大论》："郁之甚者，治之奈何……木郁达之，火郁发之，土郁夺之，金郁泄之，水郁折之。"同时也论及情志致郁，如《素问·举痛论》："思则心有所存，神有所归，正气留而不行，故气结矣。"《灵枢·本神》："愁忧者，气闭塞而不行。"汉代张仲景《金匮要略·妇人杂病脉证并治》记载："妇人咽中如有炙脔，半夏厚朴汤主之。""妇人脏躁，喜悲伤欲哭，象如神灵所作，数欠伸，甘麦大枣汤主之。"所创立的半夏厚朴汤、甘麦大枣汤等方剂沿用至今。《诸病源候论·气病诸候·结气候》："结气病者，忧思所生也。心有所存，神有所止，气留而不行，故结于内。"指出忧思会导致气机郁结。金元时期医家对于郁证的认识更加完善，如元代《丹溪心法·六郁》提出气、血、热、食、湿、痰"六郁之说"，将郁证列为专篇，创立六郁汤、越鞠丸等有效方剂。明代《医学正传》首先采用"郁证"这一病证名称。自明代之后，已逐渐把情志之郁作为郁证的主要内容。如《古今医统大全·郁证门》说："郁为七情不舒，遂成郁结，既郁之久，变病多端。"

总之，郁证发病总属情志失调，肝失疏泄，脾失健运，心失濡养，运化无力，气机不畅而造成。其病位主要在肝，病变涉及五脏乃至气血津液。基本病机是气机郁滞。病理因素主要有气滞、血瘀、湿阻、痰凝、热郁、食滞。

二、名家论述

1. 孙一奎在《赤水玄珠·郁证门》中对于气、血、痰、食、火、湿六郁有详细记载："气郁者，其状胸满胁痛，脉沉而涩……血郁者，其状四肢无力，能食，便血，脉沉涩而芤……痰郁者，其状动则喘，寸口脉沉而滑……食郁者，其状嗳酸，胸满腹胀，不能食，或呕酸水，恶闻食气……火郁者，其状瞀闷，小便赤涩，脉沉而数，骨髓中热，肌痹热，扪之烙手……湿郁者，其状周身肿痛，或关节痛，阴雨则发，体重，头重痛，脉沉而细。"又有："心郁者，神气昏昧，心胸微闷，主事健忘……肝郁者，两胁微膨，嗳气连连有声……脾郁者，中脘微满，生涎，少食，四肢无力……肺郁者，皮毛燥而不润，欲嗽而无痰……肾郁者，小腹微硬，精髓乏少，或浊或淋，不能久立……又有胆郁者，口苦，身微潮热往来，惕惕然如人将捕之。"表明郁证也分部位，应辨其所属病位，审因论治。

2. 程钟龄在《医学心悟·杂症主治四字论》中说道："郁用越鞠，而兼以逍遥，所谓以一方治木郁而诸郁皆解也，用药之妙，愈见精微。"认为郁证的治疗，气机通畅，郁病方得缓解，气机升降平衡，可使气、血、津液正常运行，脏腑功能得以规律运转。

根据郁证病位特点，在治疗上注重调补兼施，以疏肝理气为主，又重益气健脾，脾乃后天之本，气血生化之源，疏肝补脾，以扶正气，而肝气不疏、脾失健运则至心气血不足，其肝、心、脾同治，从本质上进行治疗。

三、验案举隅

验案一（程亦成医案，1992 年）

江某某，女，43 岁，1992 年 3 月 20 日初诊，神志受创致胸闷善太息，纳少乏力，夜寐欠安，予以舒郁宁神和胃之法。处方：茯苓 10g，法半夏 5g，广陈皮 5g，佛手 3g，焦山栀 5g，川郁金 10g，广木香 3g，香附 10g，浮小麦 30g，甘草 3g，五剂。

按：患者神志受创，致肝气郁滞，其过忧伤脾，健运失司，纳少乏力，心失所养，夜寐难安。病位在肝，涉及心、脾，当治其本，以疏肝理气为主要治则，配以健脾宁心。香附为疏肝理气要药，乃"气病之总司"；木香"散滞气，调诸气，和胃气，泄肺气"；郁金"清气化痰，散瘀血，其性轻扬，能散郁滞，顺逆气"，配以佛手，四药共达理气、疏肝、和胃之效。重用浮小麦，镇静安神，可缓解焦虑抑郁，治失眠。山栀清心凉血；茯苓、半夏、陈皮健脾和胃；甘草调和诸药。全方重散、通、兼和、补，既能疏理气机，又可健脾宁心，体现了程氏治疗特色。根据郁证病位特点，调补兼施，以疏肝理气为主，又重益气健脾，因脾乃后天之本，气血生化之源，疏肝补脾，以扶正气。如肝气不疏、脾失健运则心气血不足,而肝、心、脾同治,则可从根本上进行治疗,同时还要顾护脾胃。

验案二(程亦成医案,1992 年)

汪某某,女,39 岁,1992 年 4 月 6 日初诊,精神抑郁,胸闷善太息,夜不能寐,乏力,脉细涩,予宁神舒郁。处方:茯苓 10g,半夏 5g,川郁金 10g,香附 10g,生龙牡各 30g,炒酸枣仁 12g,川朴 5g,焦山栀 6g,浮小麦 30g,远志 5g,五剂。

1992 年 4 月 10 日二诊:症状减轻,头痛消,夜寐欠安,处方:酸枣仁增至 18g,加夜交藤 15g,五剂。

1992 年 4 月 17 日三诊:夜寐有所好转。予以处方:茯神 5g,半夏 5g,酸枣仁 20g,浮小麦 30g,焦山栀 5g,夜交藤 15g,香附 6g,生龙牡各 30g,郁金 10g,蒲公英 10g,生甘草 3g,五剂。

按:患者胸闷、善太息,病位在肝,涉及心、脾两脏,治宜疏肝宁心、健脾安神。方中茯苓合半夏,可健脾和中、利水宁心。郁金、香附行气解郁、活血宽胸,其中郁金乃治疗郁证要药,两药搭配,协同增效。川朴辛苦,行气降逆;龙骨、牡蛎镇惊安神;枣仁、远志补心安神、交通心肾;浮小麦益气养心除热,与枣仁搭配,其效加倍;山栀清心除烦。复诊时,患者症状减轻,夜寐仍欠安,故酸枣仁加量养心安神,加夜交藤滋心阴,宁心神。三诊时患者症状较前缓解,原方基础上加蒲公英清肝火。

验案三(程亦成医案,1992 年)

戚某某,女,47 岁,1992 年 3 月 20 日初诊,面微浮升火,胸闷喜太息,纳食不多,脉象弦细,面部四肢均有麻感,拟调肝和胃,活血舒筋为治。处方:茯苓 10g,法半夏 5g,当归 6g,生薏苡仁 10g,生谷芽 10g,广陈皮 5g,红花 5g,炒白芍 6g,白僵蚕 10g,炒白术 3g,丹参 10g,香附 10g,四剂。

1992 年 3 月 24 日二诊:面部绷急减轻,麻亦好转。处方:前方去白术,加生黄芪 9g。

按:本案治以疏肝理气、和胃降浊、舒筋活络。方中茯苓、半夏、白术、陈皮、薏苡仁健脾和胃、宁心安神;当归补血活血,为妇科调经补血佳品;红花、丹参活血通经,其中丹参还可清心安神除烦,现代药理研究表明其对中枢神经系统有一定的镇静作用。白芍平肝柔肝,养血调经,与当归同用作用更佳。香附乃"气病之总司,女科之主帅",入三焦经而善理气,为疏肝理气之佳药,还可调经止痛。诸药合用,疏肝、行气、活血、健脾、宁心。患者后期复诊,症状改善,去白术,加入生黄芪,可养血益气行滞。

第二节　血　证

凡血液不循常道，或上溢于口鼻诸窍，或下泄于前后二阴，或渗出于肌肤，所形成的一类出血性疾患，统称为血证。由于出血部位不同，内科常见有鼻衄、齿衄、咳血、吐血、便血、尿血、紫斑等血证。

一、病证认识

早在《黄帝内经》即记载了出血病证，对引起出血的原因及部分出血病证的预后有所论述。如《灵枢·百病始生》："卒然多食饮则肠满，起居不节，用力过度则络脉伤。阳络伤则血外溢，血外溢则衄血；阴络伤则血内溢，血内溢则后血。"《素问·大奇论》："脉至而搏，血衄身热者死。"汉代张仲景《金匮要略·惊悸吐衄下血胸满瘀血病脉证治》设立专篇论述数种血证与有关病证，并最早记载了泻心汤、柏叶汤、黄土汤等治疗吐血、便血的方剂，沿用至今。隋代巢元方在《诸病源候论·血病诸候》中将血证称为血病，并详细阐述了各种血证的病因病机。唐代孙思邈《备急千金要方》记载了一系列治疗血证较好的方剂，其中犀角地黄汤首载于该书，至今仍广泛应用。宋代严用和《济生方·失血论治》认为失血证可由多种原因导致："所致之由，因大虚损，或饮酒过度，或强食过饱，或饮啖辛热，或忧思恚怒。"而对血证的病机，则强调因于热者多。明代虞抟《医学正传·血证》最先将各种出血病证归纳在一起，并概之以"血证"之名。自此之后，血证之名即为许多医家所采用。明代缪希雍《先醒斋医学广笔记·吐血》提出了著名的治吐血三要法，即"宜行血不宜止血""宜补肝不宜伐肝""宜降气不宜降火"，强调了行血、补肝、降气在治疗吐血中的重要作用。明代张介宾《景岳全书·血证》对血证内容作了系统归纳，将引起出血的病机提纲挈领地概括为"火盛""气虚"两方面。清代唐宗海《血证论》是论述血证的专书，对各种血证的病因病机、辨证论治均有许多精辟论述，该书所提出的止血、消瘀、宁血、补血的治血四法，确实是通治血证之大纲。

总之，血证的基本病机可以归结为火热熏灼、迫血妄行及气不摄血、血溢脉外两类。火有虚实，气有盛衰。气火亢盛，血热妄行者属于实证；阴虚火旺，灼伤血络及气虚不能统摄血液者属于虚证。在病理演变上，多为实证向虚证演化。若开始为火盛气逆，迫血妄行，但在反复出血之后，则会导致阴血亏损,虚火内生;或因出血过多,血去气伤,以致气虚阳衰,不能摄血,甚至有气随血脱,亡阳虚脱之虞。在一定情况下,阴虚火旺及气不摄血,既是引起出血的原因,又是出血所导致的结果。此外,出血之后,离经之血,留积体内,蓄结而为瘀血,瘀血又会妨碍新血的生成及气血的正常运行,使出血反复难止。

二、名家论述

1. 血证诊治时应强调辨证病程新久与寒热虚实之间的关系,病程不同导致疾病虚实寒热不同,治则也有所不同。如孙文胤《丹台玉案·诸血门》曰:"看其色不鲜者,旧血也,勿以药止之。其色鲜者,新血也,所积者必不甚多,宜以药止之……治法未见血,则宜消宜和。既见血,则宜凉宜止。旧血未尽,则化其血。新血未尽,则补其血。因其势之轻重,而为缓急之施。"

2. 程杏轩强调血证治疗时应尽早补气调气,以免贻误时机,如《医述·血证》:"治血若不调气,而纯以寒凉是施,则血不归经,为寒所滞,虽暂止而复来也。且脾统血,寒凉伤脾,不能约束,其变可胜言哉……不独失血之后,当补气生血,以复其固有;即血未止之时,急当重固其气,所谓血脱者必先益气。人谓要用参,须待血止;余谓不用参,血必不止。直待血吐尽,而后议补,用参晚矣。"

三、验案举隅

验案一(程雁宾医案,1954年)

患者程某,男,20岁,1954年9月4日初诊,先寒热胁痛数日,昨遂咳红盈口,胁肤呼吸俱痛,时作嗳,肢节酸楚,气火郁勃,血络迸裂,肺胃两失展肃宣降,防壅涌。处方:藕节3钱,瓜蒌皮1钱半,炒枇杷叶2钱,丝瓜络1钱半,旋覆花1钱半,广橘络1钱,光杏仁2钱,生苡仁3钱,象贝母2钱,野苓3钱。

按:本案系感受邪气在先,日久气郁化火,气火损伤肺络,出现咳血,肺失肃降则胁肤呼吸俱痛,胃失和降,痰湿内生,故时作嗳,肢体酸楚,形成肺胃两失之候。方中藕节收敛止血,兼化瘀;瓜蒌皮理气宽胸;丝瓜络活血通络,配瓜蒌皮,理气活血而治胁肤痛;枇杷叶合旋覆花共奏清降肺气,和胃降逆之功;广橘络通络活血以防瘀留;光杏仁、象贝母苦泄润降,肃降肺气;生薏仁、野苓健脾益胃祛湿,以防痰湿内生。

验案二（程亦成医案，1968 年）

患者毛某，男，16 岁，1968 年 10 月 14 日初诊，鼻衄常作，唇赤口角溃破，拟凉血和胃。处方：生地 5 钱，丹皮 1 钱半，焦山栀 2 钱，白芍 1 钱半，炒小蓟 2 钱，白茅根（鲜）1 两，旱莲叶 3 钱，连翘 2 钱，忍冬藤 4 钱，四剂。

按：本案系胃热亢盛，上炎肺窍则鼻衄常作，胃火上熏口唇，则唇赤伴口角破溃，此属胃热炽盛之鼻衄，故以凉血和胃为治。方中生地黄清热凉血，养阴生津，为清热凉血、止血之要药；牡丹皮清热凉血，活血化瘀，治热入营血，迫血妄行所致衄血。二药相须为用，凉血兼能散瘀，清热又可宁络，相互协同，疗效倍增。焦山栀凉血止血，用于血热鼻衄；白芍收敛肝阴，养血凉血；小蓟、旱莲叶凉血止血；白茅根清热凉血，兼清肺胃之热；连翘、忍冬藤清热解毒，与牡丹皮联用可共治疮痈肿毒，治疗唇赤及口角溃疡。诸药合用，共奏凉血和胃之效。

第三节　痰　饮

痰饮是肺脾肾功能失调，津液不归正化而为饮邪，停积于体内某一局部所致的一类病证，又称饮证。根据饮停部位，又可分为痰饮、悬饮、溢饮、支饮。

一、病证认识

早在《黄帝内经》中就有"饮""饮积"之名。《素问·至真要大论》："太阴在泉……湿淫所胜……民病饮积心痛。"《素问·气交变大论》："岁土太过，雨湿流行，肾水受邪……甚则……饮发中满食减。"《素问·六元正纪大论》："土郁之发……民病……饮发注下。"认识到脾肾功能失调，水湿不归正化，即可停饮。汉代张仲景《金匮要略》设"痰饮"专篇，指出痰饮有广义和狭义之分。广义痰饮，是指饮的总称，分为"痰、悬、溢、支"四饮；狭义痰饮，则是指饮停胃肠之证。治疗方面，提出"病痰饮者，当以温药和之"的原则。唐代孙思邈《备急千金要方》则将痰饮分为五饮，并指出痰饮的产生与饮食不当相关："夫五饮者，由饮酒后及伤寒饮冷水过多所致。"金代张子和《儒门事亲》探讨了情志与痰饮发病的关系："其来有五：有愤郁而得之者，有困乏而得之者，有思虑而得之者，有痛饮而得之者，有热时伤冷而得之者。饮证虽多，无出于此。"

总之，痰饮的病因与外感寒湿、饮食不当，或劳欲所伤等有关；病机为肺与脾、肾功能失调，津液不归正化，停于体内某一局部，积而为饮。

二、论治特色

李用粹《证治汇补·饮症》提出本病的治疗次第："初宜分消，次宜调养，虚宜温中，久宜暖肾。"脾为生痰之源，肺为储痰之器，肺气不利，水液不行，则生痰湿，流注全身，发为痰饮，故在痰饮的任何阶段都要重视脾胃功能。临床在运用健脾化痰药物的同时，注意防苦温之药过于辛燥而伤肺阴，程氏多用杏仁、象贝等润肺化痰之类。

三、验案举隅

验案一（程雁宾医案，1956 年）

柯某某，男，67 岁，1956 年 5 月 14 日初诊，咳嗽喘息，卧则尤剧，胸次筑闭，初起两胁亦痛，发热颇重，脉数，左手细弱不应指，夜热甚则有谵语，近日痰出不爽而带紫黄色，苔白。此风邪袭肺而为支气管肺炎，老年体衰，防其窒息，拟方希酌服用：光杏仁 3 钱，旋覆花 1 钱 2 分，川橘络 8 分，丝瓜络 2 钱，大力子 1 钱 2 分，炒枇杷叶 1 钱 5 分，象贝母 2 钱，瓜蒌皮 2钱，海蛤壳 2 钱，炒冬瓜子 2 钱。

按：患者为支饮，风邪侵袭，肺气不利，络气不和，故喘息不得卧，两胁作痛，痰扰心神可见谵语，左手脉弱有肾不纳气之象，痰发紫黄色，有痰饮日久痹阻血脉而成咳血之虞，急当宣肺祛痰。大力子祛风解表；海蛤壳"治水气浮肿，下小便，治嗽逆上气，项下瘤瘿"；杏仁上入于肺，下走大肠，以升为降，散肺气壅塞，并能止咳平喘；旋覆花、枇杷叶、象贝母宣降上焦肺气；瓜蒌皮、橘络温化痰饮，运中焦脾气；丝瓜络、冬瓜子化痰通络，行气利水，利下焦肠气。全方宣肺化痰，三焦同治。

验案二（程雁宾医案，1956 年）

郑某某，男，39 岁，1956 年 5 月 29 日初诊，头痛眩晕，愈后近月余，脘间或觉刺痛，多嗳，有时喉间气梗，欲言不得，胸背或如针刺，肢间作麻，肠鸣辘辘，大便微溏，肝郁不舒，气机失其流畅，痰火凝阻。拟方：野茯神 3 钱，川橘络 2 钱，制夏曲 2 钱，旋覆花 2 钱，瓦楞子 2 钱，枇杷叶 2 钱，丝瓜络 1 钱 5 分，生谷芽 3 钱，瓜蒌皮 2 钱，象贝 1 钱 5 分，绿萼梅 3 分，光杏仁 2 钱。前药服四剂，未见增减，再守前法出入，上方去瓦楞子、绿萼梅。

按：患者肠间辘辘有声，此为痰饮。脘间刺痛，嗳气，喉中如物梗阻，为肝气不顺，胃受其冲，失于和降，反冲于上，法当疏肝和胃，故用绿萼梅疏肝理气，瓦楞子、枇杷叶和胃降逆；旋覆花、橘络辛苦合用，平调寒热；病家又胸背刺痛，盖脾胃运化失常日久，痰火内生，络气不和之故，故用象贝、瓜蒌皮化痰，丝瓜络通利脉气，余仍以健脾和胃之药。复诊病家诸证未见好转，去瓦楞子、绿萼梅，恐降气太过而清气不升之故。

第四节　消　渴

　　消渴是以口干多饮、多食、多尿，或伴体重减轻甚至消瘦为主症的病证。

一、病证认识

　　消渴之名，首见于《黄帝内经》。如《素问·奇病论》："有病口甘者，病名为何？何以得之？岐伯曰：此五气之溢也，名曰脾瘅……此肥美之所发也，此人必数食甘美而多肥也，肥者令人内热，甘者令人中满，故其气上溢，转为消渴。"认为过食肥甘，内热炽盛是其主要病因病机。汉代张仲景《金匮要略》设专篇讨论，并创白虎加人参汤、肾气丸等治疗方药。唐代王焘《外台秘要·消中消渴肾消方》引《古今录验方》指出"渴而饮水多，小便数……甜者，皆是消渴病也"，并在他篇提到"每发即小便至甜""焦枯消瘦"等，明确了消渴主要的临床证候特点。明代戴思恭《证治要诀》明确提出上、中、下之分类。明代王肯堂《证治准绳·消瘅》对三消的分类进行了规范："渴而多饮为上消（经谓膈消）；消谷善饥为中消（经谓消中）；渴而便数有膏为下消（经谓肾消）。"对后世消渴的辨证分型具有重要的指导意义。

　　总之，消渴常因禀赋不足、饮食不节、情志失调和劳逸失度，以致阴津亏耗、燥热偏盛而发。基本病机为阴虚燥热，以阴虚为本，燥热为标，两者互为因果。其病变脏腑主要在肺、胃、肾，尤以肾为关键。本病的病理因素主要是虚火、浊瘀。病理性质为本虚标实。而消渴病虽有在肺、胃、肾的不同，但常常互相影响。如肺燥津伤，津液失于敷布，则脾胃不得濡养，肾精不得滋助；脾胃燥热偏盛，上可灼伤肺津，下可耗伤肾阴；肾阴不足则阴虚火旺，亦可上灼肺胃，终致肺燥胃热肾虚，故"三多"之症常可相互并见。

二、论治特色

1. 注意以肾为本进行论治　《石室秘录》明确指出："消渴之症，虽有上中下之分，其实皆肾水不足也。"又："消渴之症，虽分上中下，而肾虚以致渴则无不同。故治消渴之法，以治肾为主，不必问其上中下三消也。"临床上，消渴证治应以肾为本：阴虚火旺者宜滋水清热；病久阴精亏耗较甚者，宜兼补精固下；阴虚及阳，气亦随耗证中，气不摄精者，兼用壮水益气；部分患者素体元阳不足，或年暮病深，命门火衰，蒸化失司者，宜兼温阳暖下，以升摄水气；虚火浮游者，宜兼引火归原。

2. **注意消渴饮食禁忌**　本病除药物治疗外，生活调摄亦十分重要。消渴病患者应确定合理的总能量摄入，均衡地分配各种营养物质，应注意膳食多样化、少食多餐、定时定量，合理控制总热量，避免不规律进食、暴饮暴食。多食用粗纤维食物，如谷物、麦片等，避免进食流质或半流质食物，如稀饭等。并应在医师指导下开展运动，循序渐进，并长期坚持。

三、验案举隅

验案一（程晓昱医案，2022 年）

陈某某，男，35 岁，2022 年 2 月 22 日初诊。发现血糖升高 15 年，右眼视物模糊 1 周余。现使用门冬胰岛素 30 注射液早 16IU + 晚 14IU 皮下注射进行治疗，自述血糖控制不佳，已累及肾脏、视网膜，2022 年 2 月 15 日查随机血糖为 12.67mmol/L。2022 年 2 月 17 日查尿常规示葡萄糖（+），白细胞（−）；尿微量蛋白：842.3mg/L，尿微量蛋白 / 肌酐：25.43mg/mmol。诊断为 2 型糖尿病（阴虚夹湿热型）；糖尿病肾病（3 期）、糖尿病视网膜病变。处方：玉米须 30g，狗脊 10g，野菊花 15g，熟大黄 3g，天麻 25g，钩藤 10g，僵蚕 10g，葛根 30g，密蒙花 10g，全瓜蒌 25g，桃仁 10g，山栀 10g，蒲公英 30g，茵陈 10g，垂盆草 10g，黄芪 15g。15 剂（颗粒剂），每日 1 剂。

按：方中玉米须、蒲公英清热利尿，兼降血糖；葛根生津止渴、解肌透热；野菊花、密蒙花清热泻火、养肝明目以缓解患者临床症状。因患者糖尿病已累及肾脏，肾功能受损，方中狗脊补肝肾、强腰膝，黄芪健脾补中，补后天以养先天，兼能益气生津、利尿、降糖。天麻、钩藤、僵蚕祛风通络、化痰散结；全瓜蒌甘寒清润，清肺润燥，又合熟大黄、桃仁润肠通便，使秽浊毒邪从大便而出。肝开窍于目，酌加山栀、茵陈、垂盆草清热化湿、护肝明目。

验案二（程晓昱医案，2022 年）

陈某某，女，50 岁，2022 年 2 月 21 日初诊。体检时查糖基化血红蛋白

6.5%，空腹血糖 8.32mmol/L，总胆固醇 6.71mmol/L，甘油三酯 8.30mmol/L，高密度脂蛋白胆固醇 1.06mmol/L。诊断为 2 型糖尿病（肝肾亏虚夹瘀型）。西药予二甲双胍，每次 0.25g，每日 2 次，口服降糖。中药处方：玉米须30g，丹参20g，狗脊10g，三七3g，地龙10g，蝉蜕10g，僵蚕10g，葛根30g，川芎10g，天麻30g，枳壳12g，茯苓10g，茯神10g，川牛膝12g，灵芝20g，黄芪15g，车前草10g。7 剂，水煎服。

按：方中黄芪益气健脾，狗脊补肝肾、强腰膝以治其本；玉米须、灵芝降糖调脂。血瘀是消渴病的重要病机之一，且消渴病多种并发症的发生也与血瘀密切相关，故用枳壳、川芎行气活血，丹参、葛根、三七、川牛膝活血化瘀，地龙、僵蚕活血祛风通络。消渴病日久易出现诸多变证，如眼疾、水肿、小便不利等，酌加蝉蜕平肝明目退翳，茯苓、茯神淡渗利湿，车前草通利小便，此所谓"先安未受邪之地"。

第五节 汗 证

汗证是指由于阴阳失调，营卫不和，腠理不固，而致汗液外泄失常的病证。根据汗出特点，可分为自汗、盗汗、脱汗、战汗、黄汗五种，其中自汗和盗汗在临床上较为常见。

一、病证认识

《黄帝内经》对"汗"早有认识，如《素问·宣明五气》："五脏化液，心为汗。"认为汗液与津液精血关系密切。病理性出汗是阴阳失调所致，如《素问·阴阳别论》指出"阳加于阴，谓之汗"，《灵枢·营卫生会》提出"夺血者无汗，夺汗者无血"的治疗禁忌。汉代张仲景《伤寒论》对外感出汗进行论述；《金匮要略·水气病脉证并治》认为盗汗主要由虚劳所致，治疗强调辨证论治，提出许多治法方药。隋代巢元方《诸病源候论》认为汗证多属阳虚、卫阳不固所致。金代成无己《伤寒明理论》认为"自汗之证，又有表里之别焉，虚寒之异焉""伤寒盗汗者，非若杂病之虚，是由邪气在半表半里使然也"。金元时期医家论述汗证多从杂病着眼，如《丹溪心法》指出："自汗属气虚、血虚、湿、阳虚、痰""盗汗属血虚、阴虚"。清代叶天士《临证指南医案·汗》谓："阳虚自汗，治宜补气以卫外；阴虚盗汗，治当补阴以营内。"王清任《医林改错》补充了血瘀所致自汗、盗汗的治疗方药。

总之，汗证的病因主要有邪客于表、营卫不和；肺气亏虚、卫表不固；

阳气虚衰、津液失摄；阴虚火旺、虚火灼津；热邪郁蒸、迫津外泄等。病机主要是阴阳失调，营卫不和，腠理不固，以致汗液外泄失常。

二、论治特色

1. 巧用固涩敛汗之品 治疗汗证应在辨明阴阳虚实的基础上酌加固涩敛汗之品，以提高疗效，如麻黄根、浮小麦、糯稻根、五味子、牡蛎等。《医学心悟·自汗盗汗》强调了固涩敛汗之品的重要性："然风火暑热症，自汗太多，犹恐亡阳，尚当照顾元气，矧在虚寒者乎？是以人参、芪、术为敛汗之圣药。挟寒者，则以附子佐之。轻剂不应，则当重剂以投之，设仍不应，则以龙骨、牡蛎、北五味等收涩之品，辅助而行。或以人参养荣汤，相兼而用。盖补可去弱，涩可固脱，自然之理也。"

2. 不可囿于"自汗属气虚""盗汗属阴虚"之说 汗证辨证，必须四诊合参，除自汗多气虚、盗汗多阴虚之说外，临床上也有阳虚盗汗、阴虚自汗者，还有由瘀血、湿热引起自汗盗汗者。如《医林改错·血府逐瘀汤所治之症目》："竟有用补气固表、滋阴降火，服之不效，而反加重者，不知血瘀亦令人自汗、盗汗，用血府逐瘀汤。"对于湿热郁蒸所致自汗盗汗，可用茵陈五苓散加减。

三、验案举隅

验案一（程雁宾医案，1956 年）

患者江某，男，5 岁，面微黄，多汗，脉数似有内热之象，偶觉眩晕，苔白似湿邪内蕴，切宜慎其饮食以防惊厥。处方：野茯苓 2 钱，薏苡仁 3 钱，生谷芽 3 钱，通草 3 分，滑石 6 钱，无花果 1 钱，荷梗 8 分，丝瓜络 6 钱，佩兰梗 6 分。

按： 此案属小儿湿邪内蕴之汗证。小儿面黄，兼有内热之象，当以慎饮食，防食积生热至惊厥，处方以滑石清热利湿；生薏苡仁、茯苓健脾利湿；生谷芽健脾消食；无花果健脾润燥；荷梗、佩兰梗清热化湿和中；丝瓜络、通草通经利水。

程氏善用药食同源之品，如无花果、谷芽、麦芽、山楂、扁豆、山药、薏苡仁、莲子、麦麸等，这些药物既可当作食物日常食用，又可作为药物用于治疗疾病。这些药物简便廉效，多能顾护脾胃，又可调节药物口感，一举多得。本案小儿素来脾虚面黄，又有生热之象，故用生谷芽、薏苡仁、荷梗、茯苓、无花果以健脾消食，又兼有清热利湿之功效。

验案二（程亦成医案，1992 年）

患者高某，女，81 岁，1992 年 3 月 18 日初诊。日前感冒后咳嗽，周身违和，经注射青霉素 3 天后症减，痰少，周身尚不适，盗汗。拟宣上和中，处方：桑叶 9g，菊花 9g，荆芥 3g，杏仁 9g，连翘 9g，干苇茎 9g，生谷芽 10g，茯苓 9g，竹叶 3g，糯稻根须 30g，夏枯草 9g。3 剂。

二诊：咳减，盗汗未做，气短，脉弦细，尚头晕。处方：菊花 9g，川芎 3g，茯苓 9g，法夏 5g，丹参 10g，内金 5g，广陈皮 5g，炙甘草 3g，生谷芽 10g，杏仁 9g，连翘 9g。3 剂。

三诊：头尚晕，乏力，脉弦细，苔薄白，质偏紫，夜寐不安，盗汗不止。处方：茯苓 9g，柏子仁 9g，法夏 5g，肥玉竹 9g，川郁金 10g，香附 9g，丹参 12g，夏枯草 10g，广陈皮 5g，怀牛膝 10g。4 剂。

按：与常规阴虚盗汗不同，本案盗汗是由于感冒后期，风热未散，脾胃失和引起。另外，临床中抗生素的使用也常常引起盗汗。治疗应宣上和中，予以桑叶、菊花、连翘疏散风热；荆芥善祛风散邪，可用于风寒感冒，若与辛凉解表药合用可治疗风热感冒。杏仁降气止咳；苇茎清肺化痰，《本经逢原》谓"苇茎中空，专于利窍"，可使肺热从小便而去；谷芽、茯苓健脾和胃；竹叶、夏枯草清肺热；糯稻根养阴、止汗、健胃，为治疗汗证之要药。复诊时舌质偏紫，夜寐不安，此时感冒已愈，瘀血内阻，阴液渐伤，加玉竹养阴润燥，丹参、怀牛膝活血化瘀，郁金、香附行气解郁，活血安神。

验案三（程亦成医案，1991 年）

患者曹某，女，26 岁，1991 年 10 月 8 日初诊。形瘦，心烦，多汗，脉濡数，乏力，心悸，口苦，善太息，查：T$_3$ 3.2ng/ml，T$_4$>240ng/ml，TSH 0.8μIU/ml。此因气郁而起，当责痰火，西医诊断为甲亢。处方：生栀子 10g，茯苓 10g，法夏 5g，生龙牡各 30g，浮小麦 30g，竹茹 10g，炒枳实 10g，广陈皮 5g。4 剂。

二诊：1991 年 10 月 12 日，精神明显好转，心情未平，唇青，苔薄白，舌质红，上方加炒黄芩 10g。

三诊：1991 年 10 月 22 日，心悸已渐平，汗止，精神大有好转，便溏，脉濡数。处方：焦山栀 6g，郁金 10g，法夏 5g，炒竹茹 9g，龙牡各 30g，广陈皮 5g，广木香 3g，茯苓 10g，浮小麦 30g，生薏苡仁 20g。6 剂。

按：本案属气郁痰火之甲亢汗出。方中生栀子泻火除烦，清热利湿；竹茹清热化痰，除烦止呕；浮小麦除虚热，止汗，为治疗汗出要药；生龙牡镇静安神以除心烦，收敛固摄以止汗，与浮小麦合用相得益彰；茯苓、法半夏健脾燥湿化痰，配以清火药可清痰火；枳实、陈皮行气健脾以解气郁。全方方精力专，共奏解郁除烦、清热化痰、收敛止汗之效。二诊舌质红，加炒黄芩增加泻火之力。三诊时患者诸恙皆轻，但便溏，脉濡，予焦栀子泻火除烦之外，亦增加收敛之效，另生薏苡仁、陈皮、木香、茯苓可健脾除湿，行气止泻。

第六节　内　伤　发　热

内伤发热是指以内伤为病因，脏腑功能失调，气血阴阳亏虚为基本病机的以发热为主的病证。一般起病较缓，病程较长。临床上多表现为低热，但有时也可以是高热。

一、病证认识

早在《黄帝内经》中即有关于内伤发热的记载，如《素问·调经论》："阴虚则内热。"在治疗上，《素问·至真要大论》提出了"诸寒之而热者取之阴"的原则。汉代张仲景《金匮要略·血痹虚劳病脉证治》以小建中汤治疗虚劳所表现的"手足烦热"，可视为甘温除热治法的先声。隋代巢元方《诸病源候论》对内伤发热也有不少记载，如"虚劳之人，血气微弱，阴阳俱虚，小劳则生热，热因劳而生，故以名客热也"，说明血气虚弱，阴阳俱虚，稍有劳倦，则可发热，后世所谓"劳伤发热"与之类似。金元时期，李东垣《脾胃论·饮食劳倦所伤始为热中论》将甘温除热的治法具体化，提出"以辛甘温之剂，补其中而升其阳，甘寒以泻其火"，并创制补中益气汤作为甘温除热的代表方剂。其在《内外伤辨惑论·暑伤胃气论》中对内伤发热与外感发热的鉴别作了详细的论述，并拟当归补血汤治疗血虚发热。朱震亨对阴虚发热有较多论述，在《格致余论·阳有余阴不足论》中提出"阳常有余而阴常不足"，强调保养阴精的重要性。明代张介宾《景岳全书》对内伤发热的病因做了比较详细的论述，尤其对阳虚发热的论述较多，并以右归饮、理中汤、大补元煎等作为治疗阳虚发热的主要方剂。明代秦昌遇在《症因脉治》中最先明确提出"内伤发热"这一病名。清代李用粹《证治汇补》补充了外感发热之外的发热类型，包括郁火、阳郁、骨蒸、内伤、阳虚、阴虚、血虚、痰证、伤食、瘀血、疮毒等，并列出相应的选方。清代王清任《医林改错》及唐宗海《血证论》对瘀血热的辨证及治疗作出了重要贡献。

内伤发热常因久病体虚、饮食劳倦、情志失调及外伤出血，致气血阴阳失衡及气郁、血瘀、湿郁壅遏化热而发。其病机可归纳为虚、实两类。由气郁化火、瘀血阻滞及痰湿停聚所致者属实，其基本病机为气、血、湿等郁结，壅遏化热。由中气不足、血虚失养、阴精亏虚及阳气虚衰所致者属虚，其基本病机是气血阴阳亏虚，或因阴血不足，阴不配阳，水不济火，阳气亢盛而发热，或因阳气虚衰，阴火内生，阳气外浮而发热。总属脏腑功能失调，阴阳失衡所致。

二、论治特色

内伤发热虽有虚实之分，但以虚证为多：实证可适当清热，虚证可选清虚热之品。注意祛邪不可伤正，补益防止助邪。慎用发散及苦寒泄热的药物，因发散易耗气伤津，苦寒则易损伤中阳，亦可化燥伤阴，均可使病情加重。

三、验案举隅

验案一（程亦成医案，1976年）

徐某，女，65岁，1976年7月19日初诊。发热（39.6℃），右脘痛2日，拒按，恶寒，头痛背胀，面黄神疲，纳差泛恶，呕吐黄苦，不喜荤腻，大便软而不畅，苔白厚，舌淡紫，脉弦细数。查：WBC $15×10^9$/L。拟化湿清热，疏肝理气。处方：茯苓10g，金钱草15g，白豆蔻3g，炒黄芩10g，川郁金10g，广陈皮5g，广木香3g，法半夏5g，炒谷芽10g，炒麦芽10g，藿香10g。2剂（日夜各服1剂）。次日复诊热退（37.4℃），精神见振，喜太息，上方去藿香，加佛手片5g、香附10g。2剂后热尽退，复查血象正常。

按：本案属湿热内蕴之内伤发热。因肝胆疏泄受累，治疗除化湿清热外，尚需疏肝理气，因肝气条达有利于湿化热清。方中金钱草、黄芩清热利湿以治本；陈皮、白豆蔻、木香行气燥湿；半夏燥湿化痰；茯苓健脾利水；郁金有清热、解郁、利湿之效，尤适合湿热内蕴之高热；患者纳差泛恶，呕吐黄苦，予以藿香化湿醒脾，辟秽和中；再佐以炒谷芽、炒麦芽疏肝健脾，全方共奏清热利湿、疏肝健脾之效。凡病情急重者，每日可2剂或3剂，日夜连续服用，常能缩短病程。血象只能作为参考，不能因为血象高而大投苦寒，防胃气已伤再伤。

验案二（程亦成医案，1983年）

章某，男，3岁，1983年10月15日初诊。半月前奔走跌倒在地，额前皮肤稍有擦破，局部青紫，昨夜突然头痛身热，曾抽搐历时2分钟，今额部破处虽复，尚见依稀青紫，唯头痛甚剧，高热（39.6℃），呕吐偶作，言謇，不时呵欠，舌质暗红，苔黄，脉弦数。此瘀阻化热动风，拟化瘀通络，平肝降逆为法。处方：双钩藤 9g，夏枯草 9g，赤芍 6g，红花 3g，地龙 3g，淡竹茹 4.5g，制大黄 4.5g，枳实 4.5g，土鳖虫 6g，僵蚕 6g，蝉蜕 3g。2 剂。服后，头痛减轻，身热亦挫（38.2℃），复诊大便通，呕吐止，上方去钩藤，加菊花 6g，2 剂后热退尽，思食，头痛亦蠲。

按：此案属瘀阻高热。《灵枢·口问》曰："人之欠者，何气使然……卫气昼日行于阳，夜半则行于阴，阴者主夜，夜者卧；阳者主上，阴者主下；故阴气积于下，阳气未尽，阳引而上，阴引而下，阴阳相引，故数欠。阳气尽，阴气盛，则目瞑；阴气尽而阳气盛，则寤矣。"此言常人呵欠是思睡表现，其机制是在上的阳气（即卫气）入夜后尚未全部行于下（即行于阴）；在下的阴气逐渐盛于上，阴阳相互牵引使然。换言之，阴气逐渐盛于上，表现为阴占阳位，均可见呵欠。瘀血，阴也，本病头部有瘀阻，其症呵欠亦可理解为阴气盛于上之故。脑血管意外的患者，亦多有呵欠，其理相同。拟活血化瘀为治疗原则，方中赤芍、红花、土鳖虫活血化瘀；枳实破气消积；夏枯草清热泻火；地龙性凉，常炒制后用于高热、神昏、惊痫抽搐；配以虫类药蝉蜕、僵蚕通络退热；淡竹茹清热利尿，制大黄清热通便，二药合用使热邪从二便出。

验案三（程晓昱医案，2019 年）

患者李某某，男，56 岁，高热（38.8~39.7℃）已达 10 日之久，形体消瘦，神疲乏力，声低息弱，下肢痿弱，渴欲热饮，自汗出，食少腹胀，二便失控，舌淡红体胖，边有齿痕，苔薄白，脉细弱。虽用抗生素但无效，咽部充血，双腭难抬，胸腹无异常，四肢肌力减退，肌张力呈齿轮样增高，四肢共济运动与轮替动作差，浅感觉减退，胫前肌肉轻度萎缩，外周血象正常。西医诊断为布鲁氏菌病，中医诊断为痿证，辨证为脾胃气虚，营卫失调，治从甘温除热法。方用补中益气汤加味。人参 15g，炙黄芪 20g，白术 12g，升麻 4g，柴胡 10g，当归 10g，陈皮 10g，荆芥 8g，桂枝 10g，大枣 7 枚，生姜 5g，炙甘草 9g。3 剂。药尽降热为 38.3℃，然大便稀，1 日 3 次，故上方加葛根、建曲各 10g，5 剂，水煎服。药尽热退渴止，食启神振，复予 10 剂巩固，此后再未发热。

按：甘温除热法为李东垣所创，主要用于治疗脾胃气虚所致发热之证，代表方剂为补中益气汤。方中人参、黄芪、炙甘草、白术补气健脾；当归养血和营，协人参、黄芪补气养血；陈皮理气和胃，使诸药补而不滞；少量升麻、柴胡升阳举陷，协助君药以升提下陷之中气；荆芥、桂枝解肌除热；生姜温中和胃，开痰下食；大枣补脾和胃，益气生津；炙甘草调和诸药。全方共奏益气健脾，甘温除热之效。

新安程氏临证尤注重脾胃的调节，气虚发热在运用补气药时，多佐以温阳之品，如附子、肉桂、杜仲等。一是从东垣用益气与升阳药配伍健脾胃，二是仿汪机人参、黄芪同用以补元气，三是效孙一奎用益气与温阳药组方温补脾肾。

第七节　虚　　劳

虚劳又称虚损，是以脏腑功能衰退，气血阴阳不足为主要病机的多种慢性虚弱症候的总称。本病涉及内容很广，凡禀赋不足，后天失养，病久体虚，积劳内伤，久虚不复等所致的以脏腑气血阴阳亏损为主要表现的病证，均属本病范畴。

一、病证认识

《素问·通评虚实论》所说的"精气夺则虚"可视为虚证的提纲。而《素问·调经论》所谓"阳虚则外寒，阴虚则内热"，进一步说明虚证有阴虚、阳虚之别，并指明阴虚、阳虚的主要特点。《难经·十四难》论述了"五损"的症状，上损及下、下损及上的病势传变，并提出治疗大法。如"损其肺者益其气，损其心者调其营卫，损其脾者调其饮食、适其寒温，损其肝者缓其中，损其肾者益其精"。汉代张仲景《金匮要略·血痹虚劳病脉证并治》首先提出虚劳的病名，详述证因脉治，其治疗虚劳的方药至今仍在使用。隋代巢元方《诸病源候论·虚劳病诸候》比较详细地论述了虚劳的原因及各类症状，对五劳、六极、七伤的具体内容作了说明。金元以后，诸多医家对虚劳的理论认识及临床治疗都有较大发展。如李东垣重视脾胃，长于甘温补中。朱丹溪重视肝肾，善用滋阴降火。明代张景岳对阴阳互根的理论作了深刻阐发，提出"阴中求阳，阳中求阴"的治则，在治疗肾阴虚、肾阳虚的理论及方药方面有新的发展。明代汪绮石《理虚元鉴》为虚劳专书，对虚劳的病因、病机、治疗、预防及护理均有较全面的论述。如"虚症有六因：有先天之因，有后天之因，有痘疹及病后之因，有外感之因，有境遇之因，有医药之因""治虚有三本，肺、脾、肾是也"。

总之，虚劳的病因主要有禀赋薄弱、烦劳过度、饮食不节、大病久病、误治失治。虚劳的病损主要在五脏,尤以脾肾为主。虚劳的病理性质主要为气、血、阴、阳的亏虚。由于虚损的病因不一,往往首先导致相关某脏气、血、阴、阳的亏损,但由于五脏互关,气血同源,阴阳互根,所以在病变过程中常互相影响。一般来说,气虚以肺、脾为主,但病重者每可影响心、肾;血虚以心、肝为主,并与脾之化源不足有关;阴虚以肾、肝、肺为主,涉及心、胃;阳虚以脾、肾为主,重者每易影响到心。故《难经》有"上损及下,下损及上"的论点。具体来说,因为虚劳的成因不一,损伤的脏器各有不同,相互之间的影响转化也因此而异,如《医宗金鉴》所说:"阳虚外寒损肺经,阴虚内热从肾损,饮食劳倦自脾成。"同时,当多脏同病时,由于病情不同,仍有主次之分,亦有始终仅见某一脏器病变,而不病及它脏者。

二、论治特色

1. **五脏相关,补益脾肾是关键**　对虚劳的辨证论治,既应以气血阴阳为纲,五脏虚候为目,又应注意其间的相互联系。如临床常见肺脾(气阴)两虚、肺肾气虚、心脾(气血)两虚、肝肾阴虚、脾肾阳虚、心肾阳虚、阴阳两虚等,必须联系处理。在五脏之中,应重视补益脾肾在治疗中的关键作用。

2. **血不自生,气能生血**　血为气之母,血虚均伴不同程度的气虚,故补血应适当配伍补气药,益气以生血,如当归补血汤。黄芪、人参、党参、白术等为常选之药。

3. **充分重视食补**　虚劳须将药治和食养密切结合,重视发挥饮食及药膳的补益作用,进食富于营养而易于消化的食物,以保证气血的化生。阳虚患者忌食寒凉,宜温补类食物;阴虚患者忌食燥热,宜淡薄滋润类食物。

三、验案举隅

验案一(程亦成医案,1956 年)

汪某,48 岁,女,1956 年 3 月 18 日初诊。唇淡,面色㿠白,四肢浮肿,脉细,神疲头晕,此贫血重症。处方:野苓 1 两半,生薏仁 1 两半,煅绿矾 1 两半,炙黄芪 1 两,炒白术 8 钱,炒冬瓜子 1 两,焦谷芽 1 两 2 钱,小红枣(去皮核)4 两,炒白芍 8 钱,上药蜜丸,每服 3 钱,口服一次。

按:本案为虚劳之气血两虚证。气血亏虚不能上荣唇面,故见唇淡、面色㿠白;血虚则生气乏源,脾失健运,湿邪内生,而见四肢浮肿;清窍失养,则发神疲眩晕。治以健脾渗湿,益气养血。方中野苓、白术,两者均味甘入脾而具健脾之功,茯苓长于渗湿而益脾,白术长于健脾而燥湿。薏苡仁亦入脾经,具有健脾利湿之功,三者联用共奏健脾渗湿以消四肢浮肿之效。绿矾补血燥湿;黄芪为补中益气要药,既能补脾益气,又能利尿消肿,白术与之相配,可增强补气健脾的作用。炒冬瓜子益气渗湿;焦谷芽性平偏温,有健脾开胃之功;红枣配白芍补中益气,养血安神。以蜂蜜为丸剂,诸药共奏健脾渗湿,益气养血之效。

验案二(程亦成医案,1956 年)

宋某,43 岁,女,1956 年 3 月 25 日初诊。病起多年,操劳过度,五心灼热,头痛,夜寐不酣,白带甚多,脉细,此乃阴亏之候,以丸剂图之。野茯神 1 两 2 钱,女贞子 1 两,酸枣仁 1 两,炒柏子仁 1 两,炒白芍 8 钱,苏芡实 1 两,野料豆 8 钱,杭甘菊 8 钱,生薏仁 1 两半,川杜仲 8 钱,大熟地 8 钱,白鸡冠花 8 钱。上药研末,蜜丸,每早晚各服 1 钱 5 分。

按:本案因病起多年,操劳过度,损伤肝肾,以致肝肾阴虚,阴虚生内热,水不济火,故五心灼热,夜寐不酣;阴虚阳亢,上扰清窍,故头痛;阴虚夹湿,损及任带,约固无力,故白带量多。此乃虚劳之肝肾阴虚夹湿之证,治以滋阴清热除湿,补益肝肾为主。方中野茯神宁心安神,女贞子滋补肝肾,兼除五心灼热。酸枣仁补养肝血,宁心安神,益阴敛汗;柏子仁质地滋润,甘平入心,养血宁神,两药合用,以治夜寐不酣。苏芡实益肾固精,除湿止带,生薏仁利水渗湿,白鸡冠花收敛止带,三者合用以治阴虚夹湿之白带量多。炒白芍养血敛阴,野料豆补益肝肾,杭甘菊平抑肝阳,相配而用以治肝阳上亢之头痛。川杜仲配大熟地,阴阳两补,肾恶燥,杜仲补肾阳而性燥,熟地补肾阴而滋润,二者配伍,一润一燥,补肾阳且益肾阴,补肾而无过燥之虑。以蜂蜜为丸剂,诸药共奏滋阴清热除湿,补益肝肾之效。

第七章　肢体经络病证

第一节　痹　证

痹证是由于风、寒、湿、热邪气等痹阻经络，导致以肢体筋骨、关节、肌肉等处发生疼痛、重者、酸楚、麻木，或关节屈伸不利、僵硬、肿大、变形等为主症的病证。

一、病证认识

痹证，《黄帝内经》称为"痹"，并列有专篇讨论。如《素问·痹论》指出："风寒湿三气杂至，合而为痹也。其风气胜者为行痹，寒气胜者为痛痹，湿气胜者为著痹也。"又有五体痹即"骨痹""筋痹""脉痹""肌痹""皮痹"，和五脏痹即"肺痹""心痹""肝痹""肾痹""脾痹"之分。汉代张仲景《金匮要略》有湿痹、血痹、历节之名，其中历节病的特点是遍历关节疼痛，所创桂枝芍药知母汤、乌头汤等方，至今仍为临床常用。隋代巢元方《诸病源候论》又称为"历节风"；唐代王焘《外台秘要》述其症状痛如虎咬，昼轻夜重，而称"白虎病"；宋代严用和《济生方》则称"白虎历节"；元代朱丹溪《格致余论》又称"痛风"；明代王肯堂《证治准绳》对膝关节肿大者称为"鹤膝风"，手指关节肿大者称为"鼓槌风"；李中梓提出在痹证治疗中还宜重视养血活血，如《医宗必读·痹》阐明"治风先治血，血行风自灭"的治则；对于痹证旧病新邪胶着，而致病程缠绵，顽固不愈，邪入于络，叶天士用活血化瘀法治疗，并重用虫类药剔络搜风，对临床有较大指导意义。

总之，正虚卫外不固是痹证发生的内在因素，感受外邪是痹证发生的外在条件。其基本病机为风、寒、湿、热、痰、瘀等邪气滞留肢体、筋脉、关节、肌肉，经脉闭阻，气血不通。外邪侵袭机体，又可因人的禀赋素质不同而有寒热转化。素体阳气偏盛，内有蓄热者，感受外邪，易从阳化热，而成为风湿热痹。阳气虚衰者，寒自内生，复感风寒湿邪，多从阴化寒，而成为风寒湿痹。

病初邪在经脉，累及筋骨、肌肉、关节，以实证为主。由于病邪性质的偏盛,症状表现亦有不同,其中风邪胜者为行痹,病位偏上,痛处游走;寒邪胜者为痛痹;湿邪胜者为著痹,部位偏下;热邪胜者为热痹。各种邪气之间亦可互相转化。

二、论治特色

1. **用药轻灵,重视治血**　行痹属风,治以祛风通络,但邪之所凑,其气必虚,驱逐过猛,血气易亏。"治风先治血,血行风自灭",故治疗痹证不宜用药过猛,对于痹久不愈,脉络瘀阻,可酌加活血化瘀之品。

2. **诸法酌配通络止痛药**　肢体关节疼痛是痹证的一个突出症状,临证常配合通络止痛之药,以提高临床疗效。散寒止痛,常用细辛、川椒、桂枝;活血止痛,常用红花、三七、川芎、桃仁、水蛭;补虚止痛,常用鸡血藤、当归、熟地黄、芍药;搜风止痛,常用全蝎、蜈蚣、白花蛇、乌梢蛇。

3. **谨慎应用有毒中药**　痹证的治疗常用熟附子、制川乌、制草乌等。川乌、草乌生用毒性大,一般需经炮制,用量宜从小剂量开始递增,适量为度,不可久服;雷公藤用于类风湿关节炎、强直性脊柱炎等有良好效果,但本品有大毒,内服宜慎;虫类药物多偏辛温,作用较猛,有一定毒性,用量不可太大。

三、验案举隅

验案一(程亦成医案,1991 年)

患者张某某,女,50 岁,因周身关节痛无定处,坐久则下肢疼痛,已有年余,脉弦细,舌苔薄白,口干。拟活血舒筋之剂:当归 6g,赤芍 9g,川芎 3g,僵蚕 9g,桃仁 9g,红花 6g,鸡血藤 12g,茜草根 12g,川断 12g,桑寄生 12g,独活 9g,秦艽 9g。

按:本案为行痹,考虑患者痹证日久,耗伤气血,损及脏腑,已成肝肾亏虚之虚实夹杂。应重视扶正,补肝肾、益气血是常用之法,故程氏在方中既用当归、赤芍、川芎、桃仁、红花、鸡血藤活血通络药物,又用川断、桑寄生补益肝肾之品,并酌加僵蚕搜风止痛,深入隧络,攻剔痼结之痰瘀,以通经达络止痛。

验案二(程亦成医案,1991 年)

患者史某某,女性,44 岁,双手腕部疼痛不能持重,右拇指关节亦痛,不红肿,已经半年,有时痛至腕间,游走无定处,饮食如常。拟祛风湿、通经络之剂:豨莶草 15g,海风藤 12g,羌独活各 10g,忍冬藤 15g,络石藤

133

10g，茜草根 12g，海桐皮 10g，茯苓 10g，法半夏 5g，广陈皮 5g。服药五剂后，复诊，患者右腕虽痛然已能持重，原方去独活、海桐皮，加秦艽 10g、路路通 10g。

按：此为行痹，治当祛风通络。《杂症会心录·痹症》所言："况痹者闭也，乃脉络涩而少宣通之机，气血凝而少流动之势，治法非投壮水益阴，则宜补气生阳，非急急于救肝肾，则惓惓于培补脾土，斯病退而根本不摇也。"程氏治疗痹证，祛风之余，多予健胃化痰之药，亦是此理。二诊右腕虽能持重，但疼痛仍在，故加秦艽、路路通以入手部经脉。

第二节　腰　痛

腰痛又称为"腰脊痛"，是以腰部疼痛为主要表现的病证。

一、病证认识

腰痛最早见于《黄帝内经》，如《素问·脉要精微论》："腰者，肾之府，转摇不能，肾将惫矣。"说明了肾虚腰痛的特点。《素问·刺腰痛》则对针刺治疗腰痛设立专篇，详细论述足三阳经、足少阴经、足厥阴经等经络病变引起的腰痛及其对应的针刺治疗方法。《金匮要略·五脏风寒积聚病脉证并治》："肾著之病，其人身体重，腰中冷，如坐水中……腰以下冷痛，腹重如带五千钱，甘姜苓术汤主之。"论述了寒湿腰痛的发病、症状及治法。《诸病源候论·腰背病诸候》认为腰痛乃由"肾经虚损，风冷乘之"或"劳损于肾，动伤经络，又为风冷所侵，血气击搏"所致。元代《丹溪心法·腰痛》谓："腰痛主湿热，肾虚，瘀血，挫闪，有痰积。"清代《七松岩集·腰痛》指出："然痛有虚实之分，所谓虚者，是两肾之精神气血虚也，凡言虚证，皆两肾自病耳。所谓实者，非肾家自实，是两腰经络血脉之中，为风寒湿热之所侵，闪肭挫气之所碍，腰内空腔之中为湿痰瘀血凝滞，不通而为痛。"对腰痛常见的病因和虚实作了概括。李用粹《证治汇补·腰痛》提出治疗应分标本缓急，指出："治惟补肾为先，而后随邪之所见者以施治，标急则治标，本急则治本，初痛宜疏邪滞，理经隧，久痛宜补真元，养血气。"

二、论治特色

强调肾虚为本，治疗腰痛多选补益肝肾之品。但临证时尚需辨其内外不同，其外感治法多先祛外邪，可适当补肺，以资其母兼以散邪，切勿固本为主,恐闭门留寇;内伤需辨气血痰瘀之别,选药勿补肾太过或过于辛散,当徐徐图之。

三、验案举隅

验案一（程雁宾医案,1954 年）

患者唐某某,女,32 岁,1954 年 5 月 24 日初诊,经事趱前,来则肢体酸软,经后脘间作痛,时或头眩,腰左酸楚,近当喉痛之后咳嗽,胸痞心跳,平常白带甚多,体质阴虚阳亢,胞脉不调兼之风热外邪未清,先清调肺胃,未可骤尔进补。处方:野茯神 3 钱,瓜蒌皮 1 钱 2 分,大贝母 1 钱 5 分,茺蔚子 1 钱 5 分,甜光杏 2 钱,丝瓜络 2 钱,生谷芽 3 钱,丹参 1 钱 5 分,白芍 1 钱 2 分,苏芡实 1 钱 5 分。

按:本案腰痛系素体阴虚阳亢,胞脉不调,复感风热所致,病位在腰,涉肺、胃、女子胞,治当清热化痰,行气止痛。方中野茯神利水、渗湿、安神;瓜蒌皮、大贝母、光杏仁润肺化痰,降气消胀满,善开郁结,现代研究发现,贝母尚有镇痛、镇静作用;茺蔚子系益母草的干燥成熟果实,具活血调经、清肝明目功效,可用于月经不调,经闭痛经,目赤翳障,头晕胀痛;丹参活血调经,止痛除烦,善治月经不调、痛经,研究发现,丹参中所含丹参酮可抗炎,改善微循环,从而改善局部血供;白芍养血调经,柔肝止痛;苏芡实健脾燥湿止带;甜丝瓜络行气通络;生谷芽顾护脾胃,行气消食,健脾开胃。本案体现了新安程氏通过辨病与辨证相结合,在辨其腰痛病基础上,兼顾患者阴虚阳亢证候特点,辨证施治。另外,芡实、谷芽的应用,行阳道而健运,开胃补脾,正是其内科治疗特色之处。

验案二（程亦成医案,1956 年）

患者柯某某,女,1956 年 2 月 22 日初诊,经来七八朝始净,色紫成块,腰楚,白带淋漓,头晕肢倦,此胞脉失调且有贫血现象,拟方希酌服。处方:蒸当归身 3 钱,益母草 2 钱,川续断 1 钱,茯神 1 钱,炒白芍 2 钱,苏芡实 1 钱,女贞子 1 钱,左牡蛎 1 钱,红白鸡冠花各 1 钱 5 分,川芎 4 分,桃仁粒 2 钱。五服,煎服。

2 月 27 日复诊:白带已见减少,腰腹胀甚,欲大便不得,处方:去左牡蛎,川芎增至 7 分,加入制香附 1 钱 5 分。

3 月 5 日三诊:服药十剂后腰痛大减,头晕见轻,纳谷大增,少腹胀亦蠲,再以丸剂缓缓图之,处方:野茯神 1 两 2 钱,蒸归身 1 两 2 钱,川续断 1 两,炒白芍 8 钱,益母草 8 钱,苏芡实 1 两,女贞子 1 两,川芎 6 分,桃仁粒

6 钱,制香附 8 钱,丹参 8 钱,大熟地 1 两。上药研末,炼蜜为丸,每服 1 钱 5 分,日服两次。

按: 患者经期腰痛不适乃因瘀血所致,胞脉失和,气血瘀滞不通,遂致月经成块,气滞则头昏、肢倦乏力。治宜活血理气,滋阴固肾。方中当归既可调经止痛,又可补血活血;益母草活血调经,现代研究发现,益母草煎剂或益母草膏有收缩子宫作用;佐以桃仁、川芎,破血、消瘀、调经;白芍"益女子血",养血柔肝,缓中止痛,理中气;茯神宁心安神;鸡冠花止血止带;续断、芡实、女贞子、牡蛎滋阴补肾,其中续断还可强腰膝;女贞子可"强阴,健腰膝,明目";芡实除可固肾,兼开胃行气。全方活血祛瘀力强,理气行血兼顾滋肾阴、强腰膝。

五日后患者复诊,白带减少,但腰腹胀、欲解大便而不得,原方予以调整,去牡蛎,该药虽滋阴止带,但固涩力强,患者大便难下,故将其去除;加用香附,该药芳香走窜,行气力强,可理气解郁,止痛调经,为调经要药,而川芎乃血中之气药,两药增强原方行气力度。

三诊时,患者腰痛、头昏已减,前方行气力大,故其腹胀较前改善,予以丸剂缓缓图之。方中重用益母草、丹参、川芎、桃仁、香附,活血调经、清心除烦;白芍养血、安神、敛阴,活血通络的同时兼顾养血宁心、疏肝理气;熟地"滋肾水,封填骨髓,利血脉"(《本草从新》)。程氏在瘀血所致腰痛中以也是本着以通经活络为主,结合女子之病多伤于情志的特点,配以疏肝理气之药,同时养血安神,最终帮助患者改善症状,也体现了其治疗特色。

第三节　痿　证

痿证是指肢体筋脉弛缓,软弱无力,不能随意运动,或伴有肌肉萎缩的一种病证。临床以下肢痿弱较为常见,亦称"痿躄"。

一、病证认识

《黄帝内经》阐述了痿证的病因病机和治疗原则。如《素问·生气通天论》指出湿热是痿证成因之一:"因于湿,首如裹,湿热不攘,大筋软短,小筋弛长,软短为拘,弛长为痿。"《素问·痿论》认为"肺热叶焦"是痿证的主要病机,肺有郁热,热灼津耗,肺叶枯焦,不能输精于五脏,故致五体失养,肢体痿软。治疗上《素问·痿论》中已有"治痿独取阳明"的论断。宋代陈言《三因极一病证方论·五痿叙论》指出人身五体内属五脏,若"随情妄用,喜怒不节,劳佚兼并,致内脏精血虚耗,荣卫失度……使皮血、筋骨、肌肉痿弱无力以运动,故致痿躄"。并明其病机:"脏气不足之所为也。"金代张从正《儒门事亲》强调"痿病无寒",对《黄帝内经》"肺热叶焦"病机进行了进一步探讨,认为"痿之为状……由肾水不能胜心火,心火上烁肺金,肺金受火制,六叶皆焦,皮毛虚弱,急而薄著,则生痿躄"。元代朱震亨在治法方面提出"泻南方,补北方"的原则,在具体辨证方面又有湿热、湿痰、气虚、瘀血之别,对后世影响颇深。明代《景岳全书·痿证》:"元气败伤,则精虚不能灌溉,血虚不能营养者,亦不少矣,若概从火论,则恐真阳亏败,及土衰水涸者,有不能堪。故当酌寒热之浅深,审虚实之缓急,以施治疗,庶得治痿之全矣。"阐明元气耗伤,精血虚衰者当顾护真阳,酌寒热,分缓急。

总之,痿证的病因颇为复杂,常见如肺热叶焦、湿热浸渍、肝肾不足、脾胃虚弱,病位在筋脉肌肉,一般以热证、虚证居多,虚实夹杂者亦不少见,常呈现因实致虚、因虚致实和虚实错杂的复杂病机。其根柢在于五脏虚损致使精津不足,气血亏耗,肌肉筋脉失养而发为痿证。新安程氏对应不同病因病机,提出了清营热、息内风,补养脾胃,清热化湿,填补精髓等不同治法,取效甚佳。

二、论治特色

1. "治痿独取阳明" 所谓"独取阳明",主要是指采用补益脾胃的方法治疗痿证。肺之津液来源于脾胃,肝肾的精血亦有赖于脾胃的生化,故脾胃虚弱者,应益气健脾。脾胃功能健旺,饮食得增,气血津液充足,脏腑功能旺盛,筋脉得以濡养,有利于痿证恢复。临床可以从以下三方面来理解:一是不论选方用药,针灸取穴,都应重视补益脾胃;二是"独取阳明"尚包括调理脾胃以清胃火、祛湿热;三是不能偏执一法,仍要重视辨证施治,辨证为主,兼顾护脾胃。

2. **药食同源,善用道地药材** 安徽道地药材有"十大皖药"之称,内含霍山石斛、宣木瓜、菊花、亳白芍等。皖南山区中药材众多,其中许多药材亦为食物,选取此类药物入方亦体现了顾护脾胃之意。如宣木瓜名列国家首批"药食同源"名单,具有平肝和胃、祛风去湿、活血通络、滋脾益肺等功效。除此以外,歙县贡菊种植亦有悠久历史,程氏常以菊花入药,取其清肝热之用。白芍入肝、脾血分,有养血止痛之功效,善治四肢挛痛及血虚证。杜仲补肝肾、强筋骨,为强壮腰膝的要药。新安程氏治疗痿证善用木瓜、白芍、杜仲、黄精等道地药材，因其为药中佳品且易于取得之故。

三、验案举隅

验案一（程亦成医案，1968 年）

汪某，男，27 岁，1968 年 10 月 29 日初诊。病经两月有余，始为长途奔波，忍受雾露之湿致行动蹒跚，两膝乏力，迄今未愈，大便时常秘结，脉象似见弦细，脉证参加，乃湿邪乘虚袭络故也，拟方备酌。处方：生苡仁 5 钱，忍冬藤 4 钱，川牛膝 1 钱 5 分，木防己 1 钱 5 分，炒白芍 4 钱，川草薢 1 钱 5 分，原蚕沙 2 钱，桂枝 8 分，陈木瓜 1 钱，络石藤 4 钱，丝瓜络 2 钱，金狗脊 3 钱。五剂。

按：本案系湿邪乘虚袭络所致，病在经络，病机为湿邪袭表，痹阻经络。治当健脾利湿，通利经脉。患者外感湿邪，气血痹阻，日久致病，方中生苡仁利水渗湿健脾，善除湿痹。原蚕沙功在祛风除湿，活血定痛，善治风湿痹痛，皮肤不仁，关节不遂。患者证见行动蹒跚，两膝乏力，故以川牛膝祛风利湿，活血通经；木防己祛风止痛，利尿消肿；金狗脊祛风湿，补肝肾，强腰膝，常与草薢同用祛风利湿，治风湿痹痛；忍冬藤、络石藤、丝瓜络入经络，祛外风，和血脉，解邪热，共奏舒筋活络之效，以治痹痛拘挛；《本经》言草薢主"腰背痛，强骨节，风寒湿周痹"；炒白芍补血荣筋，柔肝缓急；木瓜舒筋活络，和胃化湿，用于治疗湿痹拘挛，腰膝关节酸重疼痛；桂枝发表解肌，温经通脉，助阳化气。

验案二（程亦成医案，1968 年）

胡某某，男，1968 年 8 月 17 日初诊。两足痿软无力，夜间小便失禁，神昏，头痛时作，纳少，经已二十余朝，由湿邪阻络故也。处方：川杜仲 4 钱，地鳖 3 钱，桑寄生 5 钱，陈木瓜 1 钱，川续断 4 钱，茯神 3 钱，生苡仁 5 钱，怀牛膝 2 钱，地龙 3 钱，杭菊花 2 钱，双钩藤后入 3 钱。三剂。

按：古治诸痿以泻南补北为要，但仍需辨其证型，此患两足痿软，小便失禁，脾虚而下肢乏力，肾虚而膀胱失约，其脉证应有湿阻之象，故治以健脾补肾化湿。方中众多补脾益肾化湿药物，加钩藤平肝息风，以木性刚急，受邪则风攻于上、横犯脾胃之故；地鳖即土鳖虫，合地龙通利血脉以助行水化湿；另用茯神而非茯苓，以心居南方，火炽盛也，恐助木风而上，用茯神稍宁心火。

第八章 神志病证

第一节 厥 证

厥证是以突然昏倒,不省人事,四肢逆冷为主要临床表现的病证。病情轻者,一般在短时内苏醒,醒后无偏瘫、失语及口眼歪斜等后遗症;病情重者,则昏厥时间较长,甚至一厥不复而导致死亡。

一、病证认识

厥证病名首见于《黄帝内经》,其含义概括起来可分为两类:一是指突然昏倒,不知人事,如《素问·大奇论》所言"暴厥者,不知与人言";二是指肢体及手足逆冷,如《素问·厥论》所云"寒厥之为寒也,必从五指而上于膝"。《素问·生气通天论》所言"阳气者,烦劳则张,精绝,辟积于夏,使人煎厥……阳气者,大怒则形气绝,而血菀于上,使人薄厥",认为夏暑伤气而致煎厥,若血积于胸中,阻碍气道,气血相迫则致薄厥。汉代张仲景《伤寒论》主要论述外感发厥,提出热厥的病机为阴阳失调:"凡厥者,阴阳气不相顺接,便为厥。厥者,手足逆冷者是也。"并创四逆汤、通脉四逆汤、当归四逆汤等治疗方剂。明代张介宾《类经》指出"厥逆者,直因精气之内夺",认为厥逆的产生是由于精气耗散所致。明代徐春甫《古今医统大全》指出"厥而有热者,黄芪人参建中汤",以小建中汤加减治疗厥证。清代程杏轩《医述》记载:"有食后着寒着气而暴死者,名曰食厥……有大怒载血瘀于心胸而暴死者,名曰血厥。"日本学者丹波元简《救急选方》指出"气厥即中气,因七情内伤气逆为病",认为气厥是因为情志为病导致气逆而厥。清代叶天士《临证指南医案》指出"厥者,从下逆上之病也",认为厥证是因气机逆乱、升降失常所致。

综上所述,厥证的病因有情志因素、暴感外邪、体虚久病、饮食因素、体质因素等,其病机主要是突然气机逆乱,升降乖戾,气血阴阳不相顺接。

二、论治特色

1. 临床上，程氏多用养心药物，其中以茯神居多。《程杏轩医案》："诸厥虽属肝病，然心为君主之官，主安则十二官各得其职，厥发日久，肝风内扇，震动心营，养心安神药品虽多，首推抱木茯神者。盖茯神本治心，而中抱之木，又属肝，以木制木之义。"

2. **区分肝胃之阴，切勿过于滋腻**　肝气上逆，胃当其冲，此为气逆，治当理气，然理气之药多辛燥，程氏认为在理气滋养肝阴的同时，尚需顾护胃阴，常选苡仁、谷芽、茯神等健脾渗湿之品，恐滋阴太过而生痰湿，虽未用滋养胃阴之药，但脾为胃行其津液，脾健则津液自足。

三、验案举隅

验案一（程雁宾医案，1956 年）

胡某某，男，24 岁，1956 年 5 月 2 日初诊，脑为精神所系，脑失宁谧，风阳鼓荡而发，晕厥之前自觉头晕目眩，即昏厥不省，日前复发之后唇肿，身有风疹块，兼有风湿新邪内蕴。拟镇脑宁神，兼以渗湿为治。石决明 3 钱，夏枯花 1 钱半，炒荷叶筋 1 钱 5 分，野茯神 3 钱，丝瓜络 1 钱 2 分，生苡仁 3 钱，炒白芍 1 钱 5 分，双钩藤 1 钱 5 分，谷芽 3 钱。

按：程氏认为病家乃风阳上扰，宜从肝论治，故选石决明、钩藤之类；"肝苦急，急食甘以缓之"，用苡仁、茯神、谷芽，兼有健脾化湿之意；患者外遇风湿，蕴结体表，发为风疹，用荷叶筋则湿从表去；白芍为酸收之药，引药入肝经。

验案二（程雁宾医案，1956 年）

程某某，男，5 岁，1956 年 8 月 22 日初诊，痉挛，神志昏迷，瞳孔缩小而模糊，喘息痰响，热重苔黄，经已四日，暑风外侵，上冲于脑，危险万分，勉为拟方。茯神 3 钱，杭甘菊 1 钱 5 分，鲜荷叶筋 2 钱，银花 2 钱，双钩藤 1 钱 5 分，丝瓜络 1 钱 5 分，象贝 1 钱 5 分，羚羊角 1 分，连翘 2 钱。

按：病家外感暑风，肺失宣肃则喘息痰响，银花、荷叶筋、连翘清热解表，象贝、丝瓜络清热除痰。暑邪入里化热，津液大伤，筋脉失养则痉；暑为阳邪，引动肝风，上攻于脑则晕厥，故以羚羊角、钩藤清热凉肝、息风止痉；菊花清热明目，兼助羚羊角、钩藤滋阴息风；茯神健脾安神，防清热太过而伤脾胃。

第二节 狂 病

狂病是以精神亢奋，狂躁刚暴，喧扰不宁，毁物打骂，动而多怒为特征的一种常见多发的精神病。

一、病证认识

《黄帝内经》对狂病症状以及病因病机已有一定描述，如《素问·至真要大论》："诸躁狂越，皆属于火。"《素问·脉要精微论》："衣被不敛，言语善恶，不避亲疏者，此神明之乱也。"说明火邪上扰心神可发病。汉代张仲景则进一步认为心气虚者可发病，其中邪乘于阳者为狂病，《金匮要略·五脏风寒积聚病脉证并治》："邪哭使魂魄不安者，血气少也，血气少者属于心。心气虚者，其人则畏；合目欲眠，梦远行，而精神离散，魂魄妄行。阴气衰者为癫，阳气衰者为狂。"而到了金元时期，刘完素认为"多怒则狂"，朱丹溪认为"痰"是狂病的重要病理因素，"癫属阴，狂属阳……大率多因痰结于心胸间"。清代《医林改错》则对脑部气血凝滞导致狂病有一定描述："癫狂一证……乃气血凝滞，脑气与脏腑气不接，如同做梦一样。"程国彭在《医学心悟·癫狂痫》中描述外感入里化热及痰火扰乱心神可导致狂病的发生："狂者，发作刚暴，骂詈不避亲疏，甚则登高而歌，弃衣而走，逾垣上屋，此痰火结聚所致，或伤寒阳明邪热所发。"《吴鞠通医案·癫狂》认为外有情志刺激以及时令外邪侵入会引动肝风内作，发为狂病："近因情志重伤，又届相火主令，君火司天，君火客气，内与本身君相火相应，以致肝风鸱张，初起如狂。"叶天士认为："狂由大惊大恐，病在肝胆胃经，三阳并而上升，故火炽则痰涌，心窍为之闭塞。"

总之，狂病可由情志刺激诱发，损伤心、肝，导致脏腑功能失衡，阴阳失调，并能影响脾、肾，产生气滞、痰湿、火郁等，上攻于脑。多以阳明火盛为主，正如《景岳全书·癫狂痴呆》所云："凡狂病多因于火，此或以谋为失志，或以思虑郁结，屈无所伸，怒无所泄，以致肝胆气逆，木火合邪，是诚东方实证也，此其邪乘于心，则为神魂不守，邪乘于胃，则为暴横刚强。"

二、论治特色

辨别新久虚实 狂病初起多以狂暴无知、情绪高涨为主要表现，临床多属心肝火炽、痰火或腑实内扰证，病性以实为主；治不得法或迁延日久，邪热伤阴，瘀血阻络，可致心神昏乱日重，而见水火失济，阴虚火旺证，或瘀血阻窍兼气阴两虚等证，病性以虚或虚中夹实为主。

三、验案举隅

验案（程亦成医案，1956年）

范某某，女，26岁，1956年1月14日初诊，精神刺激太过，脑失宁谧，胡言不避亲疏，面赤，脉来有力，便秘，亟以镇静宁神、通便为治。拟方：

野茯神3钱，灵磁石2钱，冬瓜子2钱，石决明4钱，炒白芍1钱5分，荷叶筋2钱，夏枯草2钱，炒酸枣仁1钱5分，瓜蒌仁2钱，生大黄1钱。大便通后去大黄。

按：此患外有情志刺激，引动风木，夹火上攻，又因脾胃首当其冲，阳明火盛，治当平肝降火。与痫证相同，多选磁石、石决明、荷叶筋等平肝息风之类，唯此患大便秘结，面赤，脉来有力，此为肝火横犯于胃，阳明受热，水液运化失常，故用大黄、夏枯草清泻阳明之火，兼以祛痰，辅以冬瓜子、野茯神、瓜蒌仁健脾化湿，酸枣仁养心安神，此处应为生用兼以清利胆火。

第三节　痫　　证

痫证，又称癫痫，是以发作性的神情恍惚，甚则突然仆倒，昏不知人，口吐涎沫，两目上视，肢体抽搐，或口中怪叫，移时苏醒为主要表现的一种疾病。

一、病证认识

痫证在《黄帝内经》中即有论述，《素问·奇病论》指出先天因素可导致痫证："人生而有病颠疾者……病名为胎病，此得之在母腹中时，其母有所大惊，气上而不下，精气并居，故令子发为颠疾也。"隋代《诸病源候论》在此基础上又将痫证的病因扩展为外感、饮食等。金代《儒门事亲》认为本病"乃肝经有热也"。朱丹溪："痫证有五……非无痰涎壅塞，迷闷孔窍。"提出治疗应以祛痰为主。清代李用粹在《证治汇补·痫病》中，将痫证分为阴痫和阳痫，并认为"阳痫痰热客于心胃，闻惊而作"，即除了痰热，外界的精神刺激也是诱发疾病发作的关键因素。王清任则认为痫证与元气素虚、脑髓失养以及脑髓瘀血有关。程国彭《医学心悟·癫狂痫》："经云：重阴为癫，重阳为狂。而痫症，则痰涎聚于经络也。"《临证指南医案·癫痫》认为痫证与先天因素、饮食不节以及精神刺激相关："痫病或由惊恐，或由饮食不节，或由母腹中受惊，以致内脏不平，经久失调，一触积痰，厥气内风，卒焉暴逆，莫能禁止，待其气反然后已。"

总之，痫证多因先天不足、情志失调、饮食失节、劳累过度、跌打外伤，或他病之后，导致脏腑功能失调，风、火、痰、瘀蒙蔽心窍，壅塞经络，气机逆乱，元神失控而发。其病位在心、脑，与肝、脾、肾相关。以心脑神机受损为本，风火痰瘀上蒙为标，基本病机为脏腑阴阳失调，风火、痰瘀流窜经络，蒙蔽心窍。病理因素以痰为主。

二、论治特色

平肝清热，兼以化痰：程氏认为本病多为肝肾不足，内火妄动，上攻脑窍，故治当以清热平肝为主，佐以柔肝养阴之药，临床多选择石决明、牡蛎、磁石等药。痫证为脑中之气血逆乱，气不顺则生风，血不调则瘀阻，津液失调则成痰，致使风痰内生，在治疗上也兼顾化痰，临床多选择丝瓜络、野茯神等药物。

三、验案举隅

验案一（程亦成医案，1956 年）

胡某某，男，36 岁，1956 年 1 月 14 日初诊，痫证月发两三次，多在夜间，苏醒后身倦头晕，今诊脉来弦而有力，夜寐不酣，多梦，或遗精，苔薄，边绛，此脑系为病，有上实下虚之象，静养，切记。拟方：

石决明 3 钱，左牡蛎 2 钱，女贞子 2 钱，野茯神 3 钱，灵磁石 2 钱，丝瓜络 2 钱，夏枯草 2 钱，炒白芍 1 钱 2 分，荷叶筋 2 钱，酸枣仁 2 钱，夜交藤 1 钱 5 分。

1956 年 2 月 2 日二诊，夜寐已酣，痫证未发作过。

按：此为阳痫，肝肾阴亏，阳风上冲，发为此病，醒后身倦非为虚象，乃肝风夹痰，痹阻筋脉，气血不通，心神不宁，筋脉失养而身倦头晕，其舌脉皆为热象，法当滋下清上。方中石决明、磁石、左牡蛎清热平肝、息风止痉之效；荷叶筋应为荷叶切丝之药，味苦性平，《滇南本草》言荷叶"上清头目之风热，止眩晕发晕，清痰，泄气，止呕，头闷疼"，协助石决明等清热息风；白芍养阴生津以柔肝；女贞子滋养肾阴；丝瓜络清热化痰；茯神、酸枣仁、夜交藤宁心安神；肝阳暴动横犯于胃，上攻心神，故用夏枯草清肝阳之火。

验案二（程亦成医案，1956 年）

许某某，男，16 岁，1956 年 1 月 17 日初诊，痫症三年，屡作不已，发作时两目斜视，口流涎沫，手足呈痉挛之象，苔薄黄，尖多绛刺，神呆，脉来有力，据云有头部压伤史，当以镇脑宁神为治，不易速愈。

石决明 3 钱，野茯神 2 钱，荷叶筋 2 钱，灵磁石 2 钱，瓜蒌仁 1 钱 5 分，青龙齿 2 钱，双钩藤 1 钱 5 分，炒白芍 1 钱 2 分，杭甘菊 1 钱 5 分。

按：此患亦为阳痫，但热象不著，仅为肝阳内动之象，未用牡蛎而用龙齿，因病家发作时神志变化居多，故选用龙齿镇静安神，其凉入心肝，《日华子本草》言其"治烦闷，癫痫，热狂"，程氏用药精准可见一斑。余药同前。

第九章　其他病证

第一节　蛔　虫　病

蛔虫病是蛔虫寄生在人体所致的疾病。以脐周腹痛，时作时止，甚或吐蛔、便蛔为主要临床特点。

一、病证认识

《黄帝内经》将蛔虫称为"蛟蛕"，并记载了其引起的主要症状，如《灵枢·厥病》："肠中有虫瘕及蛟蛕……心肠痛，怵作痛，肿聚，往来上下行，痛有休止，腹热喜渴涎出者，是蛟蛕也。"汉代张仲景《金匮要略·趺蹶手指臂肿转筋阴狐疝蛔虫病脉证治》对蛔虫病作了专门论述，记载了蛔厥病的临床症状和治疗方药，并创制乌梅丸，该方至今仍为治疗蛔厥的常用有效方剂。《诸病源候论·九虫病诸候》将蛔虫称为长虫，并对其形态及引起的病症作了记载。谓："蛔虫者，是九虫内之一虫也。长一尺，亦有长五六寸。或因腑脏虚弱而动，或因食甘肥而动。其发动则腹中痛，发作肿聚，去来上下，痛有休息，亦攻心痛。口喜吐涎及吐清水，贯伤心者则死。"《备急千金要方》及《外台秘要》记载了一些治疗虫证的方剂，除《神农本草经》所应用到的芜荑、贯众、雷丸、榧子、楝实等驱虫药外，鹤虱、槟榔等药也多有应用。明代《景岳全书·诸虫》记载："凡诸虫之中，唯蛔虫最多。"对虫证的病因、临床表现、鉴别及治疗等均有比较全面的论述。

总之，蛔虫病是由于误食沾有蛔虫卵的生冷蔬菜、瓜果或其他不洁之物而引起的。蛔虫寄生在小肠内，扰乱脾胃气机，吸食水谷精微。由于蛔虫具有喜温，恶寒怕热，性动好窜，善于钻孔的特性，故当人体脾胃功能失调，或有全身发热性疾患时，蛔虫即易在腹中乱窜而引起多种病症。若蛔虫钻入胆道、阑门，或蛔虫数量较多，在肠中缠结成团，则出现多种病变及症状。

二、论治特色

蛔虫病的临床表现差异较大，其症状的轻重不仅取决于蛔虫数目的多少，而且与蛔虫所在部位和状态有密切关系。轻者可无任何症状，或有食欲不佳和腹痛，疼痛一般不重，多位于脐周或稍上方。痛无定时，反复发作，持续时间不定。痛时喜按揉腹部，腹部无压痛，腹壁不紧张。如蛔虫上窜入胃，使胃失和降，引起恶心、呕吐、吐蛔，甚或虫从口鼻而出；钻入胆道，使肝气闭郁、胆气不行，脘腹剧痛而形成蛔厥；钻入阑门，使气滞血瘀，肉腐血败，则形成肠痈；蛔虫数量多时，缠结成团，阻塞肠中，使传化不行，腑气不通而形成蛔虫性肠梗阻。蛔虫病治疗主要根据病情的轻重缓急，采用驱虫、安蛔、调理脾胃等法。养成清洁卫生的良好习惯是预防蛔虫病的主要措施。

三、验案举隅

验案一（程雁宾医案，1954 年）

潘某某，男，10 岁，6 月 6 日初诊。春初以来，时发热，腹痛时作时辍，于兹五月，脉数，苔白，舌尖有红刺，此蛔虫扰于肠胃为患，拟以一方。处方：野苓 2 钱，炒冬瓜子 1 钱 5 分，使君子 1 钱 5 分，芜荑 5 分，生谷芽 2 钱，鹤虱 5 分，生苡米 2 钱，雷丸 5 分，炒麦芽 2 钱。

按：本案患儿发热、腹痛系蛔虫扰乱肠胃为患。蛔虫喜温而恶寒，故有"遇寒而动，得温则安"之说，其性喜钻窜，寄生于肠中。若因饮食不洁或驱虫用药不当，致胃肠功能紊乱，肠道虚寒，失于温煦，胆胃蕴热，则蛔虫不安于室而上窜，进入胆胃，扰动不安，故腹痛时作时辍；虫积食滞，内蕴化热，故发热。方中使君子杀虫，化积，健脾；鹤虱驱杀诸虫；雷丸消积，杀虫，治虫积腹痛；冬瓜子开胃醒脾；茯苓、苡米、麦芽既可健脾和胃，又可消食和中；芜荑杀虫消积。诸药配伍，既可驱虫，又可健脾，使虫去脾健，诸证皆除。

验案二（程亦成医案，1965 年）

黄山市人民医院小儿科住院患儿，蒋某某，男，5 岁。

患儿于 1965 年 4 月 3 日因两下肢疼痛行走困难半月第一次住院。诊断为多发性神经炎，风湿热。大便检得蛔虫卵少数。入院后给予青霉素、水杨酸钠、维生素 B、维生素 C，并用枸橼酸哌嗪驱出蛔虫十余条，症状好转出院，计住院 4 天，出院后逐渐恢复。

1966 年 3 月 22 日又因四肢肌肉疼痛 10 天，第二次住院。体检：发育一般，营养欠佳，体质较瘦，神志清，体温正常，脉搏 92 次 /min，尚能合作。听诊心肺无异常。肝脾（－）。两下肢腓肠肌有明显压痛，常于夜间痛醒而不能入睡。两上肢屈面肢群有轻度压痛，两膝反射，肱二头肌、肱三头肌反射均未引出。脊柱无异常。有时诉膝痛，不能站立行走。大便沉淀检查蛔虫卵（+++）。血沉：10mm/h。给予激素、维生素 B、维生素 C、优散痛，及热敷下肢腓肠肌理疗，枸橼酸哌嗪糖浆驱虫治疗，大便解出蛔虫一条。病情有所好转，自动出院。共住院 5 天。

出院后 20 天，病情又转重，四肢肌肉疼痛加剧，两膝弯曲不能伸直，能翻身不能起坐，两手不能抬举，不能自行进食；声音嘶哑，语言謇涩，表情恍惚，烦躁，食减，伴有低热。于 1966 年 4 月 19 日第三次住院。化验检查：白细胞 16.3×10^9/L，中性粒细胞百分比 46%，淋巴细胞百分比 21%，大单核细胞百分比 2%，嗜酸性粒细胞百分比 31%。眼底检查无异常发现。入院后再按多发性神经炎治疗。住院后第三日发现颈项强直，克氏征、布氏征（+），乃进行腰穿检查，脑脊液为无色透明，白细胞 10×10^6/L，潘氏试验（−），葡萄糖 96.5mg%，蛋白质 58mg%，氯化物 600mg%。于 4 月 23 日会诊中医科，当时患儿已 7 日未进食，形体消瘦，腹部凹陷，四肢枯痿，两膝屈而不伸，伸则痛，颈强，烦躁不安，唇赤，苔白腻而有星状点，脉缓，喜抠鼻孔。根据见证分析，认为是蛔虫内扰，影响脾胃功能致宗筋失养。当以驱虫为主，和中柔筋为佐。处方：使君肉 5 钱，芜荑 1 钱 5 分，胡黄连 1 钱 5 分，煨金铃子 2 钱，鹤虱 2 钱，生谷芽 3 钱，生苡米 6 钱，冬瓜子 3 钱，木瓜 1 钱。服两剂后，能食粥半小碗，且思食油炒饭，未给。四剂肌痛减轻，言语清楚，无痛苦表情，饮食增加。再两剂，饮食大增，已能起坐。但未见虫下，又三剂并与儿科医师商议加用山道年酚酞片 0.06g，连服 3 天。后排出死蛔虫一条，肌痛消失，两膝亦能伸直，且可下床行走。于 5 月 2 日出院，共服中药九剂，药物未更动。共住院 14 天。

按：本案系蛔虫引起肢体疼痛，不能站立。根据以上病例来看，临床症状之轻重与蛔虫多少不成正比。本案的主要特征为两膝喜弯，不肯站立而外观无异常；伴有喜吃油炒饭，抠鼻孔，舌上有星状点，不做粪检亦不难与其他疾患引起的膝痛相鉴别。程氏认为本病乃蛔虫内扰，影响脾胃功能，致宗筋失其所养。当治以驱虫为主，和中柔筋为辅。方中使君肉杀虫，消积，健脾，主治蛔虫腹痛；芜荑杀虫去蛔；鹤虱既可杀虫，又健脾和胃；金铃子又名川楝子，能驱杀肠道寄生虫，降泄气机而行气止痛，用治蛔虫等引起的虫积腹痛；胡黄连除了能除阴分热，用于阴虚发热外，还能杀虫消疳，常用于小儿蛔虫疳积发热；谷芽、苡米药食同源，又可健脾和胃；冬瓜子开胃醒脾；木瓜舒筋活络，和胃化湿。

第二节 黄 胖

黄胖指虽全身萎黄浮肿，但眼目不黄的一种慢性疾病。多由虫积、食积或劳役脱力所致。因于虫积者，可兼见呕吐黄水，毛发皆直，好食生米、茶叶、土炭等异物。

一、病证认识

《丹台玉案》："人有病黄肿者，不可误以为黄疸。盖黄疸者，遍身如金，眼目俱黄，而面无肿状；黄肿之黄，则其色带白，而眼目如故。虽同出脾胃，而病形不同，医者当审而治之。黄疸之起，由于湿热蒸染。而黄肿之症，则湿染热未甚，而多因虫积、食积之为害也。或偶吞硬食过多，碍其脾家道路，经久不消，脾胃失运化之权，浊气上腾，故面部黄而且浮，手足皆无血色。有虫者，又吐黄水，毛发直指，肌肤不泽，且好食生米、茶叶之类者是也。若肿及四肢者难治，肿及腹者不治，饮食减少者不治，以其无胃气也。"指出本病多由虫积、食积所致。与黄疸不同，虽全身皮肤色黄，但眼目不黄，且有面部浮肿。

二、论治特色

程氏认为治疗本病仍以健脾养胃为要，但凡引起全身萎黄浮肿，但眼目不黄者，皆可参考黄胖病治疗。临床切勿见此症径用杀虫之药，恐伤脾胃。选择药物多为药食同源之品，量少而精，全方虽未见养血之剂，却以健中养气为主，意为以气生血，濡养全身。

三、验案举隅

验案一（程雁宾医案，1954年）

程某某，25岁，女，1954年9月12日初诊，容色淡黄，唇白，呈贫血状态，足跗浮肿，食少腹闷，心跳耳鸣，肢倦乏力，舌淡脉数，此湿邪内蕴，中运失司为脱力黄，即俗称黄胖，非急切可疗。拟方：

带皮苓3钱，泽泻8分，制夏曲1钱5分，生薏米3钱，广皮8分，陈赤豆3钱，谷芽4钱，生于术8分，炒冬瓜皮2钱，无花果2钱。

按：此患劳倦过度，脾虚运化失权，气血乏源，水湿四溢，治当健脾养胃渗湿。方中陈赤豆，色赤入血分，以补血气，又《本草新编》言其"专利下体之水"；盖下体之湿，乃真湿也，合泽泻、茯苓、冬瓜皮用之而效，正对此患；余药皆为健脾养胃之剂，务以健中消食，切不可过用参芪补气，以塞中焦气机运行。

验案二（程雁宾医案，1954 年）

柯某某，女，27 岁，1954 年 9 月 2 日初诊，面黄体倦，耳鸣心跳已将半载，日见形瘦，面微浮，跗肿，食入腹胀，中焦不运，湿邪内蕴，血中缺乏铁质，即俗称黄胖也，体弱病久，防其滋蔓，拟方酌之。拟方：

野茯苓 3 钱，陈夏曲 1 钱 5 分，泽泻 8 分，生薏米 3 钱，炒冬瓜皮 2 钱，生熟谷芽各 2 钱，生於术 8 分，无花果 1 钱 5 分，焦内金 1 钱 2 分。

按：此患疾病日久，脾虚不运，散精失常，水湿不运，上凌心肺，治当健运中焦兼以利湿。仍以夏曲、谷芽、无花果、生於术健脾，泽泻、茯苓、薏米、冬瓜皮渗湿化湿，利水消肿。唯用生熟谷芽，意在加强健胃消食；加用焦内金宽中健脾，消食磨胃。

第三节　月　经　后　期

月经周期延后 7 天以上，甚至 3~5 个月一行，连续 2 个周期及以上者，称为"月经后期"。若每次仅延后三五天，或偶然延后一次，均不作月经后期论。此外，青春期月经初潮后数月内或围绝经期，周期时有延后，不作病论。月经后期若伴月经量少，常可发展为闭经。

一、病证认识

本病首见于汉代《金匮要略·妇人杂病脉证并治》之温经汤条下，谓"至期不来"。宋代《妇人大全良方·调经门》引王子亨所言："过于阴则后时而至。"认为月经后期为阴盛血寒所致。元代《丹溪心法·妇人》中提出"妇人经水过期，血少也，四物加参、术；带痰，加南星、半夏、陈皮之类……过期，紫黑有块，亦血热也，必作痛，四物加香附、黄连"。明代张介宾提出"凡血寒者，经必后期而至"，并对月经后期的具体辨证进行了论述，为后世提供了参考。

本病的发病机制有虚实之别。虚者多因肾虚、血虚、虚寒导致精血不足，冲任不充，血海不能按时满溢而经迟；实者多因血寒、气滞、痰湿等导致血行不畅，冲任受阻，血海不能如期满溢，致使月经后期而来。

二、论治特色

1. 补肾填精，养血调经　《医学正传·妇人科》云："月经全借肾水施化，肾水既乏，则经血日以干涸。"肾为先天之本，藏精气，主生殖发育；精生血，血化精，精血同源而互资互用，故肾精是月经生成的重要物质来源。同时，程氏在治疗月经后期、闭经等疾病时，一直秉承"富其源，通其脉"学术思想，反对一味"活血通经"，以防大量活血通经之剂伤及正气。

2. 善用虫类药　病久入络，虫类药作为动物药中较特殊的一类，具有搜风通络之用，可以破瘀血、通血脉，如乌梢蛇、僵蚕、蜈蚣等，在治疗瘀血证时力猛效佳。但需特别注意，虫类药易败胃，需严格掌握剂量及疗程，并酌情配伍护胃药、滋阴药。

三、验案举隅

验案（程晓昱医案，2021 年）

梅某某，31 岁，未婚，2021 年 9 月 9 日初诊。主诉：月经稀发 2 年余，既往月经规则，2 年前因情绪因素出现月经稀发，38~60 天一潮，量中。末次月经（LMP）：2021 年 8 月 1 日。经期 3 天，量中，色稍暗，夹血块，伴偶有下腹部胀痛；平素易心烦恼怒，行经前期乳房胀痛，睡眠较差，二便尚调；舌暗红、苔白，脉弦涩。14 岁月经初潮，无性生活史。曾于当地三甲妇幼保健医院诊断为多囊卵巢综合征（PCOS），予炔雌醇环丙孕酮治疗半年，停药后月经周期未明显改善。西医诊断：PCOS；中医诊断：月经后期（肝气郁结、气滞血瘀证）。治法：疏肝解郁、活血调经。方药：柴胡疏肝散加减。柴胡 15g，麸炒枳壳 10g，当归 20g，白芍 15g，川芎 15g，路路通 15g，郁金 12g，合欢皮 12g，盐菟丝 15g，枸杞 20g，乌梢蛇 6g。水煎服，14 剂（一日一剂，2 次分服），并嘱患者调畅情志。

按：肝肾同源，精血互资互用。肝主疏泄，肾司封藏，一开一阖，一泄一藏，协调共济，则月经藏泻正常，按时来潮；肝肾为冲任之本，肝藏血，肝血注于冲任，肝血充盈则月经调畅；任主胞胎，任脉通于肾，与肾密切相关。临证时往往肝肾同治，在柴胡疏肝散的基础上酌加补肾养肝之品，以使补泻有度。方中柴胡疏肝理气解郁；白芍养血柔肝敛阴以滋肝体，缓急止痛；川芎活血行气化瘀；麸炒枳壳长于理气行滞；当归、路路通养血活血，化瘀调经；郁金、合欢皮疏肝解郁；盐菟丝子、枸杞子补肝肾、益精血；乌梢蛇功善走通，化瘀通络。全方共奏疏肝解郁、活血调经兼益肾填精之功,使肾精充盛,肝血得养,气血通达,则气瘀皆消,疗效显著。

第四节　产后恶露不绝

产后恶露不绝是指产后恶露持续 10 天以上仍淋漓不尽者,可伴有小腹或胀或坠或痛,又称"恶露不尽""恶露不止"。

一、病证认识

汉代《金匮要略·妇人产后病脉证治》首载"恶露不尽"。隋代《诸病源候论·妇人产后病诸候》列"产后血露不尽候",归纳其病机为"风冷搏于血""虚损""内有瘀血"。唐代《外台秘要》载"恶露不绝"。宋代《妇人大全良方·产后恶露不绝方论》提出用牡蛎散、独圣汤等方药治之。清代《医宗金鉴·妇科心法要诀》提出根据恶露的颜色、性质、气味辨虚实的原则。清代新安医家叶天士《临证指南医案》关于产后恶露不绝部分,验案精审,立论新颖,不揣浅陋,其通因通用之法治疗产后恶露不尽经验颇丰。

恶露不绝是产后痼疾之一,一般可从色、形、质、味等方面辨之。多因女性产后冲任不固,胞宫藏泄失度,气血运行失序所致,以"虚、瘀"为主,寒、热辨之。其病因不外以下四个方面:①正虚为病:《黄帝内经》云"正气存内,邪不可干",产后多种因素可致正气虚损。既有禀赋先天素虚者,也有后天妊娠期间调补不节者;既有产时耗气太过或气血俱失者,也有产后过劳乃至气弱者,凡此种种,均可致使元气亏虚,脾土虚陷,冲任不固,而见恶露久下不绝。②热扰冲任:热有虚实之分,虚则因产妇素体阴虚,产时失血,营阴更亏,内热虚生;实则因产后肝气不舒,情绪不畅,郁而化热,以及其他原因所生内热,均可致使冲任破血妄行而致恶露不止。③寒结胞宫:平素衣着不慎,寒邪入体,或先天宫寒体质,导致寒气结阻于胞宫,产后血行不畅,恶露不断。④血瘀妄行:久病、素体瘀血内积,产后胞宫空虚,瘀血内阻;若得寒而入,血得寒则凝,结而为瘀,可加重瘀结脉络,行而不畅;若肝气不舒,气滞血瘀,同样淋漓而下,久久不绝。

二、论治特色

1. 善用"通因通用"之法　产后恶露不尽有寒热虚瘀之别,临证不可罔顾证情,一味施以培补之药。《素问·至真要大论》首次提出:"通因通用,必伏其所主,而先其所因。"通因通用之法是用通利方药治疗具有通泄下利现象的实证,适用于因邪实所致通泄下利的真实假虚证,属中医反治法之一。凡有血瘀实证或虚实夹杂者,可取通因通用之法破瘀血而生新血,"不可轻用固涩之剂,致败血凝聚为癥瘕,及为终身之害"。新安医家通因通用之法运用灵活广泛,治疗产后恶露不尽疗效显著,不止血而血自止。

2. **方法灵活,精准辨证**　多数医家在产后疾病的治疗上仍沿用常法旧方,新安医者在朱丹溪、张景岳、傅青主等名家的影响下,注重时机辨证,认为天时地利人和尤其重要。产后妇女多处于气血不足状态,根据产妇生活地理区域、平素情志喜好、产前旧疾等,分清标本寒热虚实,依据具体病情辨证治疗,不拘泥于"产后多寒而宜温""产后多虚而宜补"。适时适度攻邪,见好就收,攻退变化适宜。对于病情复杂或内服困难者,运用外治疗法,如中药煎汤熏洗,按摩挤压手法等辅助恶露下行,以舒畅情志,缓解产后抑郁。

三、验案举隅

验案一(程亦成医案,1956年)

柯某某,28岁,女,1956年3月17日初诊。产后四个月稍劳则恶露仍来,少腹或痛,脉细。此胞宫失调,体元未复,以丸剂缓缓图之。处方如下:野茯神1两,益母草8钱,皂矾1两,制香附8钱,苏芡实1两,小红枣去核4两,广陈皮8钱,桃仁6钱,丹皮炭8钱,当归身1两2钱,川芎4钱。用法:研细末,炼蜜为丸,每早晚各服1钱5分。

按:本案患者产后恶露淋漓不断,遇劳诱发或加重,伴腹中作痛,此乃有瘀血,不通则痛;产后气血大虚,胞宫失调,体元未复,不能濡养筋脉,此乃不荣则痛。新安医家善取通因通用,加之虚不受补,当标本兼顾,以丸剂缓缓图之,治当养血活血,通络止痛。方中重用野茯神健脾安神;当归身入肝经,不仅养血力度强,且兼有活血之效,与红枣养血填精,共为臣药;川芎活血行血,联合益母草、桃仁活血通经止痛,亦为臣药。香附、陈皮疏肝理气止痛,助野茯神安神顺气为佐;芡实补肾固精,皂矾、丹皮炭收涩止血,一补一涩亦为佐药。全方内外兼顾,消补兼施,则恶露行,血自止。本案另一个特色即剂型的灵活变换,丸剂患者服用方便,不影响正常饮食,患者脾虚,减少药物摄入,有利于脾胃恢复,气血生化,正气渐增。

验案二(程晓昱医案,2020年)

患者李某某,女,产后恶露不尽1月余,色暗夹瘀块,伴腰酸乏力、少腹隐痛,舌质暗红,苔薄黄腻,脉弦涩。此系湿热内蕴兼血瘀,拟清利湿热、化瘀止血为法。

处方：蒲公英 30g，野菊花 15g，竹茹 15g，薏苡仁 15g，三七（冲服）3g，血余炭 10g，茜草炭 10g，紫花地丁 20g，仙鹤草 15g，狗脊 10g，益母草 10g，车前草 10g，乌梢蛇 6g，紫河车（冲服）3g，5 服。水煎 300ml，每日一剂，每日四次或少量频服。

按：此案患者产后恶露不尽兼腰酸、少腹痛，证属督脉空虚，奇经瘀阻；舌质黄腻，脉弦涩，乃一派本虚标实之象，当清热化湿，通因通用，标本兼顾。方中蒲公英清热化湿为君药；野菊花、竹茹、紫花地丁、车前草清热不伤阴为臣；血余炭、茜草炭、仙鹤草止血，固崩止漏，为佐；狗脊、益母草、三七、乌梢蛇、紫河车补血益精、活血通络止痛、滋补肝肾，则瘀血去、新血生，共为佐药。薏苡仁健脾胃，稳固后天之本，且有化湿之效，以助君臣之药力，为使药。本方标本兼治，配方精准，服用方法依据产妇个体灵活给药，增加服药依从性，从而提高治疗效果。

第三部分

衷中参西篇

中医处方笺

第一章 胆 石 症

胆石症又称胆结石，是指胆道系统包括胆囊或胆管内发生结石的疾病。胆石症初期多无明显症状，但随着结石的增大与增多会引起右上腹不适、嗳气口苦、食欲不振、恶心呕吐、大便不畅等症状，一旦发生结石梗阻则易诱发胆道感染、急性胆囊炎、急性化脓性胆管炎等危急重症。

第一节　西医对本病的认识

一、病因

现代医学认为胆石症可由代谢因素、胆道感染及维生素 A 缺乏等多种因素造成。任何影响胆固醇与胆汁酸浓度比例改变和造成胆汁淤滞的因素都能导致结石形成。个别地区和种族的居民、女性激素、肥胖、妊娠、高脂肪饮食、长期肠外营养、糖尿病、高脂血症、胃切除或胃肠吻合手术后、回肠末段疾病和回肠切除术后、肝硬化、溶血性贫血等因素都可引起胆石症。另外，饮食习惯如长期不吃早餐，喜静少动与胆结石发病率也有关系。遗传因子在明确胆结石危险性方面也起着重要作用。

二、临床表现

大多数患者无症状，仅在体检时发现，称为静止性胆囊结石。部分患者胆囊结石的典型症状为胆绞痛，表现为急性或慢性胆囊炎。主要临床表现如下：患者常在饱餐、进食油腻食物后或睡眠中体位改变时，出现右上腹或上腹部阵发性疼痛，或持续疼痛阵发性加剧，可向右肩胛部和背部放射，伴恶心、呕吐。进食过量、吃高脂食物、工作紧张或休息不好时感到上腹部或右上腹隐痛，或有饱胀不适、嗳气、呃逆等，易被误诊为"胃病"。胆囊结石长期嵌顿或阻塞胆囊管但未合并感染时，可见白胆汁。

第二节　中医对本病的认识

　　根据其临床表现，胆石症属于中医学"胁痛""黄疸""胆胀"等范畴。胆胀病名首见于《黄帝内经》，如《灵枢·胀论》曰："胆胀者，胁下痛胀，口中苦，善太息。"明代秦昌遇《症因脉治》对胆胀病因病机、症状表现及治疗方药分别作了阐述："肝胆主木，最喜条达，不得疏通，胆胀乃成""胁肋作痛，口苦太息，胆胀也""胆胀者，柴胡清肝饮"。叶天士《临证指南医案》首载胆胀医案，为后世临床辨证治疗积累了经验。

　　因过食肥腻、忧思暴怒、外感湿热、虚损劳倦、胆石或蛔虫上扰等，导致胆腑气机郁滞，郁而化火，胆液失于通降，遂成胆胀。治疗原则为疏肝利胆，清热利湿。急性暴发常用清热利湿、清热解毒；慢性久发常用疏肝理气、清热利胆、活血化瘀、疏肝健脾、养阴柔肝。

第三节　西　医　治　疗

　　胆石症首先要评估病情的严重性，再考虑药物或手术治疗。无症状的胆囊结石，建议不实施治疗，需每年体检并行腹部彩超检查。手术治疗要谨慎，需综合评估。

一、药物治疗

　　临床常用的溶石药物为熊去氧胆酸，该药物能刺激胆囊平滑肌收缩，降低胆汁中胆固醇的饱和度。胆绞痛治疗可选非甾体抗炎药、解痉药，症状严重者可用阿片类药物，一般禁用吗啡，因其可加重胆绞痛症状。轻度急性胆囊炎，一般不建议长期使用抗生素，合并胆管炎、菌血症、脓毒症、脓肿或穿孔时宜合理使用抗生素。

二、手术治疗

　　腹腔镜胆囊切除术为目前国内外临床治疗胆囊结石的首选方法。如果合并胆囊肠瘘、Mirizzi综合征等严重的无法用腹腔镜胆囊切除术解决的问题时，则需及时变更为开腹胆囊切除术。胆囊切开取石术因术后存在较高的结石复发率而存在争议。如果单纯采用西医手段治疗仍不能起到根治的效果时，在此基础上联合中医药治疗该病，可取得更好的疗效。

第四节　中医药治疗

一、证治体会

1. **胆病治肝**　胆石症虽病在胆而根在肝，因胆汁为肝之余气所化，肝病则胆汁异常；胆腑从肝疏泄，肝气疏泄失常则胆运不畅。同样，胆腑不降则肝气难舒。故胆石症以调肝为常法，常用柴胡、郁金、龙胆草、金钱草、茵陈、栀子等药。胆病日久可致肝体受损，故需养肝柔肝以疏肝理气散结。此时以滋补肝阴为主，常用枸杞子、生地黄、白芍等药。临床注意慎用纯阳之品，恐伤其阴，可选黄芪、党参、山药、白术等。

2. **护胃通腑**　"六腑以通为用"，可用木香、厚朴、枳实降气通腹除满，缓解患者腑气不通、大便不畅问题。肝升胆降是中焦脾胃枢机运转的重要辅助，同时，胆腑参与人体水谷运化，为后天气血生化提供支持。胆腑通降失常，可导致肝旺乘脾土，常见肠鸣、腹泻，脾土失运，日久影响营卫气血生化。因此，慢性胆石症见脾虚泄泻者，多辅以健脾升清之法，常选用痛泻要方合并大剂量生谷芽、生麦芽、山药以升脾气、畅肝气，益气生血。临证时既要以疏肝利胆为主，又要始终兼顾调理脾胃，才能取得良效。

二、医案选粹

程晓昱医案：孙某，男，63 岁，2020 年 11 月 27 日初诊，主诉：右侧胁部疼痛半年余。患者半年前无明显诱因间断出现右胁疼痛，痛甚如绞，难以忍受，偶有口苦，恶心，无恶寒发热，行腹部 B 超等相关检查，提示疑为慢性胆囊炎、胆石症，半月前右胁疼痛再次发作。刻下症见：右胁疼痛，牵及胃脘，时嗳气，口苦咽干，恶心呕吐，纳差，神疲，大便干结，3~4 日一行，小便短赤。舌尖红，苔根黄腻，脉弦细。辅助检查：彩超提示胆囊壁毛糙增厚，胆囊结石 3mm×3mm。西医诊断：胆石症；中医诊断：胁痛，湿热内蕴证。中医予以疏肝利胆，清热化湿之剂口服。蒲公英 30g，竹茹 20g，薏苡仁 20g，萆薢 10g，栀子 10g，大黄 3g，鸡内金 25g，炒谷芽 15g，炒麦芽 15g，金钱草 10g，郁金 10g，砂仁^{后下}3g，陈皮 10g，白芍 10g，延胡索 10g，甘草 3g，川楝子 10g，柴胡 12g，山药 30g，炒白术 10g。水煎服 14 剂（一日一剂，2 次分服）。嘱调情志，适起居。

2 周后，复查肝功能未见异常。诸症悉减，继服。2021 年 3 月 21 日复

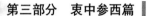

诊,查肝胆超声提示:胆囊内膜光滑,未见结石。效不更方,14 剂,继服以巩固治疗。嘱患者按时服药,6 个月至 1 年复查肝功能、腹部彩超,不适随诊。

按: 本案为胆石症,主要病机为肝郁气滞,湿热蕴结,湿热煎熬胆汁,聚而成石,阻塞胆腑气机。现代人体质偏壮实者居多,加之恣食辛辣肥甘,易损脾胃,内生湿热;或因肝气疏泄失常,胆腑通降失节,藏泄受阻,郁而化热,内灼胆汁,久则生石,胆石梗阻,胆腑通降无权,则湿热更盛。方中蒲公英、竹茹、薏苡仁、萆薢、栀子清利湿热;陈皮、柴胡、川楝子行气利胆;鸡内金、金钱草化石,延胡索、白芍活血养血,和营止痛,内通外攘,使湿热得清,肝胆疏利。现代研究表明芍药苷可防止急性肝损伤,发挥"保肝"功效。病久易牵涉他脏,出现恶心呕吐、纳差、神疲等症,均为脾虚之象,入山药、白术、麦芽、谷芽健脾调肠,巩固疗效。胆石症患者尤应重视大便情况,腑气通,则升降有因,患者大便 3~4 日一行,故以大黄泻热通便。诸药合用,共奏疏肝利胆、清热利湿之功。实验研究表明,金钱草能促进胆汁分泌,降低胆汁中游离胆红素和钙离子的含量,提高胆汁酸的含量,从而抑制胆红素结石的形成,并能明显降低血清中总胆固醇和甘油三酯的含量,通过调节脂质代谢起到防治结石的作用。

第二章　血脂异常

血脂异常通常指血中胆固醇（TC）、低密度脂蛋白胆固醇（LDL-C）、甘油三酯（TG）超过正常水平和／或高密度脂蛋白胆固醇（HDL-C）水平低下。血脂异常改变血液微环境，累及动脉血管内壁，使其增厚变硬，管腔缩小，失去弹性，继而内膜出现脂质或糖类、蛋白质堆积。在外界刺激下，易发生血管破裂或血栓形成等心脑血管意外，是多种心脑血管疾病发生、发展的危险因素。

第一节　西医对本病的认识

一、病因

血脂异常一般由遗传因素和后天环境因素引起。其中，后天环境因素占主要方面，包括：①生活方式，如膳食营养、体力活动、精神压力、情绪变化、烟酒嗜好等；②药物作用，如噻嗪类利尿剂、β受体阻滞剂、肾上腺皮质激素、口服避孕药等；③内分泌代谢障碍，主要有糖尿病、甲状腺功能异常、肥胖、高尿酸血症等；④某些疾病，如肾病综合征、系统性红斑狼疮、骨髓病等。

二、临床表现

血脂异常患者早期一般无症状，若长期不控制，可出现如下症状：

1. 动脉粥样硬化　这是血脂异常最常见的危害，会引发各种并发症。发生在身体不同部位时，会引起相应部位的缺血表现。

（1）粥样硬化发生在冠状动脉，可导致冠状动脉狭窄或堵塞，引发心绞痛、心肌梗死、心律失常，甚至猝死。

（2）粥样硬化发生在脑动脉，会引起脑缺血，可能出现短暂性脑缺血发作（TIA）；长期慢性缺血可导致脑萎缩；造成脑动脉狭窄伴血栓形成时，会出现偏瘫或脑血栓；部分患者的脑血管会发生破裂导致脑出血。

（3）粥样硬化发生在下肢动脉时，可能引起血管腔严重狭窄，出现间歇性跛行，即在行走一段距离后出现腿痛，放慢速度或站立休息后疼痛缓解，继续行走到一定程度后疼痛再次出现。更严重时足背的动脉搏动会消失，甚至部分组织发生坏死、感染（坏疽）。

2. **脂肪肝**　血脂异常者出现脂肪肝的概率较一般人明显升高。如果不进行合理的干预或大量饮酒，会进一步促进脂肪肝向肝硬化进展，最终可能出现黄疸、腹水、食管 - 胃底静脉曲张等严重并发症。

3. **黄色瘤**是脂质代谢障碍伴随的皮肤病，仅影响美观，不危及生命。好发于眼睑，少数出现在手掌、指缝、臀沟、肘部和腘窝部。发生在眼睑的黄色瘤称为睑黄瘤，典型特征是在上下眼睑靠近内眼角的皮肤上有黄色、质软的隆起，可逐渐增大，从米粒大小到占据大半眼睑不等。

第二节　中医对本病的认识

中医古籍虽无"血脂异常"病名，但有许多与此病相关的理论探讨和临证经验。《灵枢·五癃津液别》最早出现了有关"膏"的记载："五谷之津液和合而为膏者，内渗入于骨空，补益脑髓，而下流于阴股。"为后世医家有关血脂异常的论述提供了思路。血脂异常的基本病位在脾胃，与肝肾关系密切。其中脾失健运为基本病机。病理性质总属本虚标实。以脾肾亏虚为本，痰浊、瘀血等病理产物为标。脾之功能失调，健运失司，水湿聚而为痰，痰浊停驻经脉，发为血浊，形成虚实夹杂之证。此外，血浊日久不愈，痰浊瘀血顽固不化，气血运行不畅，可致心脉经络痹阻，合并眩晕、胸痹等病证。

第三节　西医治疗

一、生活方式干预

血脂异常患者强化生活方式干预非常重要，要在满足每天必需营养和总能量需要的基础上，做到以下几点。

1. **建立良好的饮食习惯**　少吃肥肉、动物内脏、油炸食品等高油脂食物；适当多吃蔬菜、水果等富含维生素的食物；合并高血压者，减少食盐摄入，炒菜时少放盐，少吃腌制食品等高盐食物；合并糖尿病者，控制甜食、糕点、米面等高碳水化合物食物的摄入。

2. 控制体重 减少每天摄入食物的总能量,改善饮食结构,增加活动,维持健康体重。

3. 活动 建议每周5~7天、每天进行30分钟的中等强度运动,例如慢跑或快走等。

4. 戒烟、限制饮酒。

二、药物治疗

积极治疗与本病相关的疾病,如高血压、肥胖、糖尿病等。调血脂药包括以下几大类:①他汀类药物:应用最广泛,疗效确切,尤其是高血脂伴有心脑血管疾病患者,应作为首选。此类药物具有降低血脂、稳定斑块作用,常用的包括阿托伐他汀、瑞舒伐他汀、辛伐他汀、普伐他汀等。②贝特类:如非诺贝特,主要适用于高甘油三酯血症,但要注意监测肝肾功能。③烟酸类:属于B族维生素,大剂量时也具有辅助降低血脂作用,常需跟其他药物联合应用。④胆酸螯合剂:如考来烯胺,这类药物也具有降低血脂的辅助作用,需跟其他药物联合应用。⑤其他:如抑制胆固醇吸收的依折麦布,可用于原发性高胆固醇血症。

第四节 中医药治疗

一、证治体会

升清降浊,以通为补 肝主疏泄,具有调畅气机、疏脾助化之功,若肝失疏泄,则一身之气机皆滞,脂浊之积不可免矣。《傅宗翰医术集锦》:"胆为中精之府,能净脂化浊;若疏泄失职,则脾胃运化机能障碍,肝木乘土则升降失度,清浊难分,胆气郁遏则清净无能,脂浊难化。"本病治疗的关键在于一个"通"字,以通为补,可采用化痰祛瘀、软坚散结之法。

二、医案选粹

程晓昱医案:陈某,女,57岁,发现血脂异常2年余,生活方式干预效果不佳,伴胃脘部不适,大便不成形,一日一行,约50岁绝经。既往有乳腺结节、甲状腺结节病史。舌质淡暗,苔薄,脉弦涩。辅助检查示,胆固醇:6.83mmol/L。此属肝郁气滞、痰凝血瘀证,予疏肝理气、祛痰化瘀之剂口服。拟方：焦山楂 30g，白芍 10g，浙贝 20g，灵芝 20g，砂仁 3g，山药 30g，炒白术 10g，薏苡仁 10g，川楝 10g，佛手 10g，合欢皮 10g，茯苓 10g，茯神 10g，绞股蓝 20g，黄精 10g。水煎服，14 剂（一日一剂，2 次分服）

汤药服后停药半个月，复查胆固醇降至正常。

按：该患者通过控制饮食及增加体育锻炼，血脂改善不明显；患者长期情志不畅，有乳腺结节、甲状腺结节病史，结合患者舌脉，辨证为肝郁气滞、痰凝血瘀。方中焦山楂具有消食健胃、行气散瘀、化浊降脂功效，现代药理证实山楂有效成分具有明显的降低胆固醇、调节血脂和提高血清超氧化物歧化酶（SOD）活性的药效作用；白术、山药、茯苓、茯神、薏苡仁理气健脾，燥湿化痰；浙贝化痰散结；白芍、灵芝通过调节脂代谢、抗氧化、清除自由基等机制起到改善血脂作用；黄精、绞股蓝滋补肝肾、健脾利湿，可使水谷精微归于正化；砂仁化湿醒脾，使痰无所生；川楝、佛手、合欢皮疏肝泄热，理气不伤阴。全方配伍合理，用药讲究，攻补合用，补而不留邪，祛邪不伤正，体现了新安医家用药特色。

第三章 蛋 白 尿

健康成人每天通过尿液排出的蛋白质极少，一般常规定性方法检查呈阴性。当尿内蛋白质含量增多，用常规定性试验检查呈阳性，或定量检查超过 150mg/24h 的尿，称为蛋白尿。蛋白尿不仅是肾脏损害的早期标记，也是全身内皮细胞损害的标志，更是心血管事件的独立危险因素。

第一节　西医对本病的认识

引发蛋白尿的原因比较多，以疾病原因更为多见，常常是肾脏疾病引起。另外，自身状态及情绪因素、中毒及药物因素等，也可能导致患者出现蛋白尿。

1. 常见的非疾病原因

（1）自身状态及情绪因素：兴奋、外界刺激等，如因剧烈运动（或劳累）、受寒、发热、精神紧张、交感神经兴奋等，所致的暂时性蛋白尿，与肾血管痉挛或充血导致的肾小球毛细血管壁通透性增高有关。

（2）站立：部分人群处于直立位时，由于前突的脊柱压迫左肾静脉，导致局部静脉压增高，卧位休息后蛋白尿即消失，此种蛋白尿多发生于瘦高体型的青少年。由这种原因引起的蛋白尿，称为"体位性蛋白尿"。

（3）中毒和药物因素：重金属、农药、化学有机溶剂中毒，及长期应用肾损害药物，均可破坏患者肾脏结构，使患者出现蛋白尿现象。

2. 常见的疾病原因　主要是肾脏类疾病引起的。

（1）原发性肾小球疾病。

（2）继发性肾小球疾病：如狼疮性肾炎、紫癜性肾炎、系统性硬化症肾损害、干燥综合征肾损害、糖尿病肾病、高血压肾病等。

（3）肾小管间质疾病。

（4）遗传性肾病。

第二节　中医对本病的认识

一、病名

中医虽无蛋白尿之名，但追溯经典，有"津""精""液""膏"等记载，这些均是构成人体和维持生命活动的基本物质。我们根据患者症状、体征，将蛋白尿归为"精气下泄""水肿""虚劳""淋证""尿浊"等范畴。

二、病因病机

蛋白尿主要因先天禀赋不足或劳倦太甚、饮食不节等引起肺脾肾虚损，气血阴阳不足所致。常因外感、湿热而发病，病程缠绵，瘀血亦参与其中。

精微物质由脾化生，由肾封藏，由肺输布，先天禀赋不足，后天失养，或劳累过度，或饮食不节，导致脾肾气虚，脾居中主升，倘脾虚升清无权，则清浊不分，精微失摄而外泄。《素问·六节脏象论》："肾者，主蛰，封藏之本，精之处也。"肾气亏虚，失于蒸腾气化，或失于固摄，精关不固，致精微下泄。先天后天之本互资，脾肾可相互为患。素体肺气亏虚，先天不足，或肺病日久及肾，肺肾俱亏，肺虚治节不利，宣肃渎职，不能布精。而外感、湿热为标，本虚标实，错综复杂，共同作用，则精微外泄而成蛋白尿。况新安医家多举"久病成瘀"之论，患者病程迁延，久则瘀血亦参与其中。由此可见，肾不藏精，精气下泄，脾不摄精，清气下陷，以及肺失治节，精不输布是导致蛋白尿的基本病机。

总之，本病病位主要在肾，与肺、脾相关。其病理基础在于脏腑的虚衰。本病为虚实夹杂之证，虚责之为脾肾虚损，实为湿热、瘀血为患。虚实夹杂，内外互因，以致气血运行失常，三焦水道受阻，继而瘀血、湿热等内生之邪复生，损及脾肾，如此恶性反复，致病程迁延。

第三节　西　医　治　疗

一、一般治疗

首先积极治疗基础疾病，如高血压、糖尿病、自身免疫性疾病等，去除

促使肾功能不全的因素,如及时控制感染,纠正电解质紊乱,停用肾毒性
药物等。

二、延缓慢性肾衰竭的发展

1. **饮食治疗** 给予低蛋白饮食应个体化,注意营养指标监测,避免营
养不良的发生。包括限制蛋白饮食、热量摄入、给予低磷饮食(每日不超
过600mg)。此外,有水肿、高血压和少尿者要限制食盐,有尿少、水肿、心
力衰竭者,应严格控制进水量,尿量每日少于1 000ml者要限制钾的摄入。

2. **必需氨基酸** 患者因食欲差、蛋白质摄入少,会发生蛋白质营养不
良,必须加用必需氨基酸。

3. **控制全身性高血压和／或肾小球内高压力** 首选血管紧张素Ⅱ抑
制剂,包括血管紧张素转换酶制剂和血管紧张素Ⅱ受体拮抗剂。因二者能
扩张出球小动脉和入球小动脉,但扩张出球小动脉的作用强于入球小动
脉,故能降低肾小球内高压力。此外,还能减少尿蛋白和抑制组织细胞炎
症反应和硬化过程,从而延缓肾功能减退。

4. **免疫调节治疗** 如糖皮质激素、细胞毒性药物等。长期应用激素
患者易发生感染、药物性糖尿病、骨质疏松等不良反应,少数病例还可能
发生股骨头无菌性缺血性坏死。因此要加强监测,防止不良反应的发生,
一旦发生,应及时处理。

三、治疗并发症

包括纠正水电解质紊乱、代谢性酸中毒、肾性心衰、肾性贫血、感染的
治疗。

四、替代治疗

当病程进展到一定程度,需采用血液透析、腹膜透析、肾移植等替代
治疗。

第四节　中医药治疗

一、证治体会

脾肾同治,先后互资　"无先天而后天不立,无后天而先天亦不生",

《素问·汤液醪醴论》提出治疗水肿"开鬼门，洁净府""去宛陈莝"大法，《素问·至真要大论》病机十九条亦指出"诸湿肿满，皆属于脾"，故而程晓昱教授在临证时多用健脾之品，如山药、薏苡仁、茯苓、麦芽、鸡内金等平和非燥之药，亦兼护脾阴；而先天之本在肾，补肾多选牛膝、枸杞子、狗脊等药。

二、医案选粹

程晓昱医案：王某，男，57 岁，2021 年 6 月 8 日初诊。主诉：发现蛋白尿 10 月余。平素头晕，偶胸闷、胸痛，饮食、纳眠可，大便难解，小便可。患者有高血压肾病、冠心病、2 型糖尿病，长期口服醋酸泼尼松片 15~30mg/d。舌质暗淡有齿痕，苔腻，脉沉细。辅助检查：尿常规示尿蛋白（+++）。此属脾肾亏虚，湿热内蕴夹瘀证，拟补益脾肾，清热利湿化瘀之法。拟方：烫狗脊 12g，川牛膝 10g，山药 30g，茯苓 10g，白术 10g，麸炒薏苡仁 15g，陈皮 10g，姜竹茹 10g，猪苓 10g，车前子 10g，野菊花 20g，生石膏 12g，麸炒枳壳 10g，姜厚朴 12g，桃仁 10g，大黄 3g，蝉蜕 10g，酒乌梢蛇 5g，玉米须 30g，瓜蒌皮 20g，瓜蒌子 15g，延胡索 10g，茯神 10g，干姜 3g。14 剂。

药后复诊，效不更方，继服 14 剂后停药半个月。现醋酸泼尼松片已逐渐减至 2.5mg/d，复查尿常规示尿蛋白（±）。

按：患者患有多种基础病，病久反复，致脾肾虚衰，水湿不化，蕴而夹热，湿热阻遏气机，气血不畅，催生瘀血。四诊合参，辨证为脾肾亏虚，湿热内蕴夹瘀证。方中烫狗脊、川牛膝补肝肾、强筋骨，顾先天之本；山药、白术、薏苡仁、陈皮益气健脾，补气生血，兼后天之资。先天生后天，后天济先天，彰显新安"脾肾同治"之法。猪苓、车前子利湿渗水，湿遏必热自生也，故野菊花、生石膏奏清热之功，四者合用共导湿热从小便出，使邪有出路。湿热生痰，陈皮、姜竹茹燥湿以杜生痰之源。痰湿阻碍气机，上下行涩，故见胸闷痛，则麸炒枳壳、姜厚朴、瓜蒌皮、瓜蒌子共奏宽胸理气之效；延胡索、茯神安神止痛。况病久从瘀，桃仁、大黄、蝉蜕、乌梢蛇化瘀通络。其中乌梢蛇善走功通，蝉蜕善动长行，为血肉有情之物，诸药随之入经络、通上下，通效甚增。玉米须味甜，性微温，入阳明经，现代医学研究表明其具有降低血糖、加强胰岛功能作用。石膏、野菊花多寒凉，恐肾中真阳衰，则干姜入肾补阳，制其偏凉。大黄、桃仁、瓜蒌子兼具通便之力，一药多用。全方标本兼顾，补虚扶正，寒热得法，气血共调，上下通达，体现程氏用药之精妙。

第四章　流行性脑脊髓膜炎

　　流行性脑脊髓膜炎（简称流脑）是由脑膜炎奈瑟菌引起的一种化脓性脑膜炎，其主要临床表现是突发高热、剧烈头痛、频繁呕吐、皮肤黏膜瘀点瘀斑及脑膜刺激征，严重者可有感染性休克和脑实质损害，脑脊液呈化脓性改变。部分患者暴发起病，可迅速致死。本病呈全球分布，散发或流行，冬春季节多见，儿童易患。

第一节　西医对本病的认识

一、流行病学

　　1. **传染源**　带菌者和流脑患者是本病的传染源，人是本菌唯一的天然宿主。本病隐性感染率高，感染后细菌寄生于正常人鼻咽部，不引起症状而成为带菌者，且不易被发现，而患者经治疗后细菌很快消失。因此，带菌者作为传染源的意义更重要。

　　2. **传播途径**　病原菌主要经咳嗽、打喷嚏借飞沫由呼吸道直接传播。因本菌在外界生活力极弱，故间接传播的机会较少，但密切接触如同睡、怀抱、接吻、哺乳等对 2 岁以下婴幼儿的发病有重要意义。

　　3. **人群易感性**　人群普遍易感，与其免疫水平密切相关。新生儿自母体获得杀菌抗体而很少发病，其后逐渐降低，在 6 个月至 2 岁时降到最低水平，以后因户外活动增加，因隐性感染而逐渐获得免疫，至 20 岁时达最高水平。因此，儿童发病率高，以 5 岁以下儿童尤其是 6 个月至 2 岁婴幼儿的发生率最高。

　　4. **流行特征**　本病全年均可发病，但有明显季节性，多发生于 11 月至次年 5 月，而 3、4 月为高峰。人体感染后可产生特异性抗体，但随着人群免疫力下降和易感者逐渐增加，使本病呈周期性流行，一般每 3~5 年小流行，7~10 年大流行。

二、临床表现

潜伏期一般为 1~2 天，最短 1 天，最长 7 天。按病情可分为以下各型：

1. **普通型** 约占发病者的 90%。按发病过程可分为以下四期。

（1）前驱期（上呼吸道感染期）：主要表现为上呼吸道感染症状，如低热、鼻塞、咽痛等，持续 1~2 天，但因发病急、进展快，此期常被忽视。

（2）败血症期：多数起病后迅即出现此期表现，高热、寒战、体温迅速升高达 40℃以上，伴明显的全身中毒症状，头痛及全身痛，精神极度萎靡。幼儿常表现为哭闹、拒食、烦躁不安、皮肤感觉过敏和惊厥。70%~90% 患者皮肤黏膜出现瘀点，初呈鲜红色，迅速增多，扩大，常见于四肢、软腭、眼结膜及臀等部位，严重者出血疹可迅速扩大，中央呈紫黑色坏死或水疱。本期持续 1~2 天后进入脑膜炎期。

（3）脑膜炎期：除败血症期高热及中毒症状外，同时伴有剧烈头痛、喷射性呕吐、烦躁不安，以及颈项强直、克尼格征和布鲁津斯基征阳性等脑膜刺激征，重者谵妄、抽搐及意识障碍。有些婴儿脑刺激征缺如，前囟未闭者可隆起，对诊断有很大意义。本期经治疗通常在 2~5 天内进入恢复期。

（4）恢复期：经治疗，体温逐渐下降至正常，意识及精神状态改善，皮肤瘀点、瘀斑吸收或结痂愈合。神经系统检查均恢复正常。病程中约有 10% 的患者可出现口周疱疹。患者一般在 1~3 周内痊愈。

由免疫复合物反应引起的表现，多见于病后 7~14 天，以关节炎较明显，可同时出现发热，亦可伴有心包炎。

2. **暴发型** 少数患者起病急骤，病情变化迅速，病势凶险，如不及时治疗可于 24 小时内危及生命，病死率高。儿童多见。又可分为以下三型：

（1）休克型：严重中毒症状，急起寒战、高热、严重者体温不升，伴头痛、呕吐，短时间内出现瘀点、瘀斑，可迅速增多融合成片。24 小时内迅速出现循环衰竭，面色苍白，唇周与肢端发绀，皮肤发花、四肢厥冷、脉搏细速、呼吸急促。若抢救不及时，病情可急速恶化，周围循环衰竭症状加重，血压显著下降，尿量减少，昏迷。

（2）脑膜脑炎型：主要表现为脑膜及脑实质损伤，常于 1~2 天内出现严重的神经系统症状，患者高热、头痛、呕吐，意识障碍，可迅速出现昏迷。颅内压增高，脑膜刺激征阳性，可有惊厥，锥体束征阳性，严重者可发生脑疝。

（3）混合型：可先后或同时出现休克型和脑膜脑炎型症状，病情更凶险，病死率极高。

3. **轻型**　多见于流脑流行后期，病变轻微，临床表现为低热，轻微头痛及咽痛等上呼吸道症状，可见少数出血点。脑脊液多无明显变化，皮肤出血点及咽拭子培养可有脑膜炎奈瑟菌生长。

4. **慢性型**　不多见，成人患者较多，病程可迁延数周甚至数月。常表现为间歇性发冷、发热，每次发热历时 12 小时后缓解，相隔 1~4 天再次发作。每次发作后常成批出现皮疹，亦可出现瘀点。常伴关节痛、脾大、血液白细胞增多，血液培养可为阳性。

第二节　中医对本病的认识

流行性脑脊髓膜炎属于中医"温病""瘟疫"等范畴。《素问·刺法论》指出："五疫之至，皆相染易，无问大小，病状相似。"《素问·六元正纪大论》提到："厉大至，民善暴死。"这些都属于对瘟疫传染性与强致死性的描述。新安医家对瘟疫亦有深刻认识，孙一奎《赤水玄珠》中设有"瘟疫门"专篇，程国彭《医学心悟》中亦有"疫疠"篇等，根据流行性脑脊髓膜炎的发病原因和临床表现，本病类似于中医"春温""风温"等证。

疫病侵犯人体的途径是疫疠之气通过口鼻侵犯人体，不同于外感通过肌表侵犯人体。程国彭《医学心悟》就直接表明疫病传染性及流行性强，通过人之口鼻侵犯人体："若夫一人之病，染及一室，一室之病，染及一乡，一乡之病，染及合邑，此乃病气、秽气相传染。其气息俱从口鼻而入。"徐春甫认为瘟疫是由于运气失常，叶天士强调恶毒异气是重要因素。同时各医家亦强调内伏之邪，即内因，温毒内发，如程敬通认为瘟疫自内而发。汪机于《伤寒选录》中将温病分为三类——伏邪温病、新感温病及新感引动伏邪温病，打破了伏邪化热的传统观念，对后世医家如王孟英、叶天士等有很深的影响。叶天士提出"温邪上受，首先犯肺，逆传心包"，根据温病病变的发展，将之分为卫、气、营、血四个阶段，概括了温病的发展和传变途径。

第三节　西医治疗

一、普通型流脑的治疗

1. 病原治疗　一旦高度怀疑流脑,应在 30 分钟内给予抗菌治疗。尽早、足量应用细菌敏感并能透过血 - 脑屏障的抗菌药物。常选用以下抗菌药物:

(1)青霉素:目前青霉素对脑膜炎奈瑟菌仍为一种高度敏感的杀菌药物,国内偶有耐药报道。虽然青霉素不易透过血 - 脑屏障,即使在脑膜炎时也仅为血中的 10%~30%,但加大剂量能在脑脊液中达到治疗有效浓度。成人剂量为 800 万 U,每 8 小时一次。儿童剂量为 20 万 ~40 万 U/kg,分 3 次加入 5% 葡萄糖溶液内静脉滴注,疗程 5~7 天。对青霉素过敏者禁用。

(2)头孢菌素:第三代头孢菌素对脑膜炎奈瑟菌抗菌活性强,易透过血 - 脑屏障,且毒性低,适用于不能使用青霉素和氯霉素的患者。

(3)氯霉素:较易透过血 - 脑屏障,脑脊液浓度为血浓度的 30%~50%,除对脑膜炎奈瑟菌有良好的抗菌活性外,对肺炎链球菌和流感杆菌也敏感,但需警惕其对骨髓造血功能的抑制,故用于不能使用青霉素的患者。

近年来脑膜炎奈瑟菌已出现耐药菌株,应引起注意。疑耐药菌存在,应在体温正常后 3~5 天,症状、体征消失,复查脑脊液正常后停药。

2. 一般对症治疗　强调早期诊断,就地住院隔离治疗,密切监护,是本病治疗的基础。做好护理,预防并发症。保证足够液体量、热量及电解质。高热时可用物理降温和药物降温;颅内高压时予 20% 甘露醇 1~2g/kg,快速静脉滴注,根据病情 4~6 小时一次,可重复使用,应用过程中应注意对肾脏的损害。

二、暴发型流脑的治疗

1. 尽早应用抗菌药物,可联合用药。
2. 迅速纠正休克。
3. 高度怀疑有 DIC 者宜尽早应用肝素。
4. 注意保护心、肾等重要脏器的功能,根据情况对症治疗。

第四节　中医药治疗

一、证治体会

1. 未病先防，既病防变　瘟疫的传染性与致死性强，故要以预防为主，一旦感染需及时救治，防止病情发展。芳香可辟秽防瘟，徽州民间自古就有佩戴香囊避瘟之习。以《黄帝内经》"天牝从来，复得其往"为原则，徽州医家形成了养正气、辟邪气的防病思想，并且形成了药物涂鼻、塞鼻、取嚏及舌抵上腭等法，在古代预防瘟疫中发挥了重要作用。如徐春甫《古今医统大全》记载雄黄涂鼻法预防瘟疫："以雄黄末涂鼻孔中，行动从容位而入。男子病邪气出于口，女人病邪气出于阴门，其相对坐立之间，必须识其向背。"叶天士在《温热论》中指出，温病具有发病快、传变迅速的特点，确立"倡急治、重防变、贵透泄"的治疗大法，主张在瘟疫暴发之初，众人均戴面巾，患者集中医治，切断传播途径，防止扩散。新安医家对于疫病的发病既重视外感疫疠之邪，又强调正气亏虚在疫病发病中的重要性，故增强自身正气亦是预防举措之一。

2. 扶正祛邪，注重脾胃　在疫病的治疗中要注重固护自身正气，扶正祛邪。汪文绮推崇张景岳，强调扶阳抑阴，注重固本护元，倡扶正祛邪。乾隆年间，疫病流行，其在仲景建中汤基础上创立"救疫汤"，救人无数；叶天士创叶氏养胃汤以滋养肺胃阴虚，解除余热；郑梅涧论治白喉，创制养阴清肺汤，对当时的流行病白喉有奇效。同时，新安程氏用药多以轻、灵、捷为特点，"治温病须养胃阴，治瘟病要兼醒脾"。对于瘟疫，宜芳香化湿醒脾，但不过用苦寒、温燥，以防伤阴。

二、医案选粹

程亦成医案一：毕某某，男，32 岁，患者于 1967 年 3 月 7 日因头痛、呕吐、神志不清两天来院急诊。脑脊液中查出革兰氏阴性双球菌，诊断为流行性脑脊髓膜炎，当即收入病房。由于病情危重，次日采用中西医结合治疗。中医诊治如下：

3 月 8 日初诊：体温 37.1℃（腋下），春温三月，始为恶寒发热、头痛、颈项强直、呕吐，顷即神昏狂躁，紫色斑疹散布于胸腹。小便癃闭，须导尿始出。大便数日未解，今转溏薄失禁，苔黄厚，肢凉，脉沉。此温热邪毒入营动血,内陷心包,热深厥深之重症。亟以清热开窍,凉营散血治之。银花3钱,连翘3钱,黄芩3钱,生大黄2钱,黄连8分,西菖蒲4分,生地4钱,赤芍2钱,丹皮1钱5分,枳实1钱5分,至宝丹1粒(化服)。一剂。

3月9日二诊:体温36.9℃(腋下),斑疹未见增多,烦躁稍见平静,面赤。昨晚大便两次,如柏油样。小便不能自解。神志仍然未清。苔黄厚而燥,脉沉。上方去菖蒲、生地、丹皮,加朱茯神3钱,玄明粉3钱(分冲)。一剂。

3月10日三诊:体温36.3℃(腋下),神志稍清,能言,仍有烦躁,大便未解。导尿两次,共约1300ml,腹软,项强如故。上方继服一剂。

3月11日四诊:体温35.7℃(腋下),神志渐清,索食。紫斑已见隐退,面赤。两目微红,多眵。时有呃逆、项强。昨日大便两次,半黄半黑,小便依旧不能自解。苔黄厚中干,脉弦。银花3钱,连翘3钱,黄芩3钱,生大黄2钱,黄连8分,赤芍2钱,枳实1钱5分,竹茹2钱,茯神3钱,炒夏曲1钱5分。二剂。

3月13日五诊:体温36.3℃(腋下),神志虽清,然两日来小便全无,虽导尿亦不出。腹软,大便如酱。口干苔黄燥,舌红,呃逆未平。四肢微肿,颈项尚硬。证属三焦气热未清,决渎失司。西医于昨日已静脉推注山梨醇250ml未效。今拟甘淡渗利以配合之。干苇茎4钱,白茅根1两,通草2钱,麦冬6钱,车前子3钱,金钗斛2钱,旋覆花2钱(包),银花3钱,竹茹3钱,陈大麦秆一束,土狗一对(研分服)。一剂。

3月14日六诊:体温36.2℃(腋下),昨晚小便三次,量少。今晨口舌溃破,出血不止。气热见轻,血热复炽。上方去旋覆花、金钗斛、银花。加生地4钱,大青叶3钱,赤芍3钱,丹皮2钱,犀角末3分(分吞)。一剂。

3月15日七诊:体温36.1℃(腋下),昨日下午已能下床小便,口舌出血减少,略思饮食,精神见振,呃逆未平,大便仍有酱水。生地5钱,赤芍4钱,丹皮2钱,白茅根1两,车前子3钱,麦冬4钱,生谷芽4钱,无花果3钱,土狗一对(研分服),陈大麦秆一束,犀角末3分(分服)。一剂。

3月16日八诊:体温37.1℃(腋下),小便量多,口舌出血已止,饮食增加,精神显著好转,呃逆未平,大便褐绿相兼,稀薄,日解数次。上方去大麦秆、车前子、犀角、土狗,加银花3钱,柿蒂3钱,刀豆3钱,蒲公英3钱。二剂。

3月18日九诊:体温37.3℃(腋下),呃逆已平,纳谷日渐增加,大便日行一次,尚稀,苔黄少津,脉弦。生地5钱,麦冬6钱,赤芍4钱,丹皮1钱

5 分, 生谷芽 3 钱, 无花果 3 钱, 炒银花 3 钱, 蒲公英 3 钱, 茯苓 3 钱, 冬瓜子 3 钱。二剂。

3 月 20 日十诊: 体温 37.4℃(腋下), 苔薄黄, 大便转硬不畅, 饮食倍增。上方去丹皮, 加金钗斛 1 钱 5 分, 瓜蒌仁 3 钱, 生苡仁 3 钱。二剂。

3 月 22 日十一诊: 体温 37℃(腋下), 苔已化, 舌红少津, 二便均已正常, 再以养胃阴善其后。麦冬 4 钱, 生谷芽 3 钱, 扁豆 3 钱, 怀山药 3 钱, 瓜蒌仁 3 钱, 生地 4 钱, 赤芍 2 钱。三剂。

患者于 3 月 27 日痊愈出院。

按: 本病初诊时, 病才三日, 已现温热邪毒入营动血, 内陷心包, 热深厥深危重之证, 其势凶猛险恶可知。用至宝丹、菖蒲芳香开窍, 银翘、芩连清热解毒, 生地、丹皮、赤芍凉血散血, 大便数日未解, 突然转薄失禁, 绝不能以溏薄失禁为虚, 此乃邪热内闭有转向外出之机, 故用大黄、枳实因势利导。二诊时仅服中药一剂。斑疹未见继出, 即除去丹皮、生地凉血之品, 未免过早, 致血热复炽, 五日后出现口舌衄血不止, 应吸取"灰中有火"的教训。面赤为邪热外透, 由逆转顺之征。继后目微赤, 多眵, 脉象由沉转弦, 皆顺证也。大便如柏油样, 是瘀热之外现, 宜通不宜止, 与活血以止血同理。温病下法, 意在下无形之邪热, 非下其有形之便结也。故加用玄明粉, 加后大便反而未解而神志转清, 并开始言语, 足见前人经验之宝贵。四诊出现呃逆, 呃逆是胃气上逆, 病重者见此多为凶兆。《素问·宝命全形论》谓"病深者, 其声哕", 哕即呃逆, 临床上病危呃逆未能救者甚多, 今神志渐清并索食, 是胃气开始苏醒, 为何胃气复又上逆? 当时未能深究其因。孰知呃逆之出现, 竟是癃闭转为无尿(急性肾衰)之开始。《金匮要略》谓"哕而腹满, 视其前后, 知何部不利, 利之即愈"。本病呃逆乃三焦邪热亢盛, 决渎失司, 逼使胃气上逆。如果四诊时不用竹茹、半夏曲治呃, 而是及时采用渗泄法治呃之本, 或可不致出现无尿。学然后知不足。明明有法可循, 然未能恰到好处地运用于临床。今日思之, 深感惭愧。五诊导尿不出, 四肢微肿, 始改用甘淡渗利, 幸而药后数小时小便即通。通后口舌衄血又作, 再合以犀角地黄汤, 一剂知, 二剂已。最后加柿蒂、刀豆, 呃逆即平, 是因三焦气热已泄, 呃逆之因已除故也。终以甘寒养阴, 是温病后期调理之常法。

程亦成医案二: 吴某某, 女, 58 岁。1967 年 3 月 15 日初诊。流脑五日, 经西医治疗后, 神清热退, 略思饮食。昨日上午, 小腹胀, 欲解小便不得, 经导尿排出尿液约 700ml, 下午、夜间自行小便两次, 点滴不畅, 色赤，无尿频尿痛感。今日腹胀如故，扪之膨满，苔白舌尖多红刺，脉弦。此乃热搏下焦，有碍气化，因而津液不行，拟淡渗法。忍冬藤 5 钱，白茅根 5 钱，冬葵子 3 钱，西滑石 2 钱，蒲公英 3 钱，生谷芽 3 钱，生苡仁 3 钱，白通草 1 钱，云茯苓 3 钱，瞿麦 2 钱，土狗一对（研分服）。二剂。

附尿检：色淡黄、清，反应中性，蛋白（±），白细胞（+++），红细胞少，磺胺结晶无。血象检查：白细胞 $6.7×10^9/L$，中性粒细胞百分比 76%，淋巴细胞百分比 24%。

3 月 17 日二诊：前日服药后，于下午六时解出小便约 700ml，但有不畅之感，腹胀已释。上方加赤芍 2 钱。三剂。

3 月 20 日三诊：小便通畅如常人，精神胃纳日渐好转，汗出，夜寐口干，舌尖仍有红刺，苔剥中光，脉细数。此为气阴未复，再议甘寒为法。南沙参 2 钱，金钗斛 1 钱 5 分，麦冬 4 钱，怀山药 3 钱，云茯苓 3 钱，冬瓜子 3 钱，白扁豆 2 钱，西洋参 1 钱（另炖服）。三剂。

按：《灵枢·四时气》："小腹痛肿，不得小便，邪在三焦。"患者神昏复清，本为心包邪热已从气分而解。复又出现癃闭，其病机为心包与三焦相为表里，尚有余邪经三焦，入膀胱故也。本例病情较前例为轻，机制相同。既得经验，故能见效迅速。

第五章 肺 结 节

肺结节是影像学上表现为直径≤3cm的局灶性、类圆形、密度增高的实性或亚实性肺部阴影，可为孤立性或多发性，不伴有肺不张、肺门淋巴结肿大和胸腔积液等其他疾病。其中，直径<5mm者为微小结节，直径5~10mm者为小结节。

第一节 西医对本病的认识

肺结节的病因复杂多样，可以造成肺部出现结节灶的疾病涉及较广，如原发性恶性肿瘤、肉芽肿、球形肺炎、炎性假瘤、错构瘤等。

肺结节是由于近些年来的高检出率才逐渐为人们所熟知，但以单个肺结节为主体疾病的相关机制研究仍然较少，多杂糅于肺癌或结节病的实验研究中，故其发病机制截至目前尚不明确，国内外的诸多学者和机构都没有明确结论。传统肺结节病作为一种免疫系统损伤全身性疾患，以无菌肉芽肿性结节为特征，常呈多发性，散在分布于全身的各个系统器官及组织，其中以累及肺和淋巴结最为多见。现大多认为它是免疫反应、慢性感染或基因突变所致异常增生等因素综合作用所导致的，并且各种细胞因子、炎症介质及转运蛋白参与其中，并发挥了重要作用。

肺结节发病多隐匿，且大多数结节早期比较小，对肺部组织结构和功能的影响不大，故患者多无明显症状。出现症状的患者，临床表现取决于导致肺结节的病因。

第二节 中医对本病的认识

肺结节作为影像学病变表现，在中医古籍中并没有这一病名记载，因其病位在肺脏，故可归属中医"肺积"范畴。《难经·五十六难》："肺之积，名曰息贲……久不已，令人洒淅寒热，喘咳……"《杂病源流犀烛》："邪积胸中，阻塞气道，气不宣通，为痰、为食、为血，皆得与正相搏，邪既胜，正不得而制之,遂结成形而有块。"肺结节发生于中医经络,尤其是络脉。气虚和气郁与肺结节发病最为相关,可导致痰浊、瘀血阻滞经络,形成结节。

外感六淫、情志失调、饮食不节、劳逸失度等皆可致病,且与年龄、体质、环境、不良生活作息等密切相关,同时涉及气郁、痰结、血瘀、正虚、毒滞等病理变化。故本病属本虚标实,本虚为肺、脾、肾三脏亏虚,标实则为痰、毒、瘀等病理产物蓄积互结。发病过程中本虚可导致标实的形成,标实等又进一步加重正气亏虚,形成虚实夹杂、互为因果的恶性循环,最终使虚者更虚,实者更实,病情深重,终于难治。另外,本病还与情志因素关系密切,由于肺肝功能失司,导致气机郁滞,加之内心对肿块癌病的恐惧,因郁成疾。

第三节 西 医 治 疗

大多数肺结节患者无明显症状,或仅表现为咳嗽、胸痛等无特异性的症状。对于某些发病隐匿的早期恶性肺结节,易错过治疗时机。待后期病程迅速进展,预后差。现代医学对肺结节的处理原则主要是根据病史、结节大小、形态及周期内生长或衰亡速度等综合判断结节疾病的良善与否,采取各种疾病管理措施,以定期随访 CT 复查、抗炎、免疫抑制、糖皮质激素、活检及手术切除为主要治疗途径。

第四节 中医药治疗

一、证治体会

扶正祛邪,注重固本 治疗肺结节应谨守正虚邪实病机,根据病情侧重扶正祛邪,不可一味攻伐。程氏常用茯苓、谷芽、麦芽等补益脾气,枸杞子、狗脊等固卫肾本,加之补养气血之品。使得在攻伐结节的同时本虚得固,正气得护。再根据症状酌加止咳化痰、软坚散结等药物,有消有补,标本兼治。在治疗时,尚重视使用疏肝理气解郁之品,使患者气机调畅,情志渐舒,诸症自消。

二、医案选粹

程晓昱医案:牛某,女,57 岁,2021 年 5 月 21 日初诊,主诉:体检发现左肺结节 1 周。患者 1 周前体检发现肺部小结节，胸部 CT 检查显示左肺上叶有磨玻璃结节，直径约 8mm。无明显不适，无胸闷气喘，无咳嗽咳痰，素日情绪忧虑、烦躁，纳寐欠佳，小便调，大便溏薄。月经约 48 岁停行。舌苔淡黄、滑润，脉弦细。此系气郁化火，痰气互结之证，当以疏肝泻火、化痰散结之法。拟方：川楝子 10g，佛手 10g，陈皮 6g，枳壳 12g，蒲公英 25g，葛根 20g，杭菊花 10g，黄连 3g，马齿苋 10g，人中黄 6g，灵芝 10g，山药 20g，狗脊 8g，瓜蒌 12g，砂仁 3g，合欢皮 10g，谷芽 15g。水煎服，14 剂（一日一剂，2 次分服）。

2021 年 6 月 11 日复诊时，患者情绪状况较前好转，纳寐尚可，大便仍溏，小便调，继守原方，14 剂。

2021 年 9 月 17 日三诊时患者诉，肺部 CT 提示左肺上叶已不见结节，仅见钙化灶。

按：患者当为情绪失调，肝郁气滞化火，痰气互结而致肺积。方中川楝子疏肝泄热，行气止痛；佛手疏肝解郁，理气燥湿，二者均入肝经，程晓昱教授喜将二者相须为用，专治肝郁气滞化火之证。陈皮理气健脾，燥湿化痰；枳壳理气宽中，二者既可助前药散肝之气郁，又可消胸中之痰郁。瓜蒌清热化痰，宽胸散结。蒲公英清热解毒，消肿散结；杭菊花清热解毒，平泻肝火；人中黄清热凉血，泻火解毒，三者同奏清肝火、散蕴结之功。葛根解肌退热。山药益气养阴，补脾肺肾，狗脊又可补肝肾，二者合用巩固本虚，以达扶正祛邪之效。再加灵芝、合欢皮，补益气血，宁心安神。谷芽健脾消食，顾护脾胃；砂仁化湿行气，以助散结。黄连、马齿苋清热止痢，既清肝火，又可止泻。全方合用，消补兼施，祛邪而不伤正。

第六章　甲状腺结节

甲状腺结节是由多种病因引起的甲状腺内肿块。可分为单发性和多发性两种，良性和恶性两类。

第一节　西医对本病的认识

甲状腺结节临床很常见，在各个年龄中均可见到。大部分结节为良性腺瘤样结节或囊肿，但有5%~15%的甲状腺结节为恶性肿瘤。一般情况下，甲状腺结节无任何症状，并且甲状腺功能也正常，少数可导致甲状腺功能亢进，或引起局部压迫症状及影响外观。现代医学认为具体致病原因尚未明确，可能与射线因素、遗传、碘摄入异常、性激素或其他因素有关。

第二节　中医对本病的认识

甲状腺结节属于中医"瘿病"范畴，《吕氏春秋·季春纪》："轻水所，多秃与瘿人。"不仅记载了瘿病的存在，而且观察到瘿的发病与地理环境密切相关。隋代《诸病源候论·瘿瘤等病诸候》："瘿者，由忧恚气结所生……诸山水黑土中，出泉流者，不可久居，常食令人作瘿病，动气增患。"指出瘿病的病因主要是情志内伤及水土失宜。金代《儒门事亲·瘿》："瘿囊肿闷……水土之使然也。"所云"海带、海藻、昆布三味，皆海中之物，但得二味……常食亦可消矣"，指出常食海带、海藻、昆布可作为防治瘿病的方法。《外科正宗》创制的海藻玉壶汤等方，至今仍为临床习用。总之，瘿病的病因主要是情志内伤，饮食及水土失宜，但也与体质因素有密切关系；基本病机为气滞、痰凝血瘀壅结颈前。

第三节　西　医　治　疗

多数甲状腺结节为良性，许多甚至无须治疗。该病治疗方法因人而异，需要先确定结节的性质和功能，以免造成不良影响。治疗方法以口服药物和手术切除为主。甲状腺结节的病程较长，患者需长期服用西药，这些药物可能会对患者的肝肾功能带来损害。手术切除后，患者易出现甲状腺功能减退，需长期服用甲状腺激素类药物。

第四节 中医药治疗

一、证治体会

1. **疏肝理气** 甲状腺结节多由情志不畅引发，程氏以疏肝理气为治则，常用川楝子、佛手、绿梅花、陈皮等药。唯有使肝气所行之道路通畅，内无物阻，方可达所调之肝气升降出入有序，肝用自如而郁开结散之效。

2. **化痰消瘀散结** 若患者超声提示结节为囊实性或实性，程氏认为此时结节多由气滞痰凝，痰瘀互结，肝血郁滞所致。治宜活血通络，化痰散结，药用当归、川芎、赤芍、三七粉等活血行气，以通经络。王清任《医林改错》："气无形不能结块，结块者，必有形之血也。"在化痰散结的基础上，还需加用莪术、三棱、乌梢蛇等进一步去除其内瘀血。痰湿易凝结，常佐以陈皮、浙贝母等化痰散结。若痰瘀搏结，结节较硬者，可加鳖甲、牡蛎等软坚散结药物以增消散之功。

3. **内外同治** "病先从皮毛入，药即可由此进"，程氏治疗甲状腺结节除常规内服中药外，多配合行气散结的药丸进行穴位贴敷。此法可避免药物对胃肠道与肝脏等的损害，保障用药的安全性；也可避免胃肠道对药物的影响及肝脏首过效应对药物的破坏，提高外治疗效。

二、医案选粹

程晓昱医案一：李某某，女，59岁，2021年7月5日初诊，主诉：发现甲状腺结节2月余。患者2个月前因病住院，检查发现甲状腺双侧叶实性结节3级，医生建议定期复查。刻下症见：性急易怒，偶有咳嗽，无痰，夜间盗汗，大便干燥难解，舌尖红，苔薄黄，脉弦数。西医诊断：甲状腺结节；中医诊断：瘿病（心肝火旺证）。拟予清肝泻火之剂口服。栀子10g，穿心莲15g，桔梗10g，瓜蒌子25g，瓜蒌皮25g，火麻仁10g，大黄3g，川楝子10g，佛手10g，蒲公英30g，野菊花15g，葛根25g，知母10g，山药30g，乌梢蛇6g，板蓝根15g，白术10g，白芍10g，竹茹15g，淡竹叶10g。14剂（颗粒剂），每日 1 剂。

另予院内制剂消瘀接骨散制丸，外敷于颈部甲状腺部位，一日一次，每次 6~8 小时。

二诊（2021 年 8 月 3 日）：夜间盗汗较前减轻，胃脘疼痛，偶有反酸，大便较前通畅，舌淡红，苔薄黄，脉弦数。原方去瓜蒌子、乌梢蛇、板蓝根，加延胡索 10g、瓦楞子 10g。14 剂（颗粒剂），每日 1 剂。外用药同前。

三诊（2021 年 10 月 22 日）：自诉情绪较前明显平缓，反酸稍减轻，偶有恶心欲吐，二便同前，舌淡红，苔薄，脉弦数。复查甲状腺彩超提示：甲状腺左侧叶囊性结节；甲状腺右侧叶小低回声结节。拟方：二诊方加减，瓦楞子加至 15g，加枳壳 15g。14 剂（颗粒剂），每日 1 剂。外用药同前。

按：上方中川楝子、佛手疏肝行气，白芍酸收，柔肝养血，先安未受邪之地；山药、白术健运脾胃，杜痰之源；蒲公英、野菊花清肝泻火，竹茹清热化痰；母病及子，予栀子、穿心莲、淡竹叶清心火；瓜蒌皮宽胸理气；患者大便不畅，予火麻仁、大黄通腑；枳壳之降，利气机以散其滞；乌梢蛇为虫类药，具有搜风剔骨，化瘀通络之功，诸药共奏疏肝泻火之效。院内制剂消瘀接骨散由乳香、没药、肉桂、姜黄、白芷、生南星、血竭、丁香、花椒、五加皮等组成，具有活血通络，行气散结止痛之效，通过皮肤给药，可减少对胃肠道的刺激，且不良反应小、操作简单。

程晓昱医案二：唐某，女，48 岁，2020 年 9 月 18 日初诊。主诉：发现甲状腺结节 1 年余。患者 1 年前体检时发现甲状腺结节，无明显不适症状，半年前复查甲状腺结节较前有所增大（具体数值不详），患者曾就诊于某西医医院，医生建议定期复查，未予药物治疗。患者因病情进展而情绪抑郁，现求助于中医治疗。刻下症见：面色暗，有色斑，睡眠差，易醒，梦多，二便调。舌质暗，苔薄黄，脉弦细。西医诊断：甲状腺结节；中医诊断：瘿病（肝郁气滞证）。拟疏肝解郁之剂口服，炒川楝子 10g，佛手 10g，瓜蒌皮 25g，炒栀子 10g，炒瓜蒌子 25g，当归 10g，蒲公英 30g，紫花地丁 15g，川芎 6g，白芍 10g，生地黄 12g，野菊花 15g，川牛膝 12g，乌梢蛇[先煎] 6g，葛根 30g，山药 30g，三七粉[冲服] 3g。水煎服，7 剂。嘱患者调节情志，清淡饮食；剩余的中药汤汁外敷颈部甲状腺部位，早晚各一次，每次 30~60 分钟。

二诊（2020 年 10 月 10 日）：面色较前变白，睡眠质量较前改善，仍易醒，梦多，二便调。舌质暗，苔薄黄，脉弦细。拟方：效不更方，水煎服，14 剂。嘱患者调节情志，清淡饮食；药汁外用同前。

三诊（2020 年 11 月 5 日）：面色较前明显红润，睡眠可，二便调。舌质淡，苔薄，脉细。复查甲状腺结节大小较前减少一半。拟方：原方加三棱 3g，水煎服，14 剂。嘱患者调节情志，清淡饮食；药汁外用同前。

　　按：现代人由于精神压力大、饮食不节等原因，使得甲状腺结节发病率逐年升高，且有年轻化趋势。新安程氏认为治疗本病的关键是畅情志，调饮食，改变生活方式。方中以川楝子、佛手疏肝理气，瓜蒌皮、瓜蒌子宽胸行气化痰，白芍柔血养肝，蒲公英、地丁清泻肝火，当归、川芎、三七、生地黄补血活血养血、补中有行，乌梢蛇、葛根活血通络，山药固护脾胃，川牛膝活血通经，引血下行，三棱破血行气，消积止痛。另在服药后配合中药药汁局部外敷，通过皮肤毛孔渗透直达病灶，可以有效地提高临床疗效。

第七章 不 孕 症

女子与配偶同居，性生活正常，未避孕未孕 1 年以上；或曾孕育，而未避孕未再孕 1 年以上者，称为不孕症。前者称为"原发性不孕症"，后者称为"继发性不孕症"。

第一节 西医对本病的认识

一、病因

女方不孕因素主要包括输卵管因素和排卵障碍，两者各占 40% 左右，其他因素包括子宫因素、宫颈因素、免疫因素等不常见因素约占 10%，不明原因约占 10%。

1. 输卵管因素 输卵管具有运送精子、"拾卵"以及将受精卵运送至宫腔中的作用，当输卵管管腔不通或功能受损时，可引起不孕症。输卵管的炎症、输卵管手术、输卵管的周围病变、输卵管发育不良、子宫内膜异位症、盆腔手术等均影响输卵管的功能。近年来，输卵管因素导致的不孕症呈增加趋势，可能与人工流产、性病如淋球菌、沙眼衣原体、支原体的感染和生殖道感染、子宫内膜异位症等增加有关。

2. 卵巢功能障碍

（1）排卵障碍：①中枢性无排卵：强烈的精神刺激可导致无排卵；②下丘脑性无排卵：促性腺激素释放激素（GnRH）脉冲式分泌功能失调可导致功能性下丘脑性无排卵；③垂体性无排卵：垂体肿瘤、空蝶鞍综合征、希恩综合征可引起器质性垂体性无排卵；功能性的高催乳素血症是常见的功能性垂体性无排卵的原因；④卵巢性无排卵：如多囊卵巢综合征（PCOS）、卵巢早衰、卵巢促性腺激素不敏感综合征等；⑤卵泡未破裂黄素化综合征：排卵期 LH 峰出现后卵泡不能破裂释放卵子；⑥其他：性腺轴以外的其他内分泌系统如甲状腺、肾上腺皮质功能失调和一些全身性疾病如重度营养不良可影响卵巢功能的调节而导致排卵障碍。

（2）黄体功能不足：由于黄体功能低下，子宫内膜与胚胎的发育不能同步，不利于胚胎的植入而导致不孕，或孕后易发生早期自然流产。

3. 子宫内膜异位症　子宫内膜异位症患者不孕率高达40%。病灶可造成盆腔腹膜、子宫、输卵管、卵巢的损伤和粘连，影响卵子的排出、捡拾以及精子和受精卵的运行而导致不孕。此外，还可能与子宫内膜异位症患者的黄体功能不足、卵泡未破裂黄素化综合征以及患者的细胞或体液免疫功能异常有关。

4. 子宫、宫颈、阴道因素　①子宫发育不良以及畸形、子宫内膜的炎症特别是子宫内膜结核可导致内膜破坏、宫腔粘连而引起不孕；②宫颈的炎症、肿瘤、发育异常均可导致不孕；③外阴、处女膜、阴道发育异常或创伤后形成的瘢痕狭窄导致性交不能而致不孕，另外，严重的阴道炎亦可影响受孕。

5. 免疫因素　包括女方体液及子宫内膜局部细胞免疫异常，使精、卵不能结合或受精卵不能着床而致不孕。

二、诊断

不孕症是一种生育障碍状态，可由多种原因导致。通过夫妇双方全面检查，寻找病因，是诊断不孕症的关键。

（一）病史

询问患者年龄、婚史、同居时间、配偶健康状况、性生活情况、月经史及产育史，还需了解既往史及家族史，尤需注意有无结核、甲状腺疾病、糖尿病及盆腹腔手术史。

（二）症状

未避孕，性生活正常，同居1年或曾孕育后未避孕1年而未孕。

（三）检查

1. 体格检查　观察身高、体重、第二性征发育、体毛分布及有无溢乳等。

2. 妇科检查　注意内外生殖器，有无发育畸形、炎症及包块等。

3. 辅助检查

（1）卵巢功能检查：常用方法有基础体温测定、女性激素水平测定、B超监测卵泡发育、宫颈黏液检查、经前子宫内膜活检等，了解有无排卵及黄体功能。

（2）输卵管通畅试验：方法有输卵管通液术、子宫输卵管造影术（包括子宫输卵管碘水造影、子宫输卵管碘油造影、子宫输卵管超声造影、MRI下子宫输卵管造影术)等。其中子宫输卵管碘水造影是目前应用最广、诊断价值最高的方法。

（3）生殖免疫功能检查：包括抗精子抗体、抗透明带抗体、抗子宫内膜抗体等测定。

（4）宫腔镜检查：了解宫腔内情况，诊断宫腔粘连、黏膜下肌瘤、内膜息肉、子宫畸形等与不孕相关的宫腔病变。

（5）腹腔镜检查：直接观察子宫、卵巢、输卵管有无病变或粘连，发现子宫内膜异位症病灶，并可直视下行输卵管通液，确定输卵管是否通畅。

第二节　中医对本病的认识

一、病名

不孕之名首载于《周易·九五爻辞》，其曰："妇三岁不孕。"《素问·骨空论》指出"督脉者……此生病……其女子不孕"，阐述其发病机制。《诸病源候论·妇人杂病诸候》设"无子候"，详细阐述"月水不利无子""月水不通无子""子脏冷无子""带下无子""结积无子"等不孕的原因。《备急千金要方·求子》称"凡人无子，当为夫妻俱有五劳七伤、虚羸百病所致，故有绝嗣之殃"，提出"男服七子散，女服紫石门冬丸"，明确指出夫妇双方均可导致不孕，治法有创新。《广嗣纪要·择配》提及"五不女"（螺、纹、鼓、角、脉），认识到女子先天生理缺陷和生殖器官畸形可致不孕。《景岳全书·妇人规》言："种子之方，本无定轨，因人而药，各有所宜。"强调不孕症应辨证论治。《傅青主女科·种子》列有种子十条，注重从肝肾论治不孕症，创制的养精种玉汤、温胞饮、开郁种玉汤等至今为临床常用。

二、病因病机

男女双方在肾气盛、天癸至，任脉通冲脉盛的条件下，女子月事以时下，男子精气溢泻，两性相合，便可媾成胎孕，可见不孕主要与肾气不足，冲任气血失调有关。临床常见有肾虚、肝郁、痰湿、血瘀等类型。

不孕症的病因病机复杂多变，临床上某种致病因素可单一出现，也可多元复合出现,且其发病往往是一个慢性过程。本病病性多属虚实夹杂;病位主要在冲任、胞宫以及肾、肝、脾。

第三节　西医治疗

年龄是影响女性受孕的重要因素,选择治疗方案时应充分评估患者的卵巢功能。尽量选取合理而自然的治疗方案。在查明不孕的原因之后,对症治疗,根据不同的原因选择不同的治疗方法。

1. 排卵障碍采用诱发排卵和黄体支持治疗。

(1)氯米芬 + 人绒毛膜促性腺激素(hCG)疗法:氯米芬能够与垂体雌激素受体结合而产生低雌激素效应,负反馈于下丘脑而刺激促性腺激素的分泌,促使卵泡生长。于月经或撤退性出血第 5 天开始,50mg/d(最大剂量 150mg/d),共 5 天,3 个周期为 1 疗程。当卵泡≥18mm 时,注射 HCG 5 000~10 000IU,通常在注射 HCG 后 36~48 小时发生排卵,排卵后给予黄体支持疗法。氯米芬为最广泛的、临床首选促排卵药物。

(2)黄体支持疗法:常用药物有黄体酮和 HCG。黄体酮肌注 20~40mg/d;黄体酮胶囊(丸),口服 50~200mg/d;阴道用黄体酮 50~100mg/d。HCG 可 1 000IU 或 2 000IU,隔日一次。黄体支持需 14 天,如果受孕成功,则继续应用。

2. 输卵管因素

(1)宫腔镜:宫腔镜下联合输卵管插管疏通术,可疏通阻塞、分离粘连。

(2)腹腔镜:分解盆腔粘连,处理子宫内膜异位症病灶,宫腔插管在直视下行输卵管通液,还可矫治生殖器官畸形等。

(3)输卵管导管扩通术:对于输卵管近端阻塞的患者,在 X 线透视下,选择性输卵管插管,进行输卵管扩通与造影。

(4)体外受精 - 胚胎移植等辅助生殖技术:是治疗输卵管性不孕的有效措施。

3. 子宫内膜异位症　目前认为腹腔镜确诊、手术 + 药物治疗是子宫内膜异位症诊断和治疗的金标准。对于卵巢功能低下的患者应慎重手术。对于年轻、轻度子宫内膜异位症患者可行期待治疗或促排卵指导受孕。经常规药物或手术治疗无效者,可行体外受精 - 胚胎移植等辅助生殖技术治疗。

第四节　中医药治疗

一、证治体会

调理气机，息火宁神；气血同治，善用膏方　《景岳全书·妇人规》曰："产育由于血气，血气由于情怀，情怀不畅则冲任不充，冲任不充则胎孕不受。"《傅青主女科·种子》云："妇人有怀抱素恶不能生子者，人以为天心厌之也，谁知是肝气郁结乎。"程氏认为不孕症当首重情志调节，女子以肝为先天，情志失调或盼子心切，则肝气郁结，冲任调理受阻，而致胎孕不受。气郁久易化火，火性炎上，扰动心神，故程氏常在使用疏肝理气之品的同时，酌加泻火宁心安神之品。另外，对于虚证明显者，程晓昱教授常予膏方治疗。因膏方可营养五脏六腑之枯燥虚弱者，具有补虚培元、平调五脏之功，用来调补不孕女子本虚之体，再益不过。

二、医案选粹

程晓昱医案：詹某，女，26岁，2019年9月10日初诊。主诉：未避孕不孕4年。患者结婚近4年，未避孕，一直未怀孕。素日月经紊乱，经期两月一次，甚或半年一次，经量少，色淡，偶有瘀块，少腹隐痛，伴腰酸。查血常规：血红蛋白60g/L。末次月经：2019年7月20日。性急，舌质淡红，苔薄黄腻，脉弱。此系气血亏虚夹肝郁气滞血瘀之证，当予补益气血，疏肝理气化瘀之法。拟方如下：太子参6g，当归10g，熟地12g，川芎6g，三七3g，狗脊10g，紫河车3g，乌梢蛇6g，益母草10g，桑椹15g，川楝子10g，佛手10g，绿梅花10g，蒲公英25g，酸枣仁25g，山药30g，大枣10g，山栀子10g，葛根30g。15剂（颗粒剂），每日一剂。

待本方服完后予以膏方调补。膏方拟方如下：西洋参30g，当归180g，熟地180g，川芎60g，紫河车40g，乌梢蛇60g，益母草180g，狗脊180g，桑椹子200g，川楝子180g，佛手180g，蒲公英300g，酸枣仁180g，山药300g，绿梅花160g，三七30g，葛根300g，阿胶200g，陈皮180g，谷芽180g，麦芽180g，姜厚朴180g，黄芪180g，砂仁30g，合欢皮180g，野菊花200g，杭菊花200g。每晨餐前取一汤匙膏方（约20g）置于杯中，冲入90℃左右开水，调匀溶解后服用。

2019年10月25日复诊，患者诉现已受孕，查血常规：血红蛋白

110g/L。嘱患者继续服用膏方调补,忌辛辣食物及冷饮。

按:该患者为气血亏虚夹肝郁气滞血瘀之不孕症,兼有月经紊乱、贫血。方中太子参补气生津,当归补血养血,熟地补血益精,三药合用,大补素体虚弱之象。川芎活血行气止痛,三七活血化瘀止痛,二者合用共治肝郁血瘀之证;狗脊补肝肾,强腰膝;紫河车补精助阳,养血益气。程晓昱教授喜用乌梢蛇,取其通络之功,可防久病入络。益母草活血调经,桑椹滋阴补血。川楝子、佛手、绿梅花三者齐用,大增疏肝理气之功。蒲公英、山栀子清热泻火,以防久病化火。酸枣仁养心安神,山药、葛根顾护脾胃,大枣补中益气,养血安神,还可调和诸药。膏方较前方,以西洋参代替太子参,增其补气、益阴、生津之力,阿胶滋阴补血,砂仁理气温中,可固其本虚。黄芪补气健脾,谷芽、麦芽健脾和胃,乃护其后天之本。陈皮健脾理气,合欢皮宁心安神,厚朴燥湿消痰,下气除满。野菊花、杭菊花防火邪内生。

第八章　胸腔积液

胸膜腔是位于肺和胸壁之间的一个潜在的腔隙。在正常情况下，脏层胸膜和壁层胸膜表面上有一层很薄的液体，在呼吸运动时起润滑作用。胸膜腔和其中的液体并非处于静止状态，在每一次呼吸周期中胸膜腔形状和压力均有很大变化，使胸腔内液体持续滤出和吸收，并处于动态平衡。任何因素使胸膜腔内液体形成过快或吸收过缓，即产生胸腔积液。

第一节　西医对本病的认识

一、病因

1. **胸膜毛细血管内静水压增高**　如充血性心力衰竭、缩窄性心包炎、血容量增加、上腔静脉或奇静脉受阻，产生漏出液。

2. **胸膜通透性增加**　如胸膜炎症(肺结核、肺炎)、风湿病(系统性红斑狼疮、类风湿关节炎)、胸膜肿瘤(恶性肿瘤转移、间皮瘤)、肺梗死、膈下炎症(膈下脓肿、肝脓肿、急性胰腺炎)等，产生渗出液。

3. **胸膜毛细血管内胶体渗透压降低**　如低蛋白血症、肝硬化、肾病综合征、急性肾小球肾炎、黏液性水肿等，产生漏出液。

4. **壁层胸膜淋巴引流障碍**　癌症淋巴管阻塞、发育性淋巴管引流异常等，产生胸腔渗出液。

5. **损伤**　主动脉瘤破裂、食管破裂、胸导管破裂等，产生血胸、脓胸和乳糜胸。

6. **医源性因素**　药物、放射治疗、消化内镜检查和支气管动脉栓塞术，卵巢过度刺激综合征、液体负荷过大、冠状动脉搭桥术或冠状动脉内支架置入、骨髓移植、中心静脉置管穿破和腹膜透析等，均可引起渗出性或漏出性积液。

二、临床表现

呼吸困难是最常见的症状,多伴有胸痛和咳嗽。呼吸困难与胸廓顺应性下降,患侧膈肌受压,纵隔移位,肺容量下降刺激神经反射有关。病因不同其症状有所差别。结核性胸膜炎多见于青年人,常有发热、干咳、胸痛,随着胸水量的增加胸痛可缓解,但可出现胸闷气促。恶性胸腔积液多见于中年以上患者,一般无发热,胸部隐痛,伴有消瘦和呼吸道或原发部位肿瘤的症状。炎症性积液为渗出性,常伴有咳嗽、咳痰、胸痛及发热。心力衰竭所致胸腔积液为漏出液,有心功能不全的其他表现。肝脓肿所伴右侧胸腔积液可为反应性胸膜炎,亦可为脓胸,多有发热和肝区疼痛。症状也和积液量有关,积液量少于 0.3L 时症状多不明显,大量积液时心悸及呼吸困难更加明显。少量积液时,可无明显体征,或可触及胸膜摩擦感或闻及胸膜摩擦音。中至大量积液时,患侧胸廓饱满,触觉语颤减弱,局部叩诊浊音,呼吸音减低或消失。可伴有气管、纵隔向健侧移位。肺外疾病如胰腺炎和类风湿关节炎等,胸腔积液时多有原发病体征。

第二节　中医对本病的认识

胸腔积液属于中医痰饮之"悬饮"范畴,《金匮要略·痰饮咳嗽病脉证并治》有"饮后水流在胁下,咳唾引痛,谓之悬饮""病悬饮者,十枣汤主之"的记载。

基本病机为肺、脾、肾三脏功能失调,三焦气化失宣,津液代谢障碍,停积胸胁而成。病变脏腑为肺、脾、肾、三焦,以脾首当其冲。因脾阳虚,则上不能输精以养肺,水谷不归正化,反为痰饮而干肺,下不能助肾以制水,水寒之气反伤肾阳,由此必致水液内停中焦,流溢各处,波及五脏。病理性质属阳虚阴盛,输化失调,因虚致实,水饮停积为患。

第三节　西　医　治　疗

1. **一般治疗**　包括卧床休息、营养支持和对症治疗等。

2. **抽液治疗**　大量胸腔积液患者每周抽液 2~3 次,直至胸腔积液完全消失。首次抽液量不要超过 700ml,以后每次抽液量不应超过 1 000ml,抽液速度不宜过快。

3. **病因治疗**　积极治疗原发病,减少胸腔积液的产生。

第四节　中医药治疗

一、证治体会

1. **温化痰饮,加以辨证**　对于胸腔积液的治疗,历代医家谨遵张仲景《金匮要略》所言"病痰饮者,当以温药和之",以温化为治疗原则。同时还根据表里虚实的不同,采取相应的处理措施。水饮壅盛者,祛饮以治标;阳微气虚者,温阳以治本;在表者,温散发汗;在里者,温化利水;正虚者补之;邪实者攻之;如属邪实正虚,则消补兼施;饮热相杂者,则温清并用。

2. **重视肺脾肾**　胸腔积液的发病之本在于肺脾肾三脏功能失调,故临证时尤需重视调节肺脾肾三脏的功能。肺主宣发肃降,脾主运化,肾主水,三焦气化如常,则水液代谢正常,悬饮自除。此外,程氏临证时常用山药、茯苓、薏苡仁等药食两用或平和多效之品,并酌加健脾开胃之药,以时时顾护脾胃。

二、医案选粹

程晓昱医案: 宫某某,男,60 岁,2021 年 5 月 7 日初诊。发现左侧胸腔积液 7 月余。

患者左侧胁肋部疼痛,咳唾引痛,偏卧于左侧,偶感胸闷、气喘,夜间抽搐,片刻即止。纳寐差,二便尚调,近期体重未见明显变化。既往有"高血压"病史数十年,具体用药不详,自述血压控制尚可。查体:神清,精神尚可,左侧胸胁胀满,肋间隙稍增宽,叩诊浊音,呼吸音减弱。血压:134/80mmHg,心率:80 次 /min,律齐。舌质淡,苔白腻,脉沉弦。辅助检查:外院查超声提示胸腔积液(未见报告单)。处方如下:太子参 6g,黄芪 20g,白术 10g,灵芝 20g,瓜蒌皮 25g,炒瓜蒌子 25g,炒枳壳 12g,桔梗 10g,姜厚朴 12g,蝉蜕 10g,炒僵蚕 10g,酒乌梢蛇 6g,车前草 30g,山药 30g,狗脊 10g,野菊花 15g,蒲公英 30g,陈皮 10g,茯苓 10g,茯神 10g。14 剂(颗粒剂),每日一剂。

二诊(2021 年 6 月 11 日):患者诉诸症稍有好转,无明显胸闷、气喘,纳寐可,二便调。舌质淡,苔白腻,脉沉。继守原法,于前方加减化裁:改乌梢蛇为8g,加白花蛇舌草6g。14剂(颗粒剂),每日一剂。

三诊(2021年6月25日):患者左侧胁肋部疼痛缓解,无明显胸闷、气喘,抽搐未作,面色明显好转。纳寐尚可,大便泄泻,一日4~5次,不成形,小便正常。舌质淡红,苔白,脉沉。继守原法,于前方加减化裁:加砂仁3g、薏苡仁15g、葛根20g。14剂(颗粒剂),每日一剂。

四诊(2021年7月16日):诸症缓解。舌质红,苔白腻,脉沉。2021年7月15日复查超声提示:双肺胸腔未探及明显游离性暗区。继守原法,于前方加减化裁:去瓜蒌子、狗脊;加车前子10g;黄芪改为15g;薏苡仁改为20g。14剂(颗粒剂),每日一剂。

按: 本案病变脏腑为肺、脾、肾、三焦;基本病机为肺脾肾三脏功能失调,三焦气化失宣,津液代谢失常,饮停胸胁而致诸症,治当益气健脾、宣肺化饮。脾乃生痰之源,肺乃贮痰之器,方中白术、陈皮、茯苓、茯神健脾以杜生痰之源,利水渗湿以助化痰之力,茯苓对咳嗽、气喘尚有一定疗效;瓜蒌皮、瓜蒌子、桔梗宣肺化痰、理气宽胸。治痰又当先理气,方中用枳壳、厚朴理气化痰,太子参、黄芪益气健脾,生津润肺。车前草、蒲公英利尿通淋,狗脊祛风湿、补肝肾,山药平补肺脾肾,助水液运行、排泄,水液运化正常,则悬饮自除。考虑患者夜间抽搐,酌加虫类药物,如蝉蜕、僵蚕、乌梢蛇以祛风通络止痉。灵芝既可止咳平喘,又可合茯苓、茯神宁心安神,助患者夜间安眠。野菊花性微寒,可清热解毒,防诸药温燥太过,耗伤津液。现代药理研究亦表明,桔梗具有祛痰、镇咳、抗炎、镇痛功效,茯苓、车前草有利尿、抗炎等作用,可有效缓解胸腔积液症状。二诊:改乌梢蛇为8g以增强息风通络止痉之功;加白花蛇舌草6g以清热利湿。三诊:加砂仁3g化湿开胃、温中行气、止泻,加薏苡仁15g利水渗湿、健脾止泻,与山药、茯苓、陈皮合用,体现程氏时时顾护脾胃的治疗特色。加葛根20g生津止渴、升阳止泻。四诊:泄泻则去瓜蒌子;舌质红去温燥之狗脊,加甘寒之车前子10g继利水消肿;舌转红,有黄芪助热之象,减为15g;薏苡仁改为20g加强渗湿之功。

第九章　湿　疹

　　湿疹是由多种内、外因素引起的真皮浅层及表皮炎症,临床上急性期皮损以丘疱疹为主,有渗出倾向,慢性期以苔藓样变为主,易反复发作。

第一节　西医对本病的认识

　　湿疹的发病原因很复杂,由多种内在因素、外界因素相互作用而致,外在因素如生活环境、气候条件等,内在因素如感染、情绪变化、消化功能障碍等均可影响湿疹的发生。湿疹主要是由复杂的内外激发因子引起的一种迟发型变态反应。患者一般都有易过敏的体质,这与遗传因素相关,所以湿疹往往会在特定的人群中发生,还受到健康情况和生活环境的影响。

第二节　中医对本病的认识

　　本病属于中医"湿疮""浸淫疮"范畴。《素问·至真要大论》:"诸痛痒疮,皆属于心。"程杏轩在《医述·疹》中提出:"疹者,痘之末疾也。脾肺二经受病,内应手足太阴,外合肌肉皮毛,犹天地沴戾不正之气,故曰疹也。"认为疹病其病位在脾肺,病因分内、外两方面。吴崑在《医方考》中提出"无热不斑,无湿不疹",认为疹病多与湿邪相关;又"其致疾之由,则有风、寒、暑、湿之殊;辨证之法,则有表、里、虚、实之异",对疹病需辨证论之。徐春甫在《古今医统大全》中道:"诸痒为虚。肺主气,司布皮毛。肺气不通而痒者,宜防风……之类补之。"认为该病以虚证为主,病位在肺。

　　总之,湿疮病因复杂,可由多种内、外因素引起。常因禀赋不耐,饮食失节,或过食辛辣刺激荤腥动风之物,脾胃受损,失其健运,湿热内生,又兼外受风邪,内外两邪相搏,风湿热邪犯于肌表所致。其发生与心、肺、肝、脾四经关系密切。

第三节 西医治疗

对于湿疹的防治,首先我们应该查找诱因,尽可能地寻找该病的发生原因,如自身的工作环境、生活习惯、饮食嗜好及情绪等因素,并检查身体有无慢性感染灶或内脏器官疾病。

湿疹治疗的主要目的是控制症状、减少复发、提高患者生活质量,尤其要整体考虑,兼顾近期疗效和远期疗效及安全性。

1. **系统治疗** 主要应用于局部治疗无法控制病情的患者,可口服抗组胺药、抗生素、维生素 C、葡萄糖酸钙、糖皮质激素等。选用抗组胺药物止痒,必要时可用两种交替或配合使用,或配服镇静剂;急性或亚急性泛发性湿疹,可静脉注射 10% 葡萄糖酸钙或 10% 硫代硫酸钠溶液,每日 1次,每次 10ml,10 天为一疗程;对有广泛继发感染者,配合应用有效的抗生素治疗。口服或注射糖皮质激素需慎重,停药后易复发,长期应用可引起严重不良反应。

2. **局部治疗** 一般根据皮损分期,来选择合适的药物剂型。急性期水疱、丘疹,可每日 4~6 次外用炉甘石洗剂;大量渗出时应选择冷湿敷,如 3% 硼酸溶液、0.1% 盐酸小檗碱溶液、0.1% 依沙吖啶溶液等;有糜烂但渗出不多时用氧化锌油;亚急性期渗出少,可选用氧化锌糊剂或糖皮质激素乳膏剂;慢性期皮损可选用糖皮质激素软膏、硬膏、乳膏剂或酊剂,可合用保湿剂及角质松解剂,如 20%~40% 尿素软膏、5%~10% 水杨酸软膏等。

第四节 中医药治疗

一、证治体会

辨病辨证、整体施治 本病的治疗以利湿止痒为基本原则,需重视对于“湿”的辨治,同时标本兼顾,内外并治。急性者以清热利湿为主;亚急性者以健脾利湿或滋阴除湿为主;慢性者以养血润肤为主。外治宜用药温和,避免刺激皮肤而加重病情。程氏在临床上注重整体观念,不局限在皮损表面,而是通过整体调节,综合手段,达到治愈皮肤病的目的。

二、医案选粹

程晓昱医案：患者王某，女，29 岁，2019 年 8 月 10 日就诊。皮肤反复瘙痒 2 年，加重半年余，长期口服抗过敏药方可减轻，皮疹遍及周身及面部，伴月经紊乱，舌苔黄腻，脉弦涩。此系湿热内蕴伴肝郁气滞，拟清利湿热、疏肝理气之剂，药物如下：蒲公英 30g，紫花地丁 25g，野菊花 15g，白鲜皮 15g，乌梢蛇 6g，车前子 10g，益母草 10g，川楝子 10g，佛手 10g，熟大黄 3g，鳖甲 25g，黄芪 10g，白芍 10g，当归 10g，山栀 10g。15 剂（颗粒剂），每日一剂。

随访半年，未复发，一年后怀孕，得一女，母女健康。

按：该女子病因分内外两者，外因在其感受风邪，内因在其肝气不疏，郁而化火，内生湿热之邪。而气血郁结不通，久而耗伤阴血，肌肤失养，可见皮肤瘙痒；气郁血行不畅则月经紊乱，体内郁而化热可见舌苔黄腻，气不疏则脉弦涩。方中蒲公英清热解毒，消肿散结，利湿通淋，与紫花地丁同用，清热解毒之力大增，后者还可凉血；野菊花、白鲜皮清热解毒、燥湿祛风，两者为治疗皮肤病之常用药，不仅清热除湿，还可祛除风邪；乌梢蛇祛风通络，可治疗风湿顽疾、肌肤麻木、风疹疥癣；山栀子清热凉血解毒。车前子、益母草皆有利湿消肿之功，而二者性寒，可起到清热功效，其中益母草为妇科调经常用药，还可祛瘀。川楝、佛手两药搭配除湿热，清肝火、疏肝理气，主治肝气不疏、肝胃不和。熟大黄泻热通肠、散瘀通经。鳖甲养阴清热，黄芪益气固表托毒。白芍与当归搭配可养血活血、调和营卫、柔肝缓中。程氏以中医整体观念为基础，辨证施治，全方清热利湿、解毒祛风，同时结合女性易因肝气郁结而导致冲任失和的患病特点，从阴血内耗、气郁化火的基本病因出发，佐以养血滋阴、理气通络，最终患者症状改善，未再发病，冲任二脉得调，终得一女，实乃佳范。

第十章　耳　鸣

耳鸣是患者自觉耳内或颅内鸣响,而周围环境中并无相应声源的一种病症,可作为全身疾病在耳部的症状出现,也可单独作为一种疾病而发生。

第一节　西医对本病的认识

一、病因

耳鸣作为临床常见症状,多种因素均可引起,包括听觉和非听觉原因。听觉原因包括外耳(如外耳道炎、耵聍栓塞、外耳异物)、中耳(如慢性中耳炎、耳硬化症、鼓膜穿孔、耳硬化症)和内耳(如前庭神经鞘瘤、梅尼埃病、耳蜗疾病、耳毒性药物的使用)。非听觉原因包括血管异常、肌阵挛、鼻咽癌、外伤(头部或颈部)和职业噪声暴露等。此外,耳鸣也可以归因于颈椎或颞下颌关节紊乱。

二、发病机制

目前耳鸣的产生机制尚未有定论,相关机制有外周听觉系统因素、自发性耳声发射、听觉中枢神经递质及其受体的改变、听觉中枢重塑、耳蜗核团的活性变化、听觉系统复合性因素、全身疾病及年龄、性别与激素水平的影响。也有专家认为,长期暴露于不引起听阈改变的噪声环境可导致耳蜗的功能性神经纤维或者传入神经纤维数量减少,引起传入中枢听觉系统的神经电信号明显减弱,导致听觉中枢的自我调节性活动增强,从而产生耳鸣。显然,关于耳鸣更深层次的机制还需从多方面、广角度进行研讨,而非局限在听觉传导通路所存在的病变。

第二节　中医对本病的认识

耳鸣在历代文献中有"聊啾""蝉鸣""暴鸣""渐鸣"等名称。《黄帝内经》

中有不少关于耳鸣的条文，如《素问·脉解》："所谓耳鸣者，阳气万物盛上而跃，故耳鸣也。"《素问·六元正纪大论》："木郁之发……甚则耳鸣眩转。"《灵枢·口问》："故上气不足，脑为之不满，耳为之苦鸣，头为之苦倾，目为之眩。"《灵枢·海论》："髓海不足，则脑转耳鸣。"这些论述对于后世研究耳鸣具有重要的指导意义。《诸病源候论·耳病诸候》："肾气通于耳，足少阴，肾之经，宗脉之所聚。劳动经血，而血气不足，宗脉则虚，风邪乘虚随脉入耳，与气相击，故为耳鸣。"指出耳鸣与肾虚有关。

耳鸣的病因病机主要有以下几点：

1. **外邪侵犯**　起居不慎或气候突变之时，风热外邪乘机侵犯，或风寒化热，侵及耳窍，清空之窍遭受蒙蔽，失去"清能感音，空可纳音"的功能，致耳聋、耳鸣之症，此谓风聋之候。

2. **肝火上扰**　耳为肝胆经脉之所辖。情志不调，忧郁不舒，气机郁结，气郁化火，上扰清窍，或暴怒伤肝，逆气上冲，循经上扰清窍，可致耳鸣。

3. **痰火壅结**　饮食不节，或思虑劳倦，脾胃受伤，运化无权，水湿内停，聚而为痰，痰郁化火，痰火上壅，以致清窍蒙蔽，出现耳鸣，即谓"痰为火之标，火为痰之本"，痰火往往互结而为病。

4. **气滞血瘀**　病久不愈，情志抑郁，肝气郁结，气机不畅，气滞血瘀；或因打斗、跌仆、爆震等伤及筋脉，致瘀血内停；或久病入络，致耳窍经脉瘀阻，清窍闭塞。此外，若起居失宜，突受惊吓，气血乖乱，致气血运行不畅，窍络瘀阻，亦可发为耳鸣。

5. **肾精亏损**　素体不足或病后精气失充，恣情纵欲等，均可导致肾精伤耗；或老年肾精渐亏，髓海空虚，耳窍失养，而发本病。

6. **脾胃虚弱**　饮食不节、劳倦过度或思虑忧郁等，损伤脾胃，使脾胃虚弱，脾气不健，气血生化之源不足，经脉空虚，清气不升，故致耳窍失养，发生耳鸣。

第三节　西医治疗

迄今为止，尚无研究证实耳鸣有特效药，只有部分基础用药用于急性期耳鸣，通常伴听力下降的患者，常用药物有改善微循环药物如银杏叶制剂、葛根素、复方丹参，以及营养神经的药物如甲钴胺等。手术治疗耳鸣目前主要局限于乙状窦骨壁缺损、乙状窦憩室及乳突管静脉畸形引起的搏

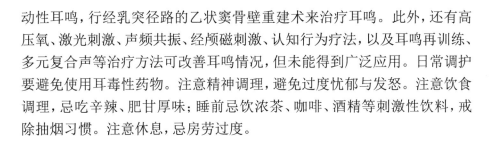

动性耳鸣,行经乳突径路的乙状窦骨壁重建术来治疗耳鸣。此外,还有高压氧、激光刺激、声频共振、经颅磁刺激、认知行为疗法,以及耳鸣再训练、多元复合声等治疗方法可改善耳鸣情况,但未能得到广泛应用。日常调护要避免使用耳毒性药物。注意精神调理,避免过度忧郁与发怒。注意饮食调理,忌吃辛辣、肥甘厚味;睡前忌饮浓茶、咖啡、酒精等刺激性饮料,戒除抽烟习惯。注意休息,忌房劳过度。

第四节　中医药治疗

一、证治体会

1. 注意标本缓急　耳鸣以脾肾为本,风火痰瘀为标,但在临床上往往标本互见,如肝肾不足,可使肝火偏亢,既表现为心烦易怒,又表现为腰膝酸软等症。故临床辨证时既要分辨标症,是否兼夹肝火、痰瘀,又要分辨本症,区分脾虚、肾虚或肝肾同虚。一般而论,耳鸣暴起以标症为主;耳鸣长久不愈以本虚为主;久鸣而又突然加重,则多属本虚标实。

2. 擅用虫类药、引经药　程晓昱医生治疗耳鸣多用虫类药如僵蚕、蝉蜕、乌梢蛇等。虫类药乃血肉有情之品,性喜攻逐走窜,通经达络,搜剔疏利,无处不至。现代药理研究表明,这些药物除了有抗凝血、溶解血栓、降低血液黏度、扩张血管、降低血脂等作用外,对神经系统也有一定调节作用,能有效改善耳鸣症状,如僵蚕具有明显的抗惊厥、镇静、催眠作用;蝉蜕具有抗惊厥、镇静作用;乌梢蛇水煎液和醇提取液有抗炎、镇静、镇痛、抗惊厥作用。另外,她在治疗耳鸣时,常在辨证施治的基础上加用引经药,如入足阳明胃经的葛根、白芷,入足厥阴肝经的川芎。适当运用引经药能引诸药至病所。人体经络与耳的关系密切,或直接或间接地与耳脉相顺承,十二经脉气血充沛,经脉畅通流利,则耳窍聪灵。如《灵枢·邪气脏腑病形》所说:"十二经脉,三百六十五络,其血气皆上于面而走空窍……其别气走于耳而为听。"

二、医案选粹

程晓昱医案一:宣某,女,57岁,2021年12月28日初诊。高血压30年,现双耳耳鸣。大便正常。查体:神清,精神可,血压(BP):136/78mmHg,心率(HR):90次/min,律齐,无杂音。双肺呼吸音清,未闻及干湿性啰音，双下肢无水肿。舌质红，苔薄，脉弦。处方：天麻 30g，钩藤 15g，川芎 10g，葛根 30g，蝉蜕 10g，炒僵蚕 10g，川牛膝 12g，龙齿 10g，瓜蒌皮 25g，醋延胡索 10g，珍珠母 10g，野菊花 20g，蒲公英 30g，白芷 10g，辛夷 10g。15 剂（颗粒剂），每日一剂。

2022 年 1 月 20 日复诊：患者耳鸣、头晕较前好转。神清，精神可，BP：136/78mmHg，HR：90 次 /min，律齐，无杂音。双肺呼吸音清，未闻及干湿性啰音，双下肢无水肿。舌质红，苔薄，脉弦。拟前方改龙齿为 12g，增强平肝潜阳、宁心安神之效；加白芷 15g，辛夷 15g 增强镇静作用；加酒乌梢蛇 6g 通络止痉。15 剂（颗粒剂），每日一剂。

按： 该患者系中老年女性，肾阴不足，水不涵木，肝阳上亢于耳窍，发为耳鸣。正如《类证治裁·眩晕论治》所言："肝胆乃风木之脏，相火内寄，其性主动主升。或由身心过动，或由情志郁勃，或由地气上腾，或由冬藏不密，或由高年肾液已衰，水不涵木……以致目昏耳鸣，震眩不定。"治以平肝潜阳，清火息风。方中天麻、钩藤平肝息风，龙齿平肝潜阳、宁心安神。川芎、白芷为引经药，上行于耳，协诸药至耳窍，现代药理研究表明二者有镇静作用。葛根轻扬升发，通经活络，现代药理研究表明其有扩张外周血管、降低血压、扩张脑血管、改善血液循环的作用。蝉蜕、僵蚕祛风清热、息风止痉，二者合用对神经系统有一定调节作用。川牛膝补肝肾，强筋骨。瓜蒌清热涤痰，宽胸散结，润燥滑肠。延胡索活血利气，现代药理研究表明其有增加冠状动脉流量、扩血管、抗血小板聚集和抗血栓形成、镇静的作用。珍珠母平肝潜阳，安神定惊。野菊花清热解毒，泻火平肝，现代药理研究表明其尚有明显的降血压作用。蒲公英清热解毒，消肿散结，利湿通淋，主要药理作用是利胆、保肝。辛夷发散风寒，可通鼻窍，现代药理研究表明辛夷挥发油有镇静、镇痛、抗过敏、降血压作用。全方共奏平肝息风之效。

程晓昱验案二： 吕某，女，78 岁，2021 年 12 月 14 日初诊。脑鸣伴耳鸣 1 年余，加重 2 月余，夜间尤甚，失眠，焦虑不安，查颅脑 CT 未见异常。BP：134/72mmHg，HR：80 次 /min，律齐，无杂音。双肺呼吸音清，未闻及干湿性啰音，双下肢无水肿。舌质暗，苔薄微黄，舌下络脉迂曲，脉弦弱。处方：川芎 10g，葛根 30g，天麻 30g，泽泻 10g，蝉蜕 10g，炒僵蚕 10g，炒川楝子 10g，佛手 10g，炒栀子 10g，穿心莲 10g，茯苓 10g，茯神 10g，地龙 10g，酒乌梢蛇 6g，钩藤 10g，玉米须 35g，石斛 10g，石菖蒲 6g，珍珠母 10g，酒女贞子 10g。水煎服，7 剂。3 周后患者耳鸣症状消失。

按:患者系老年女性,年老体衰,肾精不足可致肝旺,久病入络致瘀,脑髓失养,发为耳鸣。又因患者失眠、焦虑不安,苔薄微黄,治以活血化瘀,清心平肝兼补肾。方中石菖蒲、葛根是程晓昱教授治疗耳鸣的常用药对。石菖蒲气味芳香,辛温行散之力较强,为宣气通窍之佳品,强调一个"开"字;葛根轻扬升发,既能发表散邪,解肌退热,又能疏通经气,改善血液循环治疗耳鸣、头痛、头晕等症。二药相合,一开一升,并走于上,启闭开窍甚妙。川芎活血行气,祛风止痛。天麻、钩藤平肝息风。珍珠母平肝潜阳,安神定惊。蝉蜕、僵蚕祛风清热、息风止痉。炒川楝子、佛手疏肝泄热、行气止痛。茯苓利水渗湿,健脾安神。茯神宁心安神。炒栀子、穿心莲清心除烦。玉米须、泽泻利尿,使热从小便出。石斛、酒女贞子滋阴清热,补益肝肾。地龙清热息风、通络。酒乌梢蛇祛风,通络,止痉。

第十一章　心脏神经症

心脏神经症又称神经性循环衰弱症、奋力综合征和心血管神经（官能）症，是一种由精神心理问题或神经功能失调，出现以心血管疾病症状为主要表现的临床综合征。患者的表现具有多样性，且与心血管疾病非常相似，常被误以为是心血管疾病，但体检时又无明显器质性病变特征，症状尽管表现很重，但预后良好。

第一节　西医对本病的认识

一、病因

本病确切的病因尚不明确，可能与患者身体状态、心理应激、情绪问题、性格特质有关。

1. **身体状态**　工作过于繁忙、过度劳累等，容易诱发本病。
2. **心理应激**　常常有过度担心、紧张、害怕等心理，容易诱发本病。
3. **情绪问题**　存在较为激烈的矛盾或冲突，比如与人吵架或怄气等。
4. **性格特质**　性格多疑，总对自身某些类似心脏病症状疑神疑鬼、过度忧虑，易患本病。

二、症状

常表现为各种心脏不适，例如心悸、呼吸困难、心前区痛，同时伴有自主神经功能紊乱的表现。

1. **心悸**　是最常见的症状，患者可主观感到心跳加快，并表示可听见自己的心跳。
2. **呼吸困难**　患者常感到空气不足、呼吸不畅，会出现张口呼吸的表现，有时还会要求打开窗户呼吸或要求吸氧。患者因长时间张口做深呼吸可并发头晕、四肢发麻等呼吸性碱中毒表现。
3. **心前区痛**　患者自觉胸闷胸痛，常常为针刺样、刀割样疼痛。

4. **自主神经功能紊乱**　患者可出现失眠、多梦、焦虑、食欲减退、耳鸣多汗、尿频、尿急等。

第二节　中医对本病的认识

中医古籍中无"心脏神经症"病名,结合本病的临床表现,可将其归于"心悸""怔忡""胸痹"等范畴。

第三节　西 医 治 疗

医生在充分了解病史和病因之后,对患者解释具体病情,树立治疗信心,采用以心理治疗为主,辅以药物治疗的治疗方法。

1. **心理治疗**　如向患者解答关于本病的性质以解除其顾虑,使其相信并无器质性心血管病,耐心询问、了解患者生活、工作情况,并给予正确引导,鼓励患者适当户外运动,增加娱乐活动以调整心态等。

2. **药物治疗**　可根据患者症状对症选择,如患者心率偏快,可予以β受体阻滞剂,如美托洛尔;若患者焦虑、睡眠障碍,可予以镇静剂口服,如艾司唑仑片、氯硝西泮等。

第四节　中医药治疗

一、证治体会

1. **从五脏论治,以心、肝为主**　本病发病与五脏有关,主要责之于心、肝。心主神明,具有主宰五脏六腑、形体官窍等生命活动和意识、思维等精神活动的功能。该功能失调会引起失眠、多梦、神志不宁,甚至谵狂,或反应迟钝、精神萎靡,甚则昏迷、不省人事等,还可影响其他脏腑的功能活动。肝主疏泄,喜条达恶抑郁,其功能正常,全身气机疏通畅达,表现为心情舒畅,精神愉快,理智清朗,气和志达,思维灵敏,血气和平。如果肝失于疏泄,气机不得条达舒畅,就会引起情志不畅,甚至抑郁、胸胁、乳房胀痛不适、胸闷、心悸、嗳气、吞酸、脘腹胀闷、失眠多梦、月经不调等。长期紧张或者情志过极,导致气机失调,肝郁失于疏泄则耗伤肝血,血气不行则瘀血停滞,心脉闭阻,气血津液不能输布,心失所养,则发为胸闷、头晕目眩、烦躁焦虑、失眠多梦等症状。

程氏临床治疗本病倡导心肝同治。心主火，现代人生活工作压力大，常以心火旺盛伴肝气郁结为主，故选择清心泻火之中药如穿心莲、栀子、黄芩、黄连、竹叶等，配以疏肝解郁之品，如合欢皮、绿梅花、佛手、川楝子、香附、郁金等。

2. **重视"双心"治疗**　双心医学又称为行为心脏病学或心理心脏病学，主要研究和处理与情绪、社会环境及行为问题相关的心脏疾病。双心疾病发病病理与中医"心主血脉""心主神明"理论相符。《景岳全书·郁证》言："至若情志之郁则总由乎心，此因郁而病也。"心脏神经症患者常伴有紧张、焦虑、抑郁、失眠、神经衰弱等症状，传统治疗更关注患者身体恢复，在情绪改善上的治疗效果有限。程晓昱教授在看诊时除传统的医疗手段外，还考虑患者身心状态，给予其必要的健康宣教，提供心理干预及冥想疗法，以帮助患者减轻身体及心理压力，有效缓解患者的不良情绪及心理负担，提高治疗效果及生存质量。

二、医案选粹

程晓昱医案：患者，宋某某，女，51 岁，2021 年 4 月 16 日初诊。反复胸痛伴心悸 4 年，再发 1 月余。患者于 4 年前无明显诱因出现胸痛，疼痛性质为刺痛，呈游走性，范围描述不清，每次发作持续数秒钟至数分钟，经休息后可缓解，活动后加重，无放射痛，无心慌，无头晕黑矇，曾于外院治疗，诊治经过不详，自述效果不佳。1 月余前上述症状再发，病程中患者胸痛伴心悸，饮食正常，睡眠差，二便正常。查体：神清，精神不佳，心肺（-），BP：136/74mmHg，HR：88 次 /min，律齐，未闻及病理性杂音，腹平软，双下肢无水肿，生理反射存在，病理反射未引出，舌质暗红，尖红，苔黄，脉弦涩。查心电图、甲状腺彩超、肾上腺彩超、上下肢动静脉彩超、肝胆胰脾彩超均未见明显异常；乳腺彩超示：左乳实性结节（乳腺内淋巴结可能）；心脏冠状动脉 CTA 示：左前降支及左回旋支轻度粥样硬化；颅脑 MRI 平扫（含弥散）示：脑内少许腔隙性梗死灶。予中药颗粒剂口服。川楝子 10g，佛手 10g，瓜蒌子 25g，瓜蒌皮 25g，浮小麦 30g，甘草 6g，栀子 10g，穿心莲 10g，丹参 20g，煅龙骨 25g，煅牡蛎 25g，蒲公英 30g，黄芩 10g，合欢皮 10g，琥珀^{冲服}3g，三七^{冲服}3g，酸枣仁 30g，茯苓 10g，茯神 10g，乌梢蛇 6g。7 剂（一日一剂，2 次分服）。另予舒肝解郁胶囊口服。

二诊：2021 年 4 月 23 日，患者胸痛伴心悸阵作，程度减轻，睡眠改善，但焦虑不安，继予中药颗粒剂口服，上方加枳壳 12g，益母草 10g，太子参 6g，7 剂（一日一剂，2 次分服）。舒肝解郁胶囊继服，另加用银杏蜜环口服溶液、复方枣仁安神胶囊（安徽中医药大学第一附属医院院内制剂）口服。

三诊：2021 年 4 月 30 日，患者本周胸痛、心悸症状未作，睡眠明显改善，可达正常睡眠时间及深度，为巩固原方案继服 14 天。后患者胸痛、心悸偶有发作，且每因劳累或情绪刺激诱发，遂不定时来门诊就诊，自述发作时间及程度皆比治疗之前明显改善，且自觉身体轻松，精神状态明显改善。

按：心脏神经症属于排他性诊断，主要通过询问病史、体格检查、辅助检查等收集患者信息以评估患者情况，在排除器质性病变后方可诊断。本案患者为中老年女性，处于更年期，平时情绪焦虑，查体及辅助检查后未见明显异常，遂诊为心脏神经症。予中药颗粒剂、中成药及心理疗法配合治疗。其中，中药颗粒剂中的川楝子、佛手、合欢皮疏肝解郁且不劫伤肝阴；浮小麦、甘草配伍取仲景"甘麦大枣汤"之意，有养心安神、和中缓急之功效；瓜蒌皮、瓜蒌子合用为全瓜蒌，可宽胸散结、清泻痰热，亦为胸部引经药，是治疗心胸部疾病之要药，可有效缓解焦虑症状，《重庆堂随笔》言："栝楼实，润燥开结，荡热涤痰，夫人知之；而不知其舒肝郁，润肝燥，平肝逆，缓肝急之功有独擅也。"患者舌质暗红，予丹参、三七活血化瘀，清心除烦，现代药理研究表明丹参有抗心肌缺血、抗心律失常、降低心肌耗氧量、抗高脂血症等作用，是治疗瘀血型心脏疾病之要药。舌尖红，乃心火旺盛之象，予栀子、穿心莲、黄芩清心火。睡眠差，予煅龙骨、煅牡蛎、琥珀镇静安神，酸枣仁、茯神养心安神。乌梢蛇味甘，性平，无毒，善通经络，最宜用于身体经络不通、血行瘀滞诸病。另予中成药银杏蜜环口服溶液改善心肌供血，复方枣仁安神胶囊养心安神，安抚患者无法入睡的焦虑心情。程晓昱教授在整个治疗过程中非常注重"双心治疗"，在看诊期间耐心讲解病情，给予患者言语上的安抚，以缓解其对疾病的恐惧感，从而取得满意疗效。

第十二章 脑 积 水

脑积水多见于颅内肿物或各种颅脑外伤后，使脑脊液吸收障碍、循环受阻或分泌过多而引起脑室系统进行性扩张和 / 或蛛网膜下腔扩张。典型症状为头痛、起步或步态站立不稳、下肢无力、共济失调、尿失禁、便秘、反应迟钝、进行性自主语言躯体活动减少，腰穿观察后可确诊。严重者可伴有大小便失禁、卧床不起、进行性痴呆、视力模糊，视神经乳头水肿，偶伴复视，眩晕及癫痫发作。患者神经功能障碍程度与脑积水导致的脑萎缩严重程度相关，本病严重影响患者生活，应积极采取措施诊治。

第一节 西医对本病的认识

一、病因

脑积水是一种常见的神经系统疾病，以脑脊液在脑室系统及蛛网膜下腔内聚积并不断增长为特征，既可由先天性遗传因素导致，也可由后天脑外伤、脑出血等疾病诱发。根据病因可分为创伤性脑积水、占位性脑积水、耳源性脑积水、出血性脑积水、感染性脑积水。

二、发病机制

脑积水可由多种原因引起，常见的有脑外伤、颅内炎症、脑血管畸形、各种内源性或外源性神经毒素、缺氧、水和电解质紊乱、酸中毒、肝肾功能衰竭等，都可通过不同机制造成液体在脑内积聚而成。先天畸形如脊柱裂或中脑导水管狭窄、感染、出血、颅内肿瘤、胎儿期脑膜炎等均可导致脑脊液吸收回流障碍而发生本病。

第二节 中医对本病的认识

在中医学中，本病相当于"解颅""囟填"等，若是由外伤导致颅脑损伤引起的脑积水,则属于"脑创伤病"范畴。其记载首见于《诸病源候论》:"解颅者,其状小儿年大,囟应合而不合,头缝开解是也。"至北宋,对本病症候描述更详。《小儿药证直诀·解颅》曰:"年大而囟不合,肾气不成也,长必少笑。更有目白睛多,㿠白色瘦者,多愁少喜也。"

关于本病的病因病机及证治,隋唐至宋代医家多倾向于肾虚所致。如《诸病源候论》即称"由肾气不成故也"。治法上多采用补肾。至金元,开始出现不同观点,如朱震亨指出本病"乃是因气虚与热多耳",主张用四君子汤、四物汤等调治。明代医家又有较大发挥。如万全在《育婴家秘·头病》中提到本病可"由病后肾虚,水不胜火,火气上熏,其髓则热,髓热则解,而头骨复分开矣。"《本草纲目》记载了本病外治法:"小儿解颅,丹雄鸡冠上血滴之,以赤芍药末粉之,甚良。"清代的《医宗金鉴》在总结前人经验的基础上,强调辨证论治和内服外敷结合之法:"补肾地黄丸堪服,补阳扶元散为先,更有封囟散极效,临时摊贴保安然。"古人积累的大量经验仍为现代医家临床所借鉴。

第三节 西医治疗

一、非手术治疗

主要适用于早期,或病情较轻、发展缓慢者,目的在于减少脑脊液的分泌或增加机体的水分排出,可应用利尿剂,如氢氯噻嗪、呋塞米、甘露醇等。也可经前囟或腰椎反复穿刺、腰大池引流放液。

二、手术治疗

此法适用于脑室内压力较高(超过 $250mmH_2O$)或经非手术治疗失败的病例。严重脑积水如头围超过 50cm、大脑皮质萎缩厚度在 1cm 以下,已合并严重功能障碍及畸形者,也可进行手术治疗。常用的手术方式有室间孔穿通术、第四脑室囊肿造瘘术、导水管重建术、脑室内肿瘤切除术、枕大孔减压术、第三脑室底造瘘术、侧脑室脉络丛切除或电灼术、脑室-腹腔分流术等。

第四节 中医药治疗

一、证治体会

1. 祛邪扶正,标本兼治 脑积水发病多是由于先天不足或后天损伤导致水湿停聚，阻滞经络，气血运行障碍，瘀血内聚所致，故本病属本虚标实之证，宜活血化瘀利水以治标，健脾补肾以治本。急性期以祛邪为急，缓解期以扶正为主。

2. **重视活血化瘀，善用虫类药** 唐容川《血证论》言"血病而不离乎水""水病而不离乎血"。本病在治疗时应重视活血化瘀利水，除赤芍、川芎、桃仁、当归、川牛膝、延胡索等中药外，程氏常选择虫类药，如蜈蚣、全蝎、蝉蜕、地龙、僵蚕、土鳖虫、乌梢蛇、水蛭等。此类药大多具有攻冲走窜之性，通畅经隧，调和血脉，又有解痉止痛、活血祛瘀、行气和血等功效，可改善脑供血，促进脑脊液回流。清代吴鞠通："以食血之虫，飞者走络中气分，走者走络中血分，可谓无微不入，无坚不破。"现代药理研究表明虫类药如全蝎、地龙等具有较强的抗凝血、溶解血栓、降低血液黏度、扩张血管、降低血脂等作用，对神经系统也有一定调节作用。

3. **注重胃肠调理** 脑积水属危急重症，患者多肢体障碍、言语不利、昏睡甚至昏迷，长期卧床导致脾胃功能变差，胃肠蠕动减慢，营养吸收及糟粕排泄能力不足。另脾主运化，主四肢肌肉，长期卧床患者肌肉萎缩，四肢消瘦，健脾养胃亦可以将纳入的水谷运化为精微物质以营养周身，对疾病的治疗和预后有很大影响。故程氏临证非常注重胃肠的调节，包括健脾养胃、通腑泻浊。健脾养胃多选择谷芽、麦芽、砂仁、山药、白术、芡实、茯苓、陈皮等。行动不利或长期卧床患者常伴有大便秘结，通腑泻浊既可排出肠道糟粕，又可通过胃肠道脱水促进体液循环，减少脑脊液回流阻力，缓解脑水肿，临床上多选择大黄、厚朴、火麻仁、莱菔子等，其中以酒大黄最为常用。酒大黄除泻下通便外，还有活血化瘀之效。现代药理研究表明，大黄有通便、抗感染、解热、降血脂、活血作用。

二、医案选粹

程晓昱医案：患者，丁某某，女，52岁，2021年12月6日初诊，主诉：反复头痛10月余。现病史：患者10月余前因头痛在外院查颅脑CT，示颈内动脉瘤破裂伴蛛网膜下腔出血，予"支架辅助左侧眼动脉段动脉瘤栓塞术"，术后1个月查出"脑积水"，在无明显禁忌下行"脑室-腹腔分流术"，术后进行康复治疗（具体不详），现患者仍有头痛，伴恶心呕吐，呕吐为胃内容物，口角流涎，行动不力，需双人搀扶，纳寐一般，二便自解。查体：神清，精神差，目光呆滞，表情淡漠，痛苦面容，面色晦暗，语声低微，右额分流泵弹性差，双侧瞳孔等大等圆，直径3mm，BP：146/98mmHg，

HR：88 次 /min，律齐，各瓣膜听诊区未闻及病理性杂音，伸舌略右偏，四肢肌张力正常，生理反射存在，病理反射未引出，舌质暗红，苔黄腻，脉弦涩。辅助检查：2021 年 9 月 15 日颅脑磁共振（含弥散）示：颅内动脉瘤术后改变，侧脑室引流中，右侧额叶脑水肿，轻度脑积水，少许腔隙性脑梗死。2021 年 10 月 6 日颅脑 CT 平扫示：颅内动脉瘤术后及脑室 - 腹腔分流术后，局部脑实质出血并破入脑室系统。根据患者既往病史、症状、体征及辅助检查可明确诊断。患者为水瘀互结夹湿热证，治疗予活血化瘀利水之中药颗粒剂口服。蒲公英 30g，益智仁 15g，蝉蜕 10g，僵蚕 10g，地龙 10g，薏苡仁 15g，狗脊 10g，黄芪 15g，石菖蒲 10g，竹茹 15g，桃仁 10g，紫花地丁 15g，山药 30g，炒白术 15g，茯苓 10g，茯神 10g，川牛膝 12g，延胡索 10g，姜厚朴 12g，葛根 30g。7 剂（一日一剂，2 次分服）。

二诊：2021 年 12 月 29 日，患者诸恙皆轻，神色明显改善，可独立行走，但速度较慢，黄腻苔变薄，因家住外地，复诊不及时，此次予以中药颗粒剂 14 剂口服。上方加灵芝 15g，淡竹叶 10g。

三诊：2022 年 1 月 10 日，患者头疼明显缓解，行走基本如常，对答如流，目光有神，面色红润，纳寐可。上方加牛膝 15g，芡实 15g，肉桂 10g。14 剂（一日一剂，2 次分服）。

按：方中蝉蜕、僵蚕、地龙具攻冲走窜之性，通经活络，调和血脉；竹茹、薏苡仁清热利湿；桃仁、川牛膝、延胡索活血化瘀且引血下行；石菖蒲化湿开窍，常配伍竹茹、竹沥、郁金、半夏等，用于治疗痰浊壅闭、神志昏迷、舌苔厚腻等症，现代药理研究表明石菖蒲具有镇静、抗惊厥、扩张冠状动脉作用，利于脑积水患者神志的恢复。另予狗脊、黄芪、山药、炒白术、茯苓补脾肾，配厚朴下气除满、蒲公英、紫花地丁清热利湿，以调理胃肠功能；患者口角流涎，予益智仁暖肾开胃摄唾；葛根解肌升阳，可用于治疗项背强痛，本案患者脑积水，水为阴，得阳则化，升阳以利水，故葛根用于治疗头部及颈项部疾病疗效甚著，另葛根入胃经，可鼓动胃阳以开胃利湿，《本草经解》言"葛根辛甘，升发胃阳，胃阳鼓动则湿热下行而呕吐止矣"。

第十三章 尿 失 禁

尿失禁是由于膀胱括约肌病损或神经功能障碍而丧失排尿自控能力，致使尿液不自主流出的现象。

第一节 西医对本病的认识

引发尿失禁的原因比较明确，包括疾病原因和医源性损伤，通常情况下以疾病原因更为多见。另外，一些因素还会增加尿失禁的发生风险，如药物、年龄、饮食以及不良生活习惯等。根据病因，一般分为以下4类：

1. **持续性尿失禁** 又称真性尿失禁，是指尿液持续从膀胱或泌尿道瘘中流出，几乎没有正常的排尿，膀胱呈空虚状态。

2. **充溢性尿失禁** 又称假性尿失禁，是指膀胱过度膨胀、压力升高，尿液被迫溢出。通常发生在夜间。

3. **急迫性尿失禁** 严重的尿频、尿急；即膀胱不受意识控制就开始排尿，通常继发于膀胱炎、神经源性膀胱以及重度膀胱出口梗阻。这类尿失禁也可能由膀胱不能随意收缩，无法正常排空尿液而引起。

4. **压力性尿失禁** 当腹内压突然增高（咳嗽、打喷嚏、大笑、运动等）时，尿液不受控制地流出。这是由于腹内压突然增加时，传导至膀胱和尿道的压力不等，从而产生漏尿。另外，也与盆底肌肉松弛有关，常见于多次分娩或绝经后的妇女。另外，也可见于根治性前列腺切除术患者，因为此术可能会损伤尿道外括约肌。这类尿失禁多在直立体位时发生。

第二节 中医对本病的认识

尿失禁属中医"遗溺""小便失禁""膀胱咳"等病证范畴。中医学认为尿液的生成和排泄，与肺、脾、肾、肝、三焦、膀胱等脏腑关系密切，而尿失禁多是因为肾气虚亏，膀胱束摄无权，使尿液自行脱出。《灵枢·本输》曰"虚则遗溺"，认识到虚为尿失禁的常见原因。虚证多见于肺脾肾三脏，肺居上焦，为水之上源，主一身之气，肺主治节，通调水道，肺气虚弱，宣降失司，气不布津，通调失职，膀胱约束失司，则生遗溺；脾居中焦，为水液升降之枢纽，脾气虚失于运化，升降失调，或中气下陷，则尿自遗；肾居下焦，肾气衰竭，无力固摄，或肾阳虚衰，不能温化水液，而尿出不知。《素问·灵兰秘典论》曰："三焦者，决渎之官，水道出焉。膀胱者，州都之官，津液藏焉，气化则能出矣。"明确指出三焦为机体水液输布、运行与排泄的通道，膀胱为贮尿和排尿的器官。正常的排尿过程依赖于三焦的气化功能，《类经》曰："三焦气治，则脉络通而水道利。"三焦的气化功能又依靠肺的通调、脾的传输、肾的气化三脏功能维持，三焦决渎无力，膀胱气化失司，故小便失禁。肝之疏泄也同样影响三焦功能，肝气郁结，疏泄失司，影响三焦水液的运行及气化功能，亦可形成遗溺。此外，实证也可导致尿失禁，《医学六要·遗尿不禁》有云："下部湿热太盛，迫水妄行。"湿热实邪下迫，肾之气化失常，膀胱开阖失约，发为尿失禁。因此，尿失禁主要由膀胱气化失司所致，病位在膀胱，又与肾、脾、肺、肝、三焦等脏腑功能失调有关。

第三节 西医治疗

一般情况下，医生处理和治疗的原则都是结合两方面：一是病因治疗，即针对引发这个疾病的根本去治疗，包括药物治疗帮助患者延迟排尿等；二是对症治疗，就是尽可能缓解症状，包括手术治疗帮助患者扩大膀胱容量等。必要时，会辅以一些其他治疗方式，来帮助延长排尿时间间隔。

1. **药物治疗**

（1）抗胆碱能药物：常用的有托特罗定、奥昔布宁、索利那新等，目的是控制和缓解症状，增加膀胱容量，减少尿频症状。

（2）α-肾上腺素能受体激动剂：如盐酸米多君等，可使膀胱内的括约肌张力增高，延迟排尿，缓解症状。

（3）外用雌激素：如普罗雌烯等，可缓解部分绝经后女性的尿失禁症状，改善生活质量。

2. **手术治疗** 如膀胱扩大术、留置导尿术等。

3. **其他治疗**

（1）健康的生活方式：尽可能戒烟、戒酒、戒含咖啡因的饮品，均衡饮食，定期运动，减轻体重，调整饮水量。

（2）膀胱训练：每次想去排尿的时候，可以尝试延后 10 分钟。目标是延长每次排尿之间的间隔，直到每 2.5~3.5 小时排尿一次。训练应循序渐进，不宜操之过急。

（3）盆底肌肉锻炼：收紧用来憋尿的肌肉，开始训练时可以保持 5 秒钟，然后放松 5 秒钟。训练至可以维持肌肉收缩 10 秒钟。每组训练反复收缩 10 次，每天进行 3 组训练。

第四节　中医药治疗

一、证治体会

1. 扶正祛邪，扶正为主　对于尿失禁的治疗首当辨寒热虚实。虚寒者尿频而清长，虚热者尿量少而色深黄，实热者尿频，量少可伴有尿道刺痛，根据临床辨别的证型选择合适的治疗方法。程氏认为治疗本病当遵循扶正祛邪的基本治则，因尿失禁临床上以肾气亏虚证居多，故治疗以扶正益肾固本为主，常用平补肾气的药物。

2. 通补结合，补而不滞　脾为气血化生之源，与胃同居中州，为气机升降之枢纽。在治疗虚证尿失禁患者运用补虚药物的同时，使用理气药物可促进补益功效。补益药物大多滋腻碍胃，食用后脾胃难以消化，辅用调气药可促进脾胃运化，使补虚药补而不滞。另外，行气药配伍补益药，使通而不伤正，二者配合使用，相得益彰。

二、医案选粹

程亦成医案一：胡某某，女，16 岁，中学生。1967 年 5 月 6 日初诊。患者病已半年余。其于半年前乘火车赴京，车上乘客拥挤不堪，寸步难移，两日未曾饮食，亦无法小便。其后感下肢沉重，浮肿，小便频数，不痛，日常达 20 余次，有时不能自约，点滴外流，腰有酸痛不适，饮食如常，尿检查无异常所见。此乃由于尿道括约肌束缩过度，导致麻痹松弛。中医证系肾气亏虚，膀胱束摄无权。治当调气益肾。余诊后即投以"加味益肾补气汤"。服药一剂即见小便次数减少，共进四剂，浮肿全消，腰痛若失，小便日见 4~5 次，余症尽除，始如常人。

程亦成医案二：俞某某，女，22 岁，社员。1971 年 4 月 4 日初诊。患者外出远涉，乘渡之时忍尿不解，后则小便频之而不痛。余诊之，辨证为肾气亏虚，膀胱失约，即投以"加味益肾补气汤"方，略作加减，用药四剂，诸症皆消。

加味益肾补气汤方：黄芪4.5g，柴胡2.4g，炒枳壳2.4g，炒杜仲10g，菟丝子10g，潼沙苑6g，覆盆子6g，桑椹子6g，生苡仁12g，怀山药12g，乌药1.8g。

按：两例均为忍尿不解引起。前者忍尿时间长，除尿不能自尽外尚有腰痛浮肿等症；后者忍尿时间短，仅见小便频数。病情虽有轻重，然发病机制相同。始为膀胱津液满盈，本应气化而出，而强行约束当出不出，致损肾气；肾气既损，不当出而出之，乃膀胱失约之故。方中菟丝子、覆盆子、沙苑子、杜仲补肾缩尿；桑椹子滋补肾阴；山药平补肺、脾、肾之气阴，兼能收涩；乌药温肾散寒、缓膀胱；黄芪补气，现代研究证明黄芪尚能促进人体新陈代谢，具有利尿作用；柴胡升气，枳壳降气，一升一降，意在调气，使诸补益药补而不滞；苡仁药性平和，健脾利水，化湿醒脾，取其补中有泻，助脾胃运化，为辅助药物；诸药共伍，效如桴鼓。

第十四章　口腔癌放疗相关味觉障碍

口腔癌是口腔的恶性肿瘤，多属于鳞状上皮细胞癌，患者黏膜会发生变异。放射治疗是目前临床上口腔癌治疗的重要组成部分，但放疗的同时也损伤了正常组织，患者会出现不同程度的并发症，如味觉障碍。味觉障碍是指患者因各种原因无法正常辨识食物味道，甚则自觉口中异味的症状，包括味觉消失、味觉减退、味觉不良等。

第一节　西医对本病的认识

味觉障碍是癌症患者接受放疗后常见的不良反应之一，且随着放疗次数增加，患者味觉障碍程度呈现逐渐加重趋势，味觉障碍虽未对患者生命安全产生影响，但其会极度降低患者的生活质量：由于进餐过程缺少愉悦感、满足感，导致食欲减退、摄入量减少，甚则引起焦虑、抑郁、营养不良等症状，严重危害患者身心健康。此外，味觉障碍使患者对治疗的依从性降低，影响疗效，最终导致临床预后不良。

不同研究表明，在一定的照射量下，放射线可通过损伤味觉细胞引起感觉性味觉障碍，照射引起的唾液酸化会减少神经递质向受体部位的信号传递，从而使末梢感受器无法识别刺激物而出现传导性味觉障碍。此外，射线对人体毛细血管的损害可引起神经末梢和味觉细胞的营养供给障碍，从而导致味觉障碍。味觉障碍的程度与放射期间损坏味蕾的分布密切相关。目前研究对这些味觉障碍机制的认识依旧不清晰，尚需更多的研究来了解放疗后的口腔癌患者味觉障碍的频率、性质、持续时间以及严重程度。

第二节　中医对本病的认识

中医古籍中无味觉障碍的具体病名，程晓昱教授认为本病属于"舌不知味"范畴。《灵枢·脉度》曰："心气通于舌，心和则舌能知五味矣。"舌为心之苗，心藏神、主血脉的功能正常，则舌体味觉正常。《素问·灵兰秘典论》曰："脾胃者，仓廪之官，五味出焉。"脾主味，脾胃运化、输布水谷精微，清阳上升，舌之味觉才正常，故舌又为"脾之外候"。心主血脉，主气血运行，脾主运化，为气血生化之源。气血上荣于舌则舌能知味。故虽其病位在舌，但与心、脾密切相关。临床上常见实证则痰、瘀阻碍气血运行，虚证则气血津液亏虚无法濡养舌体。

第三节　西医治疗

目前，西医针对味觉功能障碍的治疗方法较少。在维持肿瘤治疗的条件下，放疗时应尽量控制味觉受体与涎腺的高剂量照射面积，配合使用氨磷汀等抗辐射药物保护味觉感受器。另外，硫酸锌制剂对于放射性损伤导致的味觉异常有较好疗效，其中对苦、咸味有明显的恢复作用。重组人表皮生长因子外用溶液通过修复损伤的味蕾和涎腺导管黏膜，缩短其创面愈合时间，加速表皮的增殖和修复，从而促进味觉恢复。此外，放疗后的味觉障碍可能会导致患者焦虑抑郁、缺乏食欲和营养不良，严重影响患者的生活质量。因此在治疗的同时，也需要有效的心理干预，从而提高患者的生活质量。

第四节　中医药治疗

一、证治体会

此病由心、脾论治，心主血脉，开窍于舌，心之气血与舌相连。脾主运化水谷精微，开窍于口，在液为涎，口腔有赖于涎的保护，心脾功能正常方能保持味觉正常。临床上味觉丧失病案较少见，多为治疗上颇为棘手的疑难杂症。程氏抓住"久病必有瘀，怪病必有瘀"的病机特点，认为此病可归于"瘀血"一证。虫类药属血肉有情之品，有循经入里、透达走窜之性，可搜剔伏邪，祛瘀通络，宣痹止痛，消肿散结，从而达到逐邪拔根之效。程氏临床用之，确有疗效。

二、医案选粹

程晓昱医案：患者朱某，男，56岁。2021年7月15日初诊：口腔癌放疗后味觉消失 2 月余，多方诊治无效，痛苦不堪，求治中医。刻下脉弦滑，舌质紫暗，花剥苔，此系湿热兼阴虚血瘀所致。拟清利湿热为主，兼养阴化瘀之剂。拟方如下：白术 10g，陈皮 10g，山药 30g，灵芝 20g，菊花 15g，川楝子 10g，薏苡仁 20g，淡竹叶 10g，竹茹 20g，葛根 30g，川芎 6g，乌梢蛇 6g，蝉蜕 10g，僵蚕 10g，栀子 10g，茵陈蒿 10g，白及 10g，大黄 3g，厚朴 12g，炙黄芪 15g，细辛 3g。14 剂（颗粒剂），一日一剂，2 次分服。

2021 年 7 月 23 日二诊：味觉好转，食鸡汤有鲜味，其他味似无感觉。继守原法，于前方加紫河车 3g。14 剂（颗粒剂）。

2021 年 8 月 6 日三诊：味觉已几乎全部恢复。

按：程氏认为本案系病位在舌，与心、脾有关，病机为湿热内郁于心脾，阴液耗损，瘀血阻遏。治当清利湿热，养阴化瘀。方中白术、陈皮健脾益气燥湿。该患者长期情绪低落、痛苦不堪，以竹叶、竹茹清热除烦，两药相伍用于热病后余热未尽，心烦意乱，有"止烦渴，生津液"之功。菊花、川楝子疏肝行气泻热。葛根生津泻热。栀子泻火，茵陈苦寒，两者善清利湿热，使湿热从小便而下。大黄苦寒，走而不守，厚朴苦温，苦能下气泄实满，温能利气散湿满，二药合用，一攻一泄，共奏清泄湿热之功。乌梢蛇、蝉蜕、僵蚕三者善治久病邪深，奏化瘀通络之功。川芎为血中之气药，气行则血行。山药益气养阴，灵芝滋阴，又为防癌、抗癌之佐药。程氏临证用药注意保护胃气，脾喜甘，常以甘味调之；以虫类药治疗瘀血顽疾，也彰显程氏论治疑难杂症的用药特色。

第十五章　病态窦房结综合征

因窦房结及其邻近组织病变,引起的窦房结起搏功能和(或)窦房结传导功能障碍,从而产生多种心律失常和临床症状的综合征,称为病态窦房结综合征。

第一节　西医对本病的认识

一、病因

关于病态窦房结综合征的病因,长期以来一直有很多讨论,但机制尚不确切,常见的病因可以分为以下几点:

1. **窦房结纤维化是最常见的病因**　窦房结纤维化影响窦房结的正常功能,出现窦房传出阻滞及窦房结折返,导致快 - 慢型心律失常和心脏停搏的发生。窦房结的纤维化程度与心率呈负相关,年龄、心脏大小与纤维化呈正相关。

2. **冠心病亦为常见病因**　窦房结供血来自窦房结动脉,其血供55%来自右冠状动脉,45% 来自左冠状动脉旋支,冠状动脉病变即可影响窦房结功能。其他原因尚有心肌病、心肌炎、结节病、淀粉样变、药物影响(抗心律失常药物、钙通道阻滞剂、β 受体阻滞剂、洋地黄或交感神经抑制剂)、甲状腺功能减退、颅内压增高等。

本病多发生于老年人。如有儿童患者则应考虑遗传性病态窦房结综合征可能,可见于有或无心脏结构异常的胎儿、婴幼儿或儿童,发病有明显的家族性倾向,但目前缺乏具体的流行病学资料。

二、临床表现

患者出现与心动过缓有关的心、脑等脏器供血不足的症状,如发作性头晕、黑矇、乏力等,严重者可发生晕厥。如有心动过速发作,则可出现心悸、心绞痛等症状。

三、辅助检查

目前窦房结功能的检查方法主要有电生理检查、运动试验、阿托品试验、普通心电图和动态心电图等，每项检查都是从不同角度来评价窦房结功能。前两种检查方法有一定风险，不易被患者接受，尤其是年老体弱者，且电生理检查受技术条件和设备限制，不能完全应用于各级医院。阿托品试验受患者窦缓程度、阿托品的剂量及敏感程度等因素影响，存在假阳性和假阴性的情况。

普通心电图检查主要反映当下患者心电活动情况。动态心电图检查可以反映 24 小时中心脏的动态心电变化，特别是夜间监测更具优势，对缓慢心律失常检出率高于普通心电图，是早期诊断病态窦房结综合征一项必不可少的检测方法。但动态心电图亦存在假阴性，临床需注意甄别。病态窦房结综合征的主要心电图表现包括：①持续而显著的窦性心动过缓（50 次 /min 以下），且并非由药物引起；②窦性停搏与窦房传导阻滞；③窦房传导阻滞与房室传导阻滞同时并存；④心动过缓 - 心动过速综合征，指心动过缓与房性快速性心律失常（心房扑动、心房颤动或房性心动过速）交替发作。

第二节　中医对本病的认识

中国古代医学中并无本病病名，但依据其临床表现，可归为"心悸""怔忡""胸痹"等范畴。本病病理性质多为虚实夹杂，其病位在心，亦与肝、脾、肺、肾密切相关。程晓昱教授根据多年临床经验，认为湿热内蕴、气滞血瘀、阴虚火旺为本病的常见病因。

第三节　西 医 治 疗

需针对各种病因及诱因进行治疗。病态窦房结综合征目前尚无满意的治疗药物，临床重点在于消除或缓解患者的不适症状。如果患者在早期没有明显的症状时，无须接受特殊治疗，但必须定期随访，因为本病可随时进展，危及生命。随着病情不断进展，多数患者最终都需要安装心脏起搏器以保持平稳的心率，确保心脏正常工作。常用的药物有如下几种：①抗胆碱能药，如阿托品、山莨菪碱等，可帮助恢复窦性心律。②β 受体激动剂，如异丙肾上腺素等，可激动心脏 β 受体，刺激心率恢复。③抗凝药，如华法林、利伐沙班、达比加群酯等，在本病并发房颤时，需抗凝治疗预防血栓形成。

第四节 中医药治疗

一、证治体会

1. 心肝同治，双心治疗 程晓昱教授主张从肝论治心病，心肝同治。从五行运化而言，肝木生心火，母子相及，心病损肝，肝病亦会影响心，二者同治，可控制疾病传变。从藏象功能而言，一方面，心主血脉，可"奉心化赤"，生化血液，并调控心脏搏动和脉管舒缩，使得脉道通利，血流畅通；而肝藏血，负责贮藏血液及调节血量，王冰注解《素问》时提及"肝藏血，心行之，人动则血运于诸经，人静则血归于肝脏"。心肝共同作用促进全身血液的有序流通，二者同治，心畅肝达，才能促进人体血液正常运行，心脉方可得以荣养。另一方面，心主神明，肝主疏泄、畅情志，二者在神志功能方面亦是相辅相成，肝气疏通，心神清明，方得安宁。

此外，工作生活压力所致的思虑劳神可引发肝气郁滞，这是当今时代的突出问题，在临床各种疾病诊治中都应加以重视。程晓昱教授在治疗心血管疾病时，强调"双心治疗"，注重疏肝理气药物的应用，如川楝子、佛手、合欢皮等。程教授根据本病虚实夹杂的病机特点，通补兼施，自拟养心平悸基础方，并根据实际临床诸种证型，加减化裁。基础方中主要药物为酸枣仁，茯神，炒党参，川芎，丹参，苦参，全瓜蒌，甘松，琥珀，山药，甘草。全方心肝统治，通补兼施，使邪去而不伤正。阴虚明显者加酒女贞子、墨旱莲、麦冬等；火热明显者加莲子心、炒山栀、黄芩、穿心莲、蒲公英等；气滞明显者加川楝子、佛手、合欢皮、枳壳、桔梗等；血瘀明显者可加当归、赤芍、三七、烫水蛭等；痰湿明显者加竹茹、车前子、姜厚朴、藿香、白术、陈皮等。

2. 善用虫药，兼顾脾胃 程晓昱教授在心悸治疗中常辨证配伍虫类药。邪实壅滞、血脉不通是心悸的重要病机之一，虫类药可以破血逐瘀、疏通血脉，且其力较草药峻猛，合理运用，疗效甚佳。虫类药如水蛭、地龙、僵蚕、全蝎、蜈蚣等，经现代药理学研究证实均具有溶栓抗凝作用。心悸为常见慢性病，据"久病入络"理论，在治疗中加入虫类药，取其搜风通络之意，可从经络辨证角度缓解顽症痼疾。但需注意，在使用虫类药物时，需严格掌握剂量及疗程，并酌情配伍护胃药、滋阴药。妇女经期慎服。

心系疾病中常有虫类药、矿石药及活血药物的大量运用，易伤及脾胃，因此程氏秉承脾为后天之本、脾主统血之思想，临证处方时时顾护脾胃，尤重脾阴。所用建中之品，多选平和非燥之药，常用如山药、薏苡仁、白扁豆、茯苓、麦芽、鸡内金等。

3. 立足中医，衷中参西　程晓昱教授在临床时亦参考现代医学诊治方案，做到中西医结合诊治心悸。在诊断方面，常结合动态心电图、心脏彩超等辅助检查结果进行评估。在治疗方面，立足中医，轻症主要以中药辨证施治改善症状；急重症的处理则根据具体情况推荐予以心脏起搏器植入术等治疗。中医可以弥补西药的副作用限制，而西医可以补充中医在急危重症方面的不足，中西医结合治疗能够有效改善症状，增加治愈概率，减少疾病复发率，提高患者生活质量。

二、医案选粹

程晓昱医案：沈某，女，87岁，2022年8月1日首诊。

患者自觉面部潮红，伴心慌、活动后气喘，遂来我科就诊。追问病史既往有"高血压"5年，长期口服"替米沙坦20mg，每日1次"，近日时感头晕，心慌烦躁，情志不遂。门诊时测血压170/80mmHg，心率58次/min，律齐，未及明显杂音，加用"硝苯地平缓释片30mg，每日1次"，血压仍控制不佳。2022年8月12日复诊，行心电图检查提示：①窦性心律（心率66次/min）；②Ⅰ度房室传导阻滞。遂入院进一步治疗。辅助检查：2022年8月15日动态心电图检查结果提示：最慢心率27次/min，大于2秒停搏285个，最长RR间期3.5秒，Ⅰ度房室传导阻滞。胸部CT示心影饱满，主动脉及冠状动脉钙化。患者高龄，基础疾病多，结合辅助检查结果可诊断为"病态窦房结综合征"，随时有心脏骤停、晕厥、休克甚至猝死可能，遂下病重并建议安装心脏起搏器。患者及家属考虑高龄体弱，拒行起搏器置入术，遂寻求中医治疗。查：舌红，苔少微黄，脉弦细。拟方如下：天麻15g，钩藤12g（后下），丹参20g，川芎8g，蝉蜕6g，僵蚕6g，山药30g，女贞子10g，葛根20g，川牛膝10g，蒲公英10g，太子参10g，乌梢蛇6g，麦冬10g，沉香曲9g，茯苓10g。7剂，水煎服，一日一剂，2次分服。

患者用药1周后心慌明显改善，活动后气喘明显好转，无头晕，血压控制达标。效不更方，出院后继服14剂，嘱调畅情志，合理作息，忌劳累，择期复查动态心电图。

　　按：患者为老年女性，无发病前外感疾病史，排除心肌炎；无基础心脏疾病史，无家族心脏疾病史。其头晕、心烦、面潮红、舌红、苔少微黄、脉弦细为上焦心肝火旺之象。方中天麻、钩藤共奏平肝息风、清热定眩之效，为君药。丹参活血通脉、祛瘀止痛，对病位在心脉之瘀阻尤为适合，更有清心除烦安神之功；考虑患者肝郁化火、津液不足，以川芎、沉香曲行气活血而不伤阴；患者病久，予蝉蜕、僵蚕、乌梢蛇等虫类药通心络、息内风；太子参、山药、茯苓共奏益气健脾之功；蒲公英清热解毒；酒女贞酸甘敛阴，寓从肝论治之意；麦冬滋阴宁心安神。程晓昱教授在辨证的基础上通补兼施，心肝同治，效果显著。

第十六章　下肢动脉硬化闭塞症

下肢动脉硬化闭塞症是指由动脉粥样硬化累及下肢动脉导致下肢动脉狭窄、闭塞而引起肢体缺血症状的一种慢性疾病，其主要症状是双足（或双下肢）发冷、乏力、疼痛，甚至溃烂。随着人口老龄化进展，该病发病率日趋上升，对患者生活带来极大的不利影响。

第一节　西医对本病的认识

本病发生机制尚不明确，但高血压、高脂血症、糖尿病、肥胖、吸烟等是其高危因素。其发病与血管内膜损伤、平滑肌细胞增殖、脂质浸润、血流动力学异常有关。

该病临床症状主要有肢体冰冷、麻木、静息痛及间歇性跛行，甚则发生溃烂或坏疽，根据症状轻重可分为四期：

Ⅰ期：轻微症状期。多数表现为患肢怕冷、感觉麻木、行走易疲劳等。

Ⅱ期：间歇性跛行期。间歇性跛行为本病的特征性表现，指患者行走一段距离后出现患侧腰酸腿痛、行走无力，休息片刻后症状很快缓解，仍可继续行走，行走一段时间后上述症状再次出现，如此反复的一种症状。一般跛行时间越长，行走距离越短，则动脉病变程度越重。

Ⅲ期：静息痛期。此期出现静息痛，即休息时也有缺血性疼痛，这是患肢趋于坏疽的前兆。

Ⅳ期：溃疡和坏疽期。缺血症状加重导致患侧出现肢端溃疡，严重者发生肢体坏疽。该病致残率极高，宜早发现、早干预。

第二节　中医对本病的认识

下肢动脉硬化闭塞症在中医学中，轻者属于"脉痹"，主要表现为冷、痛、木；重者属于"脱疽"，主要表现为肢体末端的发黑、腐烂。

本病病位主要在血脉，涉及皮肤、肌肉、关节，为本虚标实、内外合因之证。外因为风寒湿热毒等外邪侵犯，是实；内因为气血虚弱不能濡养，是虚。其具体病机有如下描述：

1. 《素问·痹论》："痹在于骨则重，在于脉则血凝而不流。"痰浊、瘀血在本病中发挥重要作用，它们既是病因，又是病理产物，纠缠反复，恶化病情。

2. 巢元方《诸病源候论》："荣者，血也；卫者，气也。荣血得寒，则涩而不行，卫气从之，与寒相搏，亦壅遏不通。气者，阳也，阳气蕴积，则生于热，寒热不散，故积聚成疽。"气血可充荣四肢，若后天脾胃虚弱、生化乏源，或劳心劳力、过度耗伤，导致气血虚弱，全身失于濡养，阳气无法温达四末，则肢端发凉、麻木；"邪之所凑，其气必虚"，正气不存极易引外邪乘虚而入，虚实夹杂，病势凶猛，病情复杂。

3. 王清任《医林改错》："因不思风寒湿热入皮肤，何处作痛。入于气管，痛必流走；入于血管，痛不移处。"邪实客于经脉，血脉不通，致肢端麻木、疼痛，尤其寒邪收引，筋脉挛缩，加重病情；若病邪郁久化热，腐烂肌肉，则致筋露、骨朽、肢断。

第三节　西医治疗

首先要控制危险因素、祛除诱因，在此基础上又分药物治疗和手术治疗，根据临床症状表现有所侧重。以间歇性跛行为主要表现者，治疗重点在于增加无痛步行距离，选择药物治疗为主，主要有抗凝、抗血小板聚集、降纤维蛋白原、溶栓、抗炎、扩管、镇痛等。以静息痛、坏疽等为主要表现者，重点在于重建血管，选择手术治疗为主，目前开放手术包括动脉内膜剥脱术、动脉旁路移植术，腔内重建包括经皮球囊血管成形术、减容技术、支架置入术等。另外，新兴研究发现生物治疗促进血管新生在动脉硬化闭塞症中可发挥重要疗效，包括干细胞治疗和生长因子治疗。以上方案中，药物治疗存在出血倾向，手术治疗对于小动脉病变、多节段病变缺乏有效措施，生物治疗存在致瘤、引发增殖性疾病等风险，故在临床使用中需要综合评估、慎之又慎。

第四节　中医药治疗

一、证治体会

1. **祛寒温阳** 本病临床主要表现为局部冰凉、麻木，可知寒邪是致病关键，治疗需通补兼施：一则温里祛寒，攻邪通阳，药选附子、肉桂等；二则扶正温阳，本病老年人多见，多有脾肾不足、气血亏虚特点，正虚则邪犯，故当温补阳气，药用杜仲、狗脊、肉苁蓉等。另外，若有阴阳格拒，阳气郁遏，则需通达阳气，选用葱白等药。程氏根据病情，多实寒、虚寒同而治之。

2. **擅用蛇虫**　蛇虫类药物可破血逐瘀、疏通血脉，药力较草药峻猛，可除积年累月所成之瘀积。痰浊瘀血化解，血脉通畅，气血充养，则疼痛自减。另外，此类药物还可透骨搜风，深达病所，祛风通络，攻坚破积，于本病最为合适。

3. **引药下行**　《医学读书记》："兵无向导则不达贼境，药无引使则不通病所。"本病病位在下，而祛寒温阳药多温热，属阳主升，风药亦辛散轻清上扬，故需引药下行，方能"领兵至战场"，发挥药用。最常用于下肢疾患的引使药为牛膝，其性善下行，张锡纯谓其"原为补益之品，而善引气血下注，是以用药欲其下行者，恒以之为引经。故善治……腿痿不能任地"。此外，独活行下焦而理下，偏于走里而行经力胜，能祛两足风湿痹痛，亦是良药。

二、医案选粹

程晓昱医案：姚某某，男，52岁，2017年9月6日就诊，双下肢发凉及双足冰冷3~4年，夏天穿棉鞋，诉像双足泡在冰水中，行双下肢血管彩超提示：左下肢血管闭塞，右下肢较左下肢血管闭塞程度轻。建议支架介入治疗，患者拒绝，遂来我院请求中药治疗。查：舌质紫暗，苔薄白，舌下络脉迂曲明显，脉沉涩。此系中医脉痹证，西医诊断为下肢动脉硬化闭塞症。拟散寒疏风、通络活血为治，方如下：防风10g，桂枝10g，乌梢蛇8g，路路通15g，三七粉^{冲服}3g，狗脊15g，制水蛭3g，制蜈蚣1条，蝉蜕10g，僵蚕10g，山药30g，川牛膝15g，肉桂10g，延胡索10g，杜仲10g。7剂（颗粒剂）。

该患者密切随诊，药取原方化裁，随证加减，3个月后下肢冰冷感明显改善。

按：本案患者中寒是主因，脉管收引，血凝成块，气血不通，肢体不温。病变部位从双足蔓延至双下肢，阳气最旺季节亦无所缓解，寒凝血瘀程度深重；又患者为中年男性，处方用药扶正轻而祛邪重，用药较为峻猛。方中桂枝通阳散寒，主利风痹骨节挛痛；肉桂补元阳，暖脾胃，除积冷，通血脉,主治寒痹,两"桂"合用,去陈年之积寒。同时配以补益之品:杜仲益肝肾,养筋骨,去关节湿淫;狗脊苦能燥湿,甘能益血,温能养气,补而能走;山药补五劳七伤,去冷风,止腰痛,扶正气,增益御寒之力。防风为风药之润剂,《长沙药解》记其"行经络,逐湿淫,通关节,止疼痛,舒筋脉,伸急挛,活肢节";路路通通关透节,泄湿祛风。三七通脉行瘀;延胡索活血散瘀,理气止痛,两者除脉中之瘀结。虫蛇类药善走经络,"风""血"兼顾:制水蛭、制蜈蚣、蝉蜕、僵蚕破血通经,祛风开痹;乌梢蛇性善无毒,通关透节,正是本病要药。川牛膝破血下降、引药下行。诸药合用,散风活血,扶正温里,脉络通畅。

结　语

　　新安医学作为中国传统医学的重要分支之一，随着多年来对其不断发掘和深入研究，其成果已越来越受到中医界的重视。"新安歙北程氏内科"为新安医学的重要组成部分，多年来家族传承不断得到发展和创新。本书主要是新安歙北程氏内科多年来形成的学术思想以及对于内科杂病的认识与临证经验。随着社会经济发展、生活水平提高，我国居民常见病和多发病较古代发生了重要变化。在清代及近代，人民生活条件差，常常食不果腹，脾胃病较多，脾胃为后天之本，故当时新安程氏内科以治疗脾胃病为主，"虚则补之"，以调补为主，且常选择药食同源、价格低廉的中药，疗效很好。随着时代的发展，人们的生活日渐富裕，过去常见的营养不良逐渐转变为营养过剩导致的心脑血管及代谢疾病，故疾病的治疗原则也发生变化，之前以调补为主，"虚则补之"，现在是"实则泻之"，常用活血化瘀、清热化湿、化痰通络等法。因现在疾病谱的复杂性和多样性，程晓昱主任常选择药效较强的破血药（如水蛭、蜈蚣、蝉蜕、僵蚕、地龙等）及血肉有情之品（紫河车、乌梢蛇等）。并且结合现代人精神压力大、心理疾病日渐增多的特点，临床重视"双心"治疗。

　　新安歙北程氏内科拥有一千多张原帧传承古方，值得进一步深入挖掘与研究，同时希望这些古方能为现代疑难杂病的攻克提供新思路。我们对疾病的治疗既要守正创新，又要中西医结合，取长补短，以期进一步提高临床疗效，加快推动新安医学传承创新发展。正如习近平总书记所强调："要遵循中医药发展规律，传承精华，守正创新，加快推进中医药现代化、产业化，坚持中西医并重，推动中医药和西医药相互补充、协调发展，推动中医药事业和产业高质量发展，推动中医药走向世界，充分发挥中医药防病治病的独特优势和作用，为建设健康中国、实现中华民族伟大复兴的中国梦贡献力量。"至此，我们谨借此书的出版充分利用新安医学流派传承优势，期待为建设健康中国，增进人民健康作出贡献。

主要参考文献

1. 葛均波,徐永健,王辰.内科学[M].9版.北京:人民卫生出版社,2018.

2. 万雪红,卢雪峰.诊断学[M].9版.北京:人民卫生出版社,2018.

3. 陈孝平,汪建平,赵继宗.外科学[M].9版.北京:人民卫生出版社,2018.

4. 张光霁,张庆祥.中医基础理论[M].4版.北京:人民卫生出版社,2021.

5. 胡鸿毅,方祝元,吴伟.中医内科学[M].4版.北京:人民卫生出版社,2021.

6. 刘雁峰,梁雪芳,徐莲薇.中医妇科学[M].4版.北京:人民卫生出版社,2021.

7. 葛岚,石彩桥,程晓昱,等.益气活血解毒汤对实验性动脉粥样硬化家兔CRP水平及主动脉斑块的影响[J].中国中医急症,2009,18(11):1832-1834.

8. 程丹,程晓昱.新安程氏内科基于三焦辨证论治温病学术思想[J].中医药临床杂志,2022,34(07):1216-1219.

9. 吕亚芬,程晓昱.程晓昱调治心悸临证经验[J].中医药临床杂志,2022,34(06):1061-1065.

10. 朱成昱,程晓昱,吕亚芬,等.程晓昱治疗湿热型胸痹经验抉微[J].山西中医,2022,38(06):8-10.

11. 张蓓蓓,张叶祥,程晓昱.从《黄帝内经》"神不使"理论探讨"双心医学"[J].中国民间疗法,2022,30(10):1-3.

12. 朱秀芳,程晓昱.自拟调脂汤联合阿托伐他汀钙片治疗冠状动脉粥样硬化性心脏病合并血脂异常的临床观察[J].中国民间疗法,2022,30(07):93-96.

13. 刘超,程晓昱.程晓昱教授治疗冠心病合并失眠经验[J].云南中医中药杂志,2022,43(01):2-4.

14. 商娟娟,程晓昱.清脂降浊法对痰瘀互结型冠心病合并血脂异常患者血管内皮功能和氧化应激反应的影响[J].辽宁中医杂志,2021,48(03):137-141.

15. 蒋文君,程晓昱.程晓昱以养心平悸基础方加减治疗心悸经验[J].中医药临床杂志,2020,32(05):870-874.

16. 蒋子易,许慧卓,邓微宏,等.理气祛痰法治疗H型高血压的临床疗效观察[J].中医药临床杂志,2019,31(12):2344-2347.

17. 张蓓蓓,程晓昱.新安程氏内科辨治脾胃病用药特色探析[J].中医药临床杂

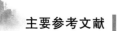

志，2019，31（07）：1243-1245.

18. 周小芳，程晓昱.复方真武冲剂治疗慢性心力衰竭30例[J].安徽中医药大学学报，2019，38（01）：30-33.

19. 周小芳，程晓昱，刘瑞，等.胸痹汤治疗不稳定型心绞痛气虚血瘀型患者30例[J].江西中医药大学学报，2019，31（01）：40-42，45.

20. 许慧卓，程晓昱，周文付.心复康治疗心肾阳虚型病态窦房结综合征16例[J].江西中医药大学学报，2019，31（01）：54-55，100.

21. 张蓓蓓，程晓昱.浅探新安医家对心悸认识及临床经验[J].中医药临床杂志，2017，29（10）：1696-1698.